CT/MR
特殊影像检查技术及其应用

主　审　余建明

主　编　陈　晶

副主编　胡鹏志　张永县　李昌宪　陈险峰

编　委　(以姓氏笔画为序)

马小静	武汉亚洲心脏病医院	张永县	首都医科大学附属北京同仁医院
王　雄	海口市人民医院	张宗锐	首都医科大学附属北京同仁医院
王红光	河北医科大学第四医院	陈　红	海口市人民医院
牛延涛	首都医科大学附属北京同仁医院	陈　晶	海口市人民医院
邬玉芹	海口市人民医院	陈险峰	武汉亚洲心脏病医院
李　勐	首都医科大学附属北京安贞医院	胡鹏志	中南大学湘雅三医院
李利丰	中南大学湘雅三医院	徐同江	应急总医院
李昌宪	四川大学华西医院	郭森林	首都医科大学附属北京同仁医院
杨　光	海口市人民医院	康天良	首都医科大学附属北京同仁医院
杨　俊	飞利浦(中国)投资有限公司	梁其洲	海口市人民医院
张　武	中南大学湘雅二医院	廖云杰	中南大学湘雅三医院

编写秘书　张　武　中南大学湘雅二医院

U0364681

人民卫生出版社

·北京·

图书在版编目（CIP）数据

CT/MR 特殊影像检查技术及其应用/陈晶主编. —
北京:人民卫生出版社,2020.7
ISBN 978-7-117-30200-5

Ⅰ. ①C… Ⅱ. ①陈… Ⅲ. ①影象诊断 Ⅳ. ①R445

中国版本图书馆 CIP 数据核字 (2020) 第 126482 号

人卫智网	**www.ipmph.com**	医学教育、学术、考试、健康， 购书智慧智能综合服务平台
人卫官网	**www.pmph.com**	人卫官方资讯发布平台

CT/MR 特殊影像检查技术及其应用
CT/MR Teshu Yingxiang Jiancha Jishu ji qi Yingyong

主　　编：陈　晶
出版发行：人民卫生出版社（中继线 010-59780011）
地　　址：北京市朝阳区潘家园南里 19 号
邮　　编：100021
E - mail：pmph @ pmph.com
购书热线：010-59787592　　010-59787584　　010-65264830
印　　刷：三河市潮河印业有限公司
经　　销：新华书店
开　　本：787×1092　1/16　印张：14　插页：12
字　　数：341 千字
版　　次：2020 年 7 月第 1 版
印　　次：2020 年 8 月第 1 次印刷
标准书号：ISBN 978-7-117-30200-5
定　　价：59.00 元

打击盗版举报电话：**010-59787491**　**E-mail：WQ @ pmph.com**
质量问题联系电话：**010-59787234**　**E-mail：zhiliang @ pmph.com**

主审简介

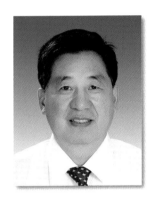

余建明

华中科技大学同济医学院附属协和医院三级教授,硕士生导师,主任技师。中华医学会影像技术分会第七届主任委员;中华医学影像技术学科建设终身成就奖与首席专家和伦琴学者;中国装备协会普通放射专委会副主任委员;全国卫生专业技术资格考试专家委员会委员;全国行业教学指导委员会委员;全国卫生人才评价培训研究和管理专家;《中华放射学》杂志副总编辑。

医学影像技术专业国家十三五规划教材第1~2届专家评审委员会主任委员;中国科学院教材建设专家委员会·医学影像学、医学影像技术专业案例版规划教材编审委员会主任委员;全国高职高专医学影像技术专业教材建设评审委员会副主任委员;全国科学技术名词审定委员会"医学影像技术学名词"编辑委员会主任委员。

湖北省医学会放射技术学分会第3~7届主任委员;湖北省放射医学质量控制中心第1届副主任;湖北省放射与职业卫生评审专家;湖北省辐射类环境评价审查专家。

主编和副主编国家级本科规划教材28本,主编和副主编专著15部。以第一作者或通讯作者在权威和核心期刊发表论文90余篇。牵头主办国家继续教育项目18项。牵头在《中华放射学杂志》发布影像检查技术专家共识4项。华中科技大学"医学影像技术学"精品课程负责人。主持部省级科研课题8项,获湖北省科学进步二等奖一项,武汉市科学进步三等奖一项。

主编简介

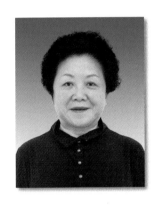

陈 晶

海口市人民医院放射科主任；硕士生导师，主任技师，海南省"省优"专家；中华医学会影像技术分会全国委员兼影像技术管理委员会主任委员；海南省影像技术专业委员会主任委员；中国医学装备学会CT工程技术专业常委；中国医学装备学会CT应用专业委员；中华医学会高级职称评定组审题专家；全国医学影像技术上岗证考试审题专家；海南省放射专业委员会副主任委员；海南省放射诊断质量控制中心副主任等。

从事影像技术工作，对全身血管CTA/CTV、各种异常心率下冠脉CTA等影像学特殊检查理论和技术有较深的造诣，"直接法下肢CT静脉血管成像"及"泌尿系结石成分分析"等技术已形成国内特色，并多次在全国专业会议上大会交流。以第一作者及通讯作者发表论文32篇，发明国家实用新型专利5项，主持省、市级课题10项，以副主编主持"十三五"本科及研究生规划教材及专业系列丛书4部，参编专业书籍6部。获得省、市科研奖项及中南大学新技术、新项目奖励15项。海南省影像技术专业委员会自成立以来连续5年荣获海南省医学会的先进集体和先进个人，她所带领的科室荣获2017年海口市"工人先锋号"荣誉称号。2019年5月海南省级Ⅰ级临床重点专科、2019年7月海南省放射医学影像大数据分析与服务工程研究中心成立，被聘为该中心主任。

副主编简介

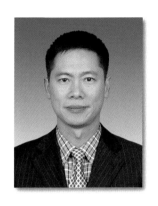

胡鹏志

医学博士,副主任技师,硕士生导师,中南大学湘雅三医院放射科副主任,中华医学会影像技术分会委员、PACS专业委员会主任委员;湖南省医学会影像技术专业委员会主任委员。

从事医学影像技术临床、教学、科研二十多年,发表专业文章30多篇,以主编、副主编和编委身份参与全国多部影像技术专著的编写工作,是影像技术国家十二五规划教材编委会成员。担任《中华放射学杂志》《中华放射防护杂志》编委。主持省部级科研课题2个,参与国家级科研项目8个,参与湖南省重大科技项目研究。

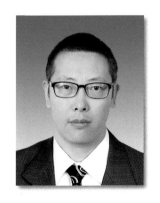

张永县

主管技师,首都医科大学附属北京同仁医院医学影像中心支部组织委员。北京放射技术学会青年委员,北京放射技术学会CT学组委员,中国医学装备协会普通放射装备专业委员会委员,放射防护器材与防护工程专业委员会委员,中国辐射防护学会放射卫生分会委员,中华医学会医学会影像技术分会辐射防护专业委员会委员兼副秘书长。协和医科大学《数字X线摄影原理与临床应用》授课老师。参编《医学影像技术学术语详解》《医学影像技术学CT检查技术卷》、全国医用设备使用人员业务能力考评教材《医用影像设备(CT/MR/DSA)成像原理与临床应用》等多部专著,中国科学院教材建设专家委员会规划教材、全国高等院校案例式教学规划教材《放射物理与辐射防护学》秘书。参与起草中华人民共和国卫生行业标准WS/T 637—2018《X射线计算机断层摄影成年人诊断参考水平》。

副主编简介

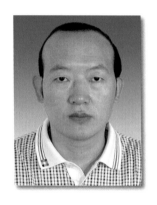

李昌宪

主管技师,现任四川大学华西医院放射科磁共振室技师长。长期担任四川大学临床医学院影像专业 CT/MR 技术教学任务,从事 CT/MR 技术科研工作 30 余载,期间多次参与本地区全国大型医用设备 CT/MR 上岗培训。擅长临床应用技术,在 MR 扫描参数调制应用上有独特见解。担任《3.0T 磁共振临床扫描指南》副主编,参编卫生部"十一五"规划全国高等学校教材《医学影像技术检查学》磁共振技术应用部分。近 5 年,以第一作者在中文核心期刊发表文章 2 篇。参与的四川大学华西医院糖尿病中心项目获得中华医学科技奖(2016)三等奖。

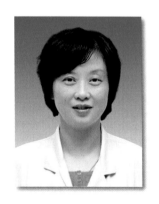

陈险峰

教授,武汉亚洲心脏病医院放射科技师长,主任技师,武汉市医学会放射技术专业委员会常务委员,湖北省医学会放射技术委员会常务委员,中华医学会放射影像技术分会 X 线委员会委员,飞利浦 CT 心血管临床应用在线咨询 3 人专家组成员。"机电产品国际招标"评标专家。

熟练掌握 CT 机各项性能,对超高端 CT 心血管检查技术具有较深研究。自 2005 年至今,使用不同厂家的中、高端 CT 完成近 10 万例成人和婴幼儿心、脑血管及外周血管 CT 检查。在冠心病、先心病和大血管的扫描技术及图像后处理等方面都有丰富的临床实践经验。发表学术论文 10 余篇,主编教材 1 部,参与编写影像相关教材多部,发明专利 1 项,多年获得全国优秀技师称号。2015 年带队参加中南地区 CT 室急救演练比赛,获得比赛三等奖。

前 言

　　《CT/MR 特殊影像检查技术及其应用》主要以放射科中、高级影像技术工作人员的需求为导向,以"五性"(即思想性、科学性、先进性、启发性和适应性)为编写原则,侧重于CT/MR 特殊检查成像原理、成像方法及其应用。在 CT 特殊成像部分详细介绍了 CT 成像概述、质量控制、特殊成像的发展及 CT 特殊成像技术的应用;MR 特殊成像部分详细介绍了 MR 血管成像、心脏成像、水成像、功能成像及胎儿 MR 成像。本书配以大量插图,内容通俗易懂,使用方便,特色鲜明,实用性强。希望本书能够提升中、高级影像技术工作者对CT/MR 特殊检查技术的认识,从而更好地为临床服务。

　　由于作者水平有限,书中难免有不足之处,请读者指正,以便改进。

陈 晶

目　录

第一章 CT 扫描技术

第一节 CT 成像系统概述

一、CT 的发明与分代

CT 是计算机断层扫描（computed tomography，CT）的简称，是最早使用数字化图像的医学成像设备，具有数字化图像的属性和基本功能。CT 与普通 X 线摄影一样，也是使用 X 线作为成像源，不同之处在于 CT 使用人体断面成像。CT 引入 CT 值的概念，在疾病诊断中增加了定量的尺度。目前使用的 CT 多属于容积成像，所采集的图像具有三维信息，因而可进行各种三维形式的后处理成像。

1. CT 的发明　CT 的发明人是亨斯菲尔德教授（Godfrey. N. Hounsfield），于 1969 年在英国首先设计成功。

1972 年 4 月，亨斯菲尔德（Hounsfield）和安普鲁斯（Ambrose）一起，在英国放射学研究院年会上宣读了关于 CT 的第一篇论文。同年 11 月，在芝加哥北美放射年会（RSNA）上也宣读了他们的论文，向全世界宣布 CT 的诞生。

1973 年，《英国放射学杂志》作了正式报道。

1974 年美国 George Town 医学中心的工程师莱德雷（Ledley）设计出了全身 CT 扫描机，使 CT 不仅可用于颅脑，而且还可用于全身各个部位的影像学检查，进一步扩大了 CT 的检查范围，取得了更大的效益。

Hounsfield 因发明 CT，于 1979 年获得诺贝尔生理学或医学奖，而美国塔夫脱大学物理学教授 A.M.Cormack 也因发表了 CT 技术可行性的论文而同获该年度的生理学或医学奖。

2. CT 的分代　20 世纪 80 年代末螺旋 CT 发明之前，CT 的发展通常以代称呼，而螺旋 CT 出现后，CT 的改进和发展则不再以代称呼。以下是各代 CT 和螺旋 CT 的基本特点概述。第一至四代 CT 特点（图 1-1、表 1-1）。

第一代 CT 机为旋转 - 平移扫描方式，多属头颅专用机。X 线球管是油冷固定阳极，扫描 X 线束为笔形束，探测器一般是 2~3 个。扫描时，机架环绕病人作旋转和同步直线平移运动，X 线球管每次旋转 1°，同时沿旋转反方向作直线运动扫描。下一次扫描，再旋转 1° 并重复前述扫描动作,直至完成 180° 以内的 180 个平行投影值。这种 CT 机结构的缺点是射线利用率很低,扫描时间长,一个断面需 3~5min。

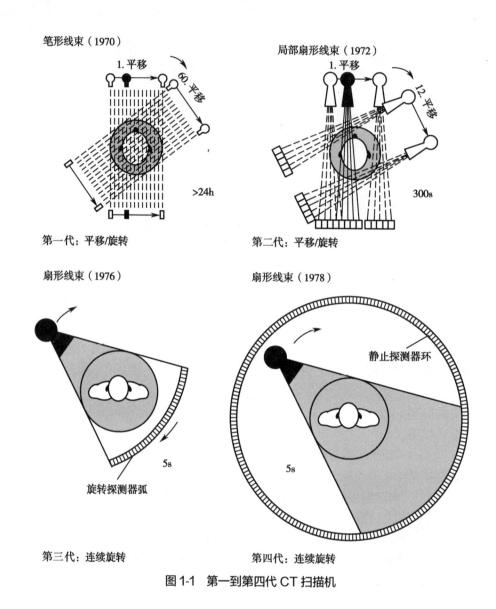

图 1-1 第一到第四代 CT 扫描机

表 1-1 各代 CT 扫描机的主要特性

	第一代	第二代	第三代	第四代	第五代	螺旋 CT
扫描方式	旋转 - 平移	旋转 - 平移	旋转 - 旋转	旋转	静止	连续旋转
射线束	单束扫描	小扇束	大扇束	反扇束	动态空间重现	大扇束 / 孔束
扫描时间	5min	20~90s	2~9s	1~5s	30~100ms	0.33~1s

续表

	第一代	第二代	第三代	第四代	第五代	螺旋 CT
探测器数量	2~3 个	3~30 个	300~800 个	600~1 500 个	864 个	单排,800 个左右
						多排,5 376~30 464 个左右
射线束角度	-	5°~20°	30°~45°	50°~90°	30°~45°	30°~45°
扫描层/次	1	2	1	1	8	1~256 层
应用范围	头部	头部	全身	全身	心脏等动态器官	单排,全身 多排,全身及动态器官

第二代 CT 机仍为旋转 - 平移扫描方式。扫描 X 线束改为 5°~20° 的小扇形束,探测器增加到 3~30 个,平移扫描后的旋转角度由 1° 提高到扇形射线束夹角的度数,扫描的时间缩短到 20~90s。另外,第二代 CT 缩小了探测器的孔径、加大了矩阵、提高了采样的精确性等,改善了图像质量。这种扫描方式的主要缺点是:由于探测器排列成直线,对于扇形的射线束而言,中心和边缘部分的测量值不相等,需要作扫描后的校正,以避免伪影的出现而影响图像的质量。

第三代 CT 机改变了扫描方式,为旋转 - 旋转方式。X 线束是 30°~45° 宽扇形束,探测器数目增加到 300~800 个,扫描时间缩短到 2~9s 或更短。探测器阵列排列成彼此无空隙的弧形,数据的采集以 X 线球管为焦点,随着 X 线球管的旋转得到不同方位的投影,由于排列方式使扇形束的中心和边缘与探测器的距离相等,无需作距离测量差的校正。该扫描方式的缺点是:扫描时需要对每一个相邻探测器的灵敏度差异进行校正,这是因为一个角度的投影由不同的相邻探测器进行测量,相邻探测器的性能差异将产生同心环形伪影。

第四代 CT 机的扫描方式只有球管的旋转。X 线束的扇形角达 50°~90°,因此减少了 X 线球管的负载,使扫描速度可达 1~5s。探测器更多达 600~1 500 个,全部分布在 360° 的圆周上。扫描时,没有探测器运动,只有球管围绕病人作 360° 的旋转。与第三代 CT 机扫描不同,在第四代扫描方式中,对于每一个探测器来说所得的投影值,相当于以该探测器为焦点,由 X 线球管旋转扫描一个扇形面而获得,故此种扫描方式也被称为反扇束扫描。

第五代 CT 机又称电子束 CT,它的结构明显不同于前几代 CT 机。它由一个电子束 X 线球管、一组由 864 个固定探测器构成的阵列和一个数据采样、图像处理、数据显示的计算机系统构成。最大的差别是 X 线发射部分,包括一个电子枪、偏转线圈和处于真空中的半圆形钨靶。扫描时,电子束沿 X 线球管轴向加速,电磁线圈将电子束聚焦,并利用磁场使电子束瞬时偏转,分别轰击四个钨靶。扫描时间为 30ms、50ms 和 100ms。由于探测器是排成两排 216° 的环形,一次扫描可得两层图像;还由于一次扫描分别轰击四个靶面,故总计一次扫描可得八个层面(图 1-2)。

螺旋 CT(spiral 或 helical CT)机改变了以往扫描方式,扫描机架是连续、单向的旋转(图 1-3)。

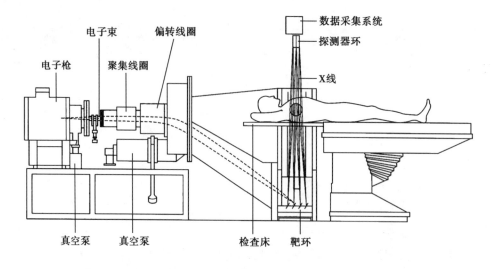

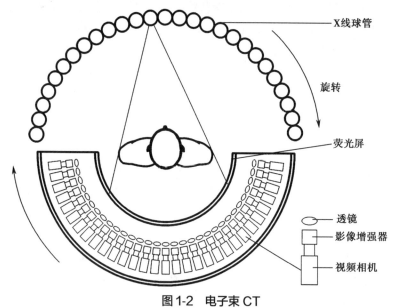

图 1-2 电子束 CT

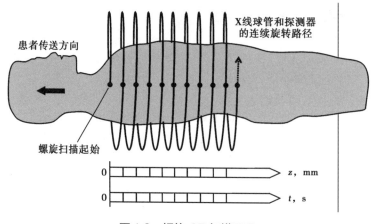

图 1-3 螺旋 CT 扫描原理

螺旋扫描是在球管 - 探测器系统连续旋转的基础上,病人随床一起以一定的速度纵向连续运动,同时 X 线球管连续曝光,探测器实时采集数据,扫描完毕,可根据需要进行不同层厚和层间距的图像重建。螺旋 CT 扫描时检查床连续单向运动,球管 - 探测器围绕病人旋转的轨迹类似一个螺旋管形,螺旋 CT 在设备结构上主要是利用了滑环技术,球管 - 探测器系统可连续旋转,并改变了以往非螺旋 CT 的馈电和数据传输方式,使 CT 扫描摆脱了逐层扫描的模式,从而提高了 CT 扫描的速度和检查的效率。

单排螺旋 CT 探测器只有一个数据采集通道,CT 扫描机架一次旋转只能获得一层图像,故也称单层螺旋 CT 扫描。多排螺旋 CT,包括最初的双排、四排探测器的螺旋 CT,及更加先进的 16 排、64 排、128 排等探测器的螺旋 CT。多排螺旋 CT 是一种在单排螺旋 CT 基础上的较大的改进。经过多年来的临床使用,其优点和发展前景已被国际公认。

单排螺旋 CT 机 X 线球管和探测器围绕人体旋转一圈获得一幅人体断面图像,而多排螺旋 CT 机则旋转一圈同时可以获得多幅图像,有时也被称为多层螺旋 CT。多排螺旋 CT 机的核心之一是探测器和数据采集系统(data acquisition system,DAS)。探测器在 z 轴方向的数目已从一排增加到了几排直至几十上百排,也称多排 CT(multirow detector CT,MDCT)。

二、CT 的成像原理

CT 是 X 线成像,具有 X 线源成像的基本特征,同时 CT 成像方式又不同于其他 X 线成像设备。X 线的基本特征之一是具有穿透性。在医学的应用中,X 线在穿透人体与人体的相互作用过程中,遵循了 X 线在物体中的衰减规律,即衰减的强度变化与根据物质的原子序数、密度、每克电子数和源射线能量的大小有关。

CT 是用 X 线束对人体某部位一定厚度的层面进行扫描,由探测器接收透过该层面的 X 线,转变为可见光后,由光电转换为电信号,再经模拟 / 数字转换器转为数字,输入计算机处理。体素指受检体内欲成像的层面上按一定的大小和一定的坐标人为划分的小体积元。扫描所得信息经计算而获得每个体素的 X 线衰减系数或吸收系数,再排列成矩阵,即数字矩阵。数字矩阵可存贮于磁盘或光盘中。经数字 / 模拟转换器把数字矩阵中的每个数字转为由黑到白不等灰度的小方块,即像素,并按矩阵排列,即构成 CT 图像。所以,CT 图像是重建图像,每个体素的 X 线吸收系数可以通过不同的数学方法算出。

三、CT 成像系统组成

1. X 线发生装置

(1)高压发生器:早期的 CT 机一般采用三相 X 线发生器。CT 对高压电源的稳定性要求很高,三相发生器大都采用高精度的稳压反馈措施。三相高压发生器分为连续式和脉冲式,连续式主要用于第二代 CT 机;脉冲式主要用于第三代 CT 机。

现代 CT 机都采用体积小、效率高的高频发生器。由于体积小,发生器可被装入机架内的一个角落,有的 CT 机将发生器直接安装在旋转的机架上,与球管和机架同步旋转。

高频发生器于 80 年代起开始用于 CT 机、乳腺摄影机和移动式 X 线机等。它的工作原理是将低频、低压的交流电源转换成高频、高压电源,可产生 500~25 000 赫兹的高频,经整流和平滑后,其电压波动范围小于1%,而常规三相、十二脉冲发生器的波动范围为4%。

目前使用的高频发生器最大功率为50kW/h,管电压(kVp)的范围为80~140kV,球管电流(mA)的范围是100~700mA。

(2)X 线球管:CT 扫描 X 线射线源的要求是:①射线衰减,根据射线强度的不同,X 线能依据物体的原子序数、密度和厚度作不同的衰减;②穿透一个物体所需的足够射线量,X 线球管满足了上述两个基本要求。

X 线球管由电子阴极、阳极和真空管套组成,其基本结构与常规 X 线机的 X 线球管相同,但额定功率较常规 X 线球管稍大。

CT 用 X 线球管也可分为固定阳极和旋转阳极两种。固定阳极 X 线球管主要用于第一、第二代 CT 机中。

旋转阳极 X 线球管主要用于扇束扫描方式的第三、第四代 CT 机中,焦点大小约为1.0mm×1.0mm;高速旋转阳极管焦点约为0.6mm×0.6mm,阳极靶面材质多为钨、铼合金,转速为3 600r/min,或10 000r/min。

现在螺旋 CT 扫描机的 X 线球管,一般都采用大功率的 X 线球管。球管的管套采用金属和陶瓷作为绝缘材料,阳极靶面的直径可达到200mm,球管整体质量的增加,使球管的热容量和散热率也得到提高。阴极由一根或数根灯丝组成,吸气剂采用钡,吸收使用过程中产生的气体分子,确保了球管的真空状态。

螺旋 CT 机 X 线球管靶面的厚度也有所增加,并且使用了不同的材料,目的是提高球管的热容量。以前的阳极使用全金属制造,现在则采用黄铜石墨靶面和化学汽化沉淀石墨靶面。由于石墨有很好的储热性能,使球管的热容量提高。而最新的 CT 机 X 线球管开始采用液体轴承来替代过去的滚轴轴承,其主要成分是液态镓基金属合金,采用液体轴承后,一方面能增加球管的散热率,另一方面还能减少噪声和振动。

CT 用 X 线球管的产热量计算公式是:1.4×1kVp×1mA×1s。式中1.4是常数。将实际应用的参数分别代入上述公式并乘以常数1.4,即等于一次检查球管产生的热量。该公式适用于三相和高频发生器,其中的时间是一次检查的总计扫描时间。单位是 HU,1HU=1J(焦耳)。

此外,现代 X 线球管为了提高热容量,还采用了所谓的"飞焦点"设计,即 X 线球管阴极发出的电子束,曝光时交替使用,其变换速率约1.0ms,利用锯齿形电压波形的偏转,导致电子束的瞬时偏转,使高压发生时电子的撞击分别落在不同的阳极靶面上,从而提高了阳极的使用效率,使球管的热容量增加。

由西门子公司推出的球管称为电子束控球管,即所谓的"零兆球管",英文名称写作"Straton tube"。该球管的最主要改进是将阳极靶面从真空管中分离出来,使阳极靶的背面完全浸在循环散热的冷却油中,改以往阳极靶面的间接散热为直接散热,大大地提高了球管的散热效率(与普通 CT 球管相比,散热率提高了5~10倍,为5MHU/min)。由于散热效率的提高,阳极靶面的直径也可减小。电子束控球管阳极靶的直径为120mm,普通 CT 球管阳极靶的直径通常为200~300mm,阳极靶直径的减小,使球管的体积减小、分量减轻。其次是旋转轴的改进,即以前所有的球管只有阳极旋转,阴极部分是固定的。而"零兆球管"的阴极部分也增加了一个轴承,与阳极靶面一起在真空管中同时旋转,这个改进也避免了球管机械设计上的弱点,使阳极的机械旋转性能更稳定,有利于阳极旋转速度的提高。电子束控球管的阴极结构类似于电子束 CT 的球管,它产生的电子束需由偏转线圈聚焦和偏转一定的角度射向阳极靶面产生 X 线。

(3)冷却系统:CT 的冷却系统一般有水冷却、空气冷却和水、气冷三种,三种系统各有优缺点,各个公在不同型号的 CT 机中分别采用其中的一种。

水冷效果最好,但是装置复杂、结构庞大,需一定的安装空间并经常维护;气冷效果最差;而水、气冷则介于两者之间,目前新型的 CT 机多采用水、气的冷却方式。

(4)准直器:在 CT 扫描中,准直器有两个作用。①调节 CT 扫描的层厚;②减少病人的辐射剂量和改善 CT 图像的质量。

CT 射线的辐射防护第一关是含铅的球管外壳,通过球管窗口出来的射线束初步形成了扇形束或锥形束。CT 机中的准直器(collimator)一般有两套:一套是 X 线球管端的准直器(或称病人前准直器),由固定的和可调节的几组叶片组成,是由高密度金属制成,用以遮挡无用射线,形成扇形 X 线束。在多层螺旋 CT 扫描机中,可调节的准直器叶片用以减少焦点半影现象;另一套是探测器端的准直器(或称病人后准直器),位于探测器前方,同样由固定的和可调节的几组叶片组成,固定部分叶片的开口一般都等于或大于扫描中使用的最大层厚。它严格限制了探测器接受照射的实际宽度。

(5)滤过器 / 板:从 X 线球管发出的射线是一束包含不同能量的辐射,其中有不同数量的长波和短波。

在实际使用中,CT 机所产生的 X 线也是多能谱的。现在 CT 机中所使用的楔形补偿器(或称滤过器 / 板)的作用是:吸收对 CT 成像无用的低能量 X 线,优化射线的能谱,减少病人的 X 线剂量,并且使滤过后的 X 线束,变成能量分布相对均匀的硬射线束。

对于 CT 而言,滤过可以去除长波 X 线,吸收低能量 X 线,优化射线能谱,并使得滤过后的 X 线束能量分布均匀,也可以减少病人 X 线剂量。由于长波 X 线于成像无益,仅增加病人的射线剂量,经滤过后射线平均能增加、线质变硬和均一,通过物体后的射线硬化现象也趋于一致。

圆形物体(CT 检查病人的横断面近似圆形)。由于形状的原因,X 线衰减吸收不一样,射线硬化的产生也有所差别,但这些变化探测器无法检测到,为了纠正射线硬化不一致的现象,CT 扫描仪中使用了专用的滤过器。

第一代 CT 扫描机的楔形滤过器是一个方形、中间呈弧形凹陷的水箱。目前 CT 机的滤过器 / 板主要有:①球管的固有滤过,通常为 3mm 厚的铝板,有时也使用 0.1~0.4mm 厚的铜板;②"盆形"滤过器,形状为两面凹陷类似于盆状的高密度物质,目的是为了适应人体形状射线衰减的需要。"盆形"滤过器常采用特氟纶(聚四氟乙烯)材料,原因是这种物质原子序数低、密度高,非常适合作为"盆形"滤过器的材料。球管的固有滤过和"盆形"滤过器通常都置于 X 线球管的窗口前。

CT 机中通常必须使用滤过器 / 板,但同时也使 X 线的输出量有所增加。

2. X 线检测器装置

(1)探测器:探测器的作用是接收 X 线辐射并将其转换为可供记录的电信号。探测器作为一种成像介质,必须要具有转换效率、响应时间、动态范围和稳定性等特性。转换效率指探测器将 X 线光子俘获、吸收和转换成电信号的能力;响应时间指两次 X 线照射之间探测器能够工作的间隔时间长度;动态范围指在线性范围内接收到的最大信号与能探测到的最小信号的比值;稳定性指探测器响应的前后一致性,如果探测器的稳定性较差,则 CT 机必须频繁校准以保证信号输出的稳定。

目前临床应用 CT 机的探测器可分为固体和气体两大类。固体和气体的作用原理分别是:固体探测器利用闪烁晶体将 X 线转换成可见光,再把可见光转换成电子能;气体探测器利用气体电离室直接将 X 线转换成电子能。

固体探测器多采用闪烁晶体耦合一个光电倍增管组成,由闪烁晶体把 X 线转换为光信号,再用光电倍增管或高灵敏度荧电二极管接收,变成电信号送至信号采集处理器。通过探测器后的电信号实现了辐射能到电能之间的转换,其中闪烁晶体将辐射能转换为光能,光电倍增管中的光电阴极又将光能转换为电能。

早期的固体探测器采用碘化钠(NaI),使碘化钠晶体材料和光电倍增管耦合在一起,起到光电转换作用,但由于碘化钠有余辉,且动态范围有限,后又被锗酸铋(BGO)和钨酸镉(CdWO$_4$)等取代,而光电倍增管则被固态的、光两极管闪烁晶体探测器所取代。20 世纪 70 年代末至 80 年代初的 CT 机大都使用钨酸镉探测器,80 年代至 90 年代初则改用闪烁晶体和高压氙气探测器。光两极管探测器的主要部件是一个半导体,它有一个 P-N 结点,曝光时该结点允许电流通过,其前端有一光学镜片,用来聚焦从闪烁晶体到 P-N 结点的入射射线。当入射射线到达结点后,产生电子空穴对,电子移动到结点的 N 极,空穴则相应移动到 P 极,产生的电流量和入射线量成正比,由于两极管的输出量很小,通常光两极管探测器中还有一个放大器,此外,光两极管的响应速度也相当快,一般在 0.5~250ns 之间。

固体探测器优点是灵敏度较高,有较高的光子转换效率。缺点:首先是相邻的探测器之间存在缝隙,X 线辐射的利用率相对较低;其次是晶体发光后余辉较长影响响应函数,使高低密度交界处的图像会产生拖尾伪影;最后是整个探测器阵列中的各个探测器不易做得完全一致,造成误差影响成像质量。

多层螺旋 CT 中最新的固体探测器是由两种新型的闪烁晶体材料耦合光两极管做成,它们分别是钨酸钙和高纯度稀土氧化物陶瓷。稀土氧化陶瓷实际上是掺杂了一些像钇、钆之类金属元素的超快速氧化陶瓷,采用光学方法使这些材料和光两极管结合在一起。钨酸钙的转换效率和光子俘获能力是 99%,动态范围为 1 000 000∶1;而氧化稀土陶瓷的吸收效率也是 99%,闪烁晶体的发光率却是钨酸钙的三倍。

第三代 CT 扫描机的气体探测器多采用高压氙气,利用气体电离的原理,入射的 X 线使气体产生电离,然后测量电流的大小,进而得到入射 X 线的强度。气体探测器通常为一个密封的电离室,密封的气室内气体被升高到约 30 个大气压,以增加气体分子的电离。电离室的上下夹面由陶瓷拼成,每个电离室两侧用薄钨片构成,中心收集电极也由钨片构成,X 线入射面由薄铝片构成,所有的分隔相互联通。电离室内充满氙气,当入射 X 线进入电离室后使氙气电离,其正电离子由中心收集电极接收,通过前置放大器放大后送入数据采集系统。电离室侧面的钨片对 X 线有准直作用,可防止被检测物体产生的散射线进入电离室。

气体探测器的优点是:稳定性好、响应时间快、几何利用率高、无余辉产生。气体探测器的主要缺点是吸收效率较低。其次是在制作工艺上只能做成单排的探测器阵列,无法做成多排的探测器阵列。故在多层螺旋 CT 中已不采用高压氙气探测器阵列。

一般而言,固体探测器的转换效率约 95%,几何效率约 40%~50%;气体探测器的几何效率约 95%,转换效率约 45%。总检测效率的计算公式是:总检测效率 = 几何效率 × 固有(转换)效率。

(2)模数、数模转换器:模数转换器是 CT 数据采集系统(data acquisition system,DAS)的主要组成部分。CT 最初探测到的模拟信号是连续的,并且随时间变化而变化,它可由电压表读取或由示波器显示,但无法被计算机识别。

模数转换器的作用是将来自探测器的输出信号放大、积分后多路混合变为数字信号送入计算机处理。模数转换器由一个频率发生器和比较积分器组成,后者是一组固态电路,被称为"时钟",它的作用是把模拟信号通过比较积分后转变成数字信号。同样数模转化器是上述的逆向运算,它的"时钟"电路根据输入的数字信号转换成相应的模拟信号。

模数和数模转换器有两个重要的参数——精度和速度。精度是指信号采样的精确程度,精度与分辨力有关,分辨力用量化级数或比特描述。速度是指信号的采集速度,也就是数字化一个模拟信号的时间。在模数和数模转换器中,信号采集速度与精确性始终是一对矛盾,即采样信号数字化的精确性越高,采集时间越长,反之,采集速度越快,采样的精确性则越低。

(3)数据采集系统

1)数据采集系统:数据采集系统主要由模数转换器和信号放大器、数据传送器等共同组成,在 CT 成像系统中作用特殊,尤其在多排螺旋 CT 机中,故往往被列为一个系统。数据采集系统是位于探测器与计算机之间电子器件,和探测器一起负责扫描后数据的采集和转换。

2)数据采集系统的作用:DAS 的主要部件是模数转换器,主要作用为:首先是射线束测量,包括通过人体后的衰减射线和未通过人体的参考射线;然后将这些数据编码成二进制数据;随后将这些二进制数据送往计算机。

3. 机械运动装置

(1)扫描机架:机架是一个与检查床相垂直安装的框架,里面安装有各种成像部件,包括滑环、X 线球管、高压发生器、准直器、探测器和数据采集系统等。

机架的孔径和倾斜范围两项性能指标在应用中较为重要,孔径指机架的开口大小,多数 CT 机的机架孔径为 70cm。有的机架能够倾斜,以适应不同病人的扫描基线,倾斜角度通常为 ±12°~±30°。

(2)滑环:根据结构形状,滑环可有两种类型,即盘状滑环和筒状滑环。盘状滑环的形状类似一个圆盘,导通部分设在盘面上,而筒状滑环呈圆筒状,导通部分位于圆筒的侧面。

导电刷通常有两种类型,金属导电刷和混合导电刷。金属导电刷采用导电的金属和滑环接触,每一道滑环有两个金属导电刷游离端与其接触,目的是增加可靠性和导电性。混合导电刷采用导电材料银石墨合金(又称碳刷)与滑环接触,同样,有两个导电刷游离端与滑环接触。

滑环的传导方式:根据 X 线产生部分接受电压的高低,可分为高压滑环和低压滑环。高压滑环将上万伏高压电馈入机架内以供给 X 线球管产生 X 线,机架外的高压发生器将产生的高电压(120kV 和 140kV)经高压电缆和碳刷输入至高压滑环上,再经碳刷和高压电缆输入给 X 线球管。低压滑环传递给 X 线发生器的电压为数百伏,外部将数百伏的直流电输入到扫描机架内,电压较低,由滑环经碳刷输送给逆变器和高频高压发生器,再用一小段高压电缆将产生 X 线需要的电能供给 X 线球管或将逆变器电压直接输入 X 线球管,低压滑环的X 线发生器、球管和控制单元全部都安装在机架的旋转部件上。

在高压滑环供电方式中,交流电源直接供电给高压发生器,由高压发生器将高电压送入滑环,然后再输送给X线球管。高压滑环一般采用小型的、高频发生器,并且高压发生器不安装在旋转的机架上。高压滑环易发生高压放电导致高压噪音,影响数据采集系统并影响图像质量。低压滑环的X线发生器需装入扫描机架内,要求体积小、功率大的高频发生器。

目前,大多数厂家都采用低压滑环。

(3)扫描床:检查床的作用是准确地把病人送入预定或适当的位置上。根据CT检查的需要,检查床有两个方面的要求——承重和床面材质。承重是确保特殊体型病人的检查需要;另外,床面材料必须由易被X线穿透、能承重和易清洗的碳素纤维组成。检查床应能够上下运动,以方便病人上下,同时检查床还能够纵向移动,移动的范围应该能够作头部至大腿的CT扫描,床纵向的移动要相当平滑,精度要求也很高,绝对误差不允许超过±0.5mm,一些高档CT机可达±0.25mm。为适应CT检查的需要,与X线束射出同方向的位置上有定位光源,以利于准确定位。

4. 计算机设备

(1)主计算机:以往的CT计算机系统属于通用小型计算机,但随着计算机技术飞速发展,小型计算机与微型计算机之间的差别已经很小,现在很多CT机包括多层螺旋CT都采用微型计算机作为CT的主计算机。CT的计算机系统一般都具有运算速度快和存储量大这两个特点。CT计算机的硬件通常包括输入输出设备、中央处理器(CPU)、阵列处理器、接口装置、反投影处理器、储存设备和通讯硬件。CT的计算机还包括软件,并通过硬件执行指定的指令和任务。CT计算机的作用主要是接受数据采集系统(DAS)的数字信号,并将接收到的数据处理重建成一幅横断面图像。CT的主计算机都具有协同处理的能力。协同处理的方式是两个或两个以上大致相同的处理器各自执行一个或几个处理任务,协同处理的主要目的是加快处理速度或提高计算机的处理能力。根据CT机和CT机制造厂商的不同,CT成像的处理方式有并行处理、分布式处理和管线样处理。

(2)阵列处理器/机:阵列处理器是CT计算机中一个很重要的部分。阵列处理器一般与主计算机相连,其本身不能独立工作,其主要任务是在主计算机的控制下,进行图像重建等处理。图像重建时,阵列处理器接收由数据采集系统或磁盘送来的数据,进行运算后再送给主计算机,然后在监视器上显示。它与主计算机是并行工作的,阵列处理器工作时,主机可执行自己的运算,而当阵列处理器把数据运算的结果送给主机时,主机暂停自己的运算,处理阵列处理器交给的工作。

5. 图像显示及存储装置

(1)监视器(显示器):作用是通过键盘与计算机对话(其包括病人资料的输入、扫描过程的监控等)和扫描结果图像的显示。监视器有黑白和彩色两种,通常显示图像都采用高分辨力的黑白显示器,文字部分的显示有时采用彩色的监视器。

监视器的性能指标主要是显示分辨力,一般以点阵和线表示。另外与显示分辨力有关的是重建后图像的显示矩阵、像素大小和灰阶位深等。

(2)存储器:CT的图像存储设备分别由硬磁盘、磁带、软盘和光盘等组成,它们的功能是存储图像、保存操作系统及故障诊断软件等。

在硬件的设置上,硬盘、磁带和光盘等是分列的。通常一次扫描后,由数据采集系统采集的原始数据先存储于硬盘的缓冲区,待扫描完成后,经重建处理后的图像,再存入硬盘的图像存储区,从磁带、光盘等存取的图像往往也以硬盘作中介。由于 CT 属于数字成像设备,为保证图像的动态范围,存储都采取数字二维像素阵列方式,每个像素点由若干与图像灰阶有关的比特组成。

多数情况下,CT 图像的矩阵大小是 512×512,深度是 8~12 个比特,灰阶范围是 512(2^8)~ 4 096(2^{12})。

一般,一幅 512×512×2 字节的 CT 图像约需 0.52MB 的存储空间。

四、CT 机的发展概况

1983 年,美国 Douglas boyd 博士开发出超高速扫描的第五代 CT——电子束 CT(electron beam CT,EBCT)并应用于临床。用电子束的扫描替代了机械运动扫描,使扫描速度提高到毫秒级,使心脏、大血管及冠状动脉疾病的影像检查成为现实。

1985 年,滑环技术应用于 CT 设备,使 CT 的扫描实现了单方向连续旋转扫描。

1989 年,在滑环技术的基础上螺旋扫描方式问世,缩短了病人检查时间,而且使各种三维后处理图像(如 CT 血管造影、仿真内镜技术等)更为精确。

1992 年,ELSCINT 公司研制成功双层螺旋 CT(CT TWIN),开创了多层螺旋扫描的先河。

1998 年,Philips、Siemens、GE、Toshiba 四家公司同时推出多(4 层)螺旋 CT,扫描速度提高到每一次旋转 0.5s。

2001 年,16 层螺旋 CT 研制成功,扫描 1 周能同时获得 16 幅 0.75mm 层厚的图像。

2003 年,64 层螺旋 CT 在北美放射学年会上正式发布和投入临床使用。

2005 年,西门子推出首台双源和双探测器系统的 CT 扫描仪。

2007 年,东芝、飞利浦和西门子公司在北美放射年会上分别同时推出 320、256 和 128 层多层螺旋 CT 扫描仪。

2008 年,GE 公司推出 Discovery CT 750 HD,可实现能量成像。

由于近 10 年来 CT 技术的飞速发展,使 CT 从检查方法到诊断模式都发生了巨大的改变。具体表现有以下几个方面:

1. 扫描快、层数多、层厚薄,使 CT 的检查范围进一步扩大。

(1)CT 的扫描速度在非螺旋 CT 时最短是 1s/ 周。单层螺旋 CT 的层 /s 时间虽未缩短,但由于扫描方式的改变,缩短了扫描周期,使单位时间内的病人检查数量提高。

(2)至 4 层螺旋 CT,扫描时间缩短到 0.5s/ 周,单位扫描时间的图像获得率又有所提高。16 层 CT 的扫描时间则缩短为 0.42s/ 周。而目前的 64 层 CT 的扫描时间更是缩短到了 0.33s/ 周,更高端的 CT 可达 0.27s/ 周。

(3)由于扫描时间缩短,使 CT 能进行一些运动器官的检查,如心脏检查。旋转一周图像获得率增加,更使 CT 的检查范围扩大,如大面积创伤病人,可以在短时间内获得从胸腔至盆腔的大范围扫描。

(4)扫描速度提高,也改变了某些部位、器官的检查方法,如肝脏增强 CT 扫描。现在的多层螺旋 CT 扫描,一次检查可以进行肝脏的三至四期的扫描,使影像检查对某些疾病的诊断准确性又提高了一步。

(5)8 层、16 层、64 层、256 层等高端 CT 由于扫描层厚更薄,旋转一周覆盖的范围进一步增加。因而一个部位或器官的检查往往可获数百幅图像。因为图像数量急剧增加,产生了一种新的诊断模式——CT 图像后处理诊断模式。

2. 分辨力高、运算速度快,促进了图像后处理技术的发展。

(1)目前 4 层螺旋扫描的横向分辨力已达到 0.5mm,纵向分辨力达到了 1.0mm;16 层螺旋 CT 的横向分辨力也是 0.5mm,纵向分辨力达到了 0.6mm,基本达到了各向同性;高端 CT 的横向和纵向分辨力分别达到了 0.3mm 和 0.4mm。

(2)CT 计算机图像处理的速度越来越快。目前 16 层 CT 横断面的图像重建可达 6 幅/s,高端 CT 可超过 40 幅/s。

(3)由于 CT 的扫描层厚更薄以及纵向分辨力的改善,使后处理各种方法图像的质量更高,其中多平面重组已可作为横断面图像的补充,甚至可完全替代横断面的图像。

(4)计算机软、硬件技术的发展和普及,对 CT 图像后处理技术的发展起了推动作用。

五、CT 机的工作环境与维护

(一) CT 机的工作环境

CT 装置是由 X 线、电子计算机、自动控制部分等组成。是一种先进、精密的大型医疗设备,它给医学影像诊断学注入了新的生命。因此,正确使用 CT 机,精心维护与保养,提高机器的运转效率,是极其重要的。CT 机对电源供应、环境温度、湿度、防尘净化等均有较高的要求,这些因素的好坏,是关系到机器寿命的重要因素。

1. 机房选择和稳定电源　CT 机房应建在周围振动小、无严重电磁场干扰、噪声低、空气净度较高的环境中,各大部件在机房的安放位置要兼顾机器运行安全、维修留有空间、病员进出通畅、医生操作方便和通风换气良好等几个方面,并要尽可能地减少各个工作区域的相互干扰。电缆的铺设应避开交流电磁场,信号线和电源线应屏蔽、分路铺设。CT 机的电源最好用专线、专用变压器,避免与电源电压变化大的负载共用,否则可能会给机器带来不可估量的损害。系统计算机最好配置不间断电源(uninterruptible power system/uninterruptible power supply,UPS),以保证计算机系统正常工作。

2. 系统设备要一点接地　螺旋 CT 的扫描系统和其他附属设备要一点接地。因为现在的螺旋 CT 所有的附属设备都是用网络进行连接的,如果不对设备进行一点接地,很有可能在不同设备之间的网口产生电位差,这样就很容易造成网络接口的损坏,有时还会损坏主机的接口电路板,特别是对一些远离主机的设备,一定要把地线和系统的地线进行一点接地。

3. 环境温度、湿度

(1)恒温恒湿:CT 机对环境温度、湿度的要求,特别是计算机房的要求有严格规定。温度要保持在 18~22℃,湿度控制在 60% 左右,不超过 70%。湿度过小,会导致某些材料及结构的几何变形和性能变化,特别是磁盘机,会导致盘面变形;过大又会使磁胶变质,磁层脱落,影响其使用寿命。因此,作为一名 CT 工作人员,一定要懂得正确、合理控制温度、湿度。

(2)防潮保干:CT 机处于过高湿度的环境时,空气中的水分因达临界湿度即凝结并附着于电气元件上,导致电气性能改变,一旦精密机械表面因长期受潮而生锈会降低精密度,甚至引起 X 线高压放电或击穿。

4. 防尘净化　防尘是电气设备的共同要求。由于静电感应可使灰尘附着于器件表面,影响散热而改变电气设备性能。CT 机对防尘要求更高,例如磁盘机是 CT 装置中贮存操作软件和图像数据的大容量贮存设备,每个盘片存放较多信息,贮存密度也较高。磁盘读写工作时,盘片较高速度旋转,当磁盘或磁头附着灰尘时,不但会影响正常读写信息,而且可能发生盘面与磁头磨擦,导致盘面划伤,损坏磁头。因此,CT 机必须要有一个良好的清洁环境,并经常保持清洁。

(二) CT 机的日常维护

1. **开机后要充分预热球管,并定期校准** 机器在每次通电后准备扫描第一个病人之前,一定要将机器充分预热,理由是让球管的灯丝充分加热,防止球管在灯丝加热不足的状态下进入扫描状态,否则极易损坏球管,同时影响图像质量。

定期进行水模校准及空气校准。

2. **保持环境和机器内部清洁** 每天清洁机房环境卫生,保持环境清洁和定期清洁机器内部灰尘,这样可以使灰尘尽可能少的污染机器内的电器装置和散热通风口,降低电路的故障率,减少灰尘对滑环的污染和滑环与碳刷之间的摩擦率,保持系统良好的通风散热。

3. **及时开始扫描、及时结束扫描** 通常情况下,螺旋扫描时,机架扫描系统进入均匀快速旋转状态,球管灯丝也进入满负荷加热状态,操作界面和扫描控制盒上按钮指示灯都会有提示,此时操作人员要及时开始曝光扫描。扫描结束后,应及时退出扫描状态。

4. **低档的机器要掌握和研究扫描技巧** 高档机器的软件功能强大,扫描和重建速度快,操作起来得心应手,扫描一周重建的图像也多,对于一般的病例检查很容易满足,操作技巧的要求相对较低。而对于低档机器,尤其注意扫描方法和扫描技巧的使用,操作时尽量把扫描程序设计在一个或多个连续扫描序列里完成。

5. **严格控制、合理选择扫描参数**

(1)控制管电流(mA):管电流决定灯丝电子的发射量,即 X 线量的多少。工作中,在不影响图像质量的情况下,应尽量减少毫安量。新 CT 机在安装调试时,工程技术人员应将毫安量控制在厂家所规定的标称值之内约 3%,这样 CT 值的标准误差尽可能小。

(2)控制管电压(kV):管电压决定 X 线的质,即 X 线穿透能力的大小。工作中,应根据不同部位、不同年龄、不同的病情合理选择管电压,不可为了节省时间而千篇一律。因为,有时合理地提高管电压的同时,可以相应降低管电流,从而保护灯丝。

(3)控制扫描时间(s):机器的扫描时间,是指 X 线球管连续发射 X 线的时间。在扫描定位像时,不可范围过大,在定位像上确定上下范围时,起始界限要适当,否则病人不但增加了不必要的辐射剂量,也增加了球管的额外负荷。

(4)合理选择最佳螺距(pitch):螺旋扫描中,螺距(pitch)等于球管旋转一周时扫描床所移动的长度除以层厚。扫描中的层厚、螺距、床速三者之间要合理配置参数,方可使球管的效能发挥到最佳状态,得到满意图像质量。

6. **充分做好扫描前的准备工作**

(1)扫描前球管预热(在有提示情况下):当系统提示球管需要预热时,操作人员在扫描病人之前必须进行球管预热操作。预热的目的,是使灯丝逐步加温到工作状态。

(2)扫描前排气:有些 CT 机(如西门子 SOMATOM CRX CT 机),球管的散热油泵具有自动或人工排气装置,当散热油泵内的气体达到一定量时,需及时排气,否则在扫描时,油泵内的油温升高,压力增大,影响球管的散热效果,甚至使扫描停止。

(3)扫描前病人准备:目的是为了避免病人重扫、避免球管做无效的曝光、提高图像质量、提高诊断正确率的准备工作。如头颅扫描去除头部的发卡、别针、装饰品等金属异物;腹部扫描,可根据需要口服阴性对比剂或一定浓度的碘对比剂和水的混合液,如之前做过消化道造影则需排尽残留的对比剂;不配合的小儿扫描最好等睡熟后扫描等。

(4)扫描前工作人员准备:工作人员要有强烈的责任心,扫描时不可离开控制台,对扫描申请单要详细阅读,不可错扫病人、错扫部位、多扫等,并且要让病人做好呼吸训练,取得病人的密切配合;尽量最优化的设置扫描参数及重建参数。

六、CT 机的主要性能和参数

(一) 机架系统

机架孔径:一般要求 >70cm,满足大部分体型病人的需求。

机架倾角:一般要求 >25°。

滑环类型:分低压滑环和高压滑环,低压滑环技术好于高压滑环。

探测器类型:最新探测器技术有固体陶瓷探测器和宝石探测器等。

探测器排数:单排、4 排、16 排,最新有 64 排、128 排探测器等。

机架驱动方式:有皮带驱动或磁悬浮驱动。

旋转方式:螺旋扫描技术和逐层轴扫技术。

(二) 扫描床系统

床面水平移动范围:一般决定了连续最大扫描长度。

床面最大水平移动速度和精度:需与螺距匹配。

床面最大承重:一般要求 >200kg。

(三) X 线球管及高压发生器

有效球管热容量:决定了连续曝光能力。

球管焦点大小尺寸:最新 IEC 标准 60336 规定,小焦点 $\leq 0.4mm^2$,大焦点 $\leq 0.56mm^2$。

最大管电压和管电流:决定了 X 线的最大能量和最大剂量。

(四) 扫描参数

有效最快机架旋转时间:决定了时间分辨率,最新技术有 $\leq 0.27s/360°$。

探测器最薄扫描层厚: $\leq 0.6mm$。

图像重建矩阵和显示矩阵:常见 512×512 和 $1\,024 \times 1\,024$。

螺旋扫描螺距范围:常见 0.18~1.5,任意可调或特定选项。

CT 值的范围和扩展 CT 值范围:常见 –1 000~+3 000Hu,可扩展到 –10 000~+30 000Hu。

空间分辨率(x,y 轴):一般 $\geq$ 17LP/cm。

密度分辨率:一般 $\leq$ 5mm@0.3% 或 3HU。

七、CT 的优点和局限性

CT 检查与常规的影像学检查手段相比,主要有以下四个方面的优点。

(1)真正的断面图像:CT 检查通过 X 线准直系统的准直,可得到无层面外组织结构干扰的横断面图像。与常规 X 线体层摄影比较,CT 得到的横断面图像层厚准确,图像清晰,密度分辨率高,无层面以外结构的干扰。另外,CT 扫描得到的横断面图像,还可通过计算机软件的处理重组,获得诊断所需的多平面(如冠状面、矢状面)断面图像。

(2)密度分辨率高:除了磁共振检查外,CT 检查与常规影像学检查相比,它的密度分辨率最高。其原因是①CT检查的X线束透过物体到达探测器经过严格的准直,散射线少;②CT机采用了高灵敏度、高效率的接收器;③CT利用计算机软件对灰阶的控制,可根据诊断需要,随意调节适合人眼视觉的观察范围。一般,CT检查的密度分辨率要比常规X线检查高约20倍。

(3)作定量分析:CT检查能够准确地测量各组织的X线吸收衰减值,通过各种计算,作定量分析。

(4)利用计算机作各种图像处理:借助于计算机和某些图像处理软件,可作病灶的形状和结构分析。

CT检查虽然极大地改善了诊断图像的密度分辨率,但由于各种因素的影响,也有其局限性和不足。

第一,极限分辨率仍未超过常规的X线检查。目前,中档的CT机极限分辨率约10LP/cm,而高档的CT机极限分辨率约14LP/cm或以上。常规X线摄影的增感屏摄影分辨率可达7~10LP/cm,无屏单面药膜摄影,极限分辨率最高可达30LP/cm以上。

第二,CT检查虽然有很广的应用范围,但并非所有脏器都适合CT检查。如空腔性脏器胃肠道的CT扫描,还不能替代常规X线检查,更不如内镜。CT血管造影(CT angiography,CTA),图像质量仍不能超越常规的血管造影。目前,由于多层螺旋CT的出现和一些新的成像方法的应用,已使两者的差距逐渐缩小。

第三,CT检查的定位、定性诊断只能相对比较而言,准确性受各种因素的影响。在定性方面,也常受病变的部位、大小、性质、病程的长短、病人的体型和配合检查等诸多因素的影响。

第四,CT检查的图像主要反映解剖学方面的情况,对于脏器功能和生化方面显示相对欠缺。当体内的某些病理改变的X线吸收特性与周围正常组织接近时,或病理变化不大,不足以对整个器官产生影响时,常规CT图像不易显示。目前,双能量CT成像可以对化学成分进行分析,该技术的基本原理是利用各种化学物质在不同能量扫描下的能量吸收系数的不同进行物质分离,通过相关的后处理软件将感兴趣的物质标记出来,因此双能量CT的应用已经能提供一些功能方面的信息。

第二节　CT 扫描技术概述

一、CT 检查的工作程序

关于CT检查的工作程序,各家医疗单位根据实际情况存在许多差异。大体工作流程如下:

1. 收到病人的CT检查申请单后,应仔细阅读申请单内容,熟悉病人的病情,了解检查部位与检查要求。按不同检查部位的具体要求,核对申请单内容是否合乎标准,并将申请单补充完整。预约检查时间。

2. 病人进入CT扫描间,首先应根据申请单核对病人信息,准确无误后,按被检部位的检查要求摆好体位,根据临床需求选择扫描序列,个性化设置对比剂注射参数和扫描及重建参数,需要病人配合的可提前训练病人,一般先扫描定位像,再进行正式扫描。

3. 图像后处理、图像上传网络、胶片打印等工作。

4. CT 诊断医生根据网络影像或胶片出具诊断报告。

5. 病人领取 CT 胶片和诊断报告回到临床医生处。

二、扫描前的病人准备工作

CT 扫描前病人的常规准备主要有如下几种：

1. 提醒病人，增强扫描要求有家属陪同。嘱病人来检查时携带相关的病史资料或化验单，如既往的病历、超声、X 线、放射性核素、MR 和以前做过的 CT 检查等相关资料或照片，以备参考。特殊检查的要求需要病人提前做好准备，如空腹、憋尿、肠道准备等。

2. 需要做增强扫描的病人应询问其有无过敏、严重哮喘等病史，了解心肾功能，必要时完善相关检查，并记录于检查申请单上，向其解释签署《接受静脉注射碘对比剂知情同意书》的要求。对于部分儿童或神志不清、检查不合作者，使用敷带等协助固定，必要时可在临床医生指导下使用镇静剂。危重病人需要有关医护人员监护。

3. 预先让病人了解检查过程，以取得病人的合作，向作胸、腹部 CT 扫描的病人耐心陈述屏气的重要性，并训练 1~2 次，直到病人掌握要领为止。

4. 扫描前务必除去检查部位的金属饰品、挂件、发夹、衣物上金属挂钩、金属钮扣、金属装饰品、腰带或其他高密度物品等。

5. 眼眶 CT 扫描前嘱咐病人直视前方，闭上双眼，扫描时不眨眼或动眼。

6. 喉部 CT 扫描前嘱咐病人检查过程中不作吞咽动作或咳嗽。

7. 胸、腹部，盆腔和胸、腰椎 CT 扫描者应将双臂上举抱头。

8. 腹部、盆腔 CT 扫描或其他部位需作增强 CT 的病人，一般于检查前空腹 4~6h 以上。

9. 腹部和盆腔 CT 扫描者应于扫描前确保已进行良好的胃肠道准备。可适量口服阴性对比剂或稀释的阳性对比剂。盆腔 CT 扫描前应嘱病人饮水，一般要求憋尿后检查。

三、CT 机的操作步骤

CT 机的操作步骤主要有如下几步：

1. 定位　根据检查部位和 CT 扫描协议的设定，确定定位在病人正确位置。

2. 辅助设备　根据要求合理使用心电门控和高压注射器。

3. 扫描　选择相应的扫描协议，曝光。

4. 图像处理　根据要求重建、重组影像。

5. 胶片打印　合理排版打印胶片。

四、CT 扫描常用的方法

CT 扫描需根据检查目的选用一种扫描方式，如逐层扫描和螺旋扫描。除螺旋和非螺旋扫描方式外，根据临床检查的目的不同，CT 的检查又可有以下一些常用的扫描方法。

（一）定位扫描

定位扫描是正式扫描前确定扫描范围的一种扫描方法。轴扫和螺旋扫描时 CT 的扫描机架是围绕病人旋转，而定位像扫描时扫描机架在 12、9、3、0 点钟位置固定不动，只有检查床作某个方向的运动。机架内的球管在 12 点钟位置时，扫描得到的图像一般是前后或后前

(根据病人是仰卧还是俯卧)位的定位像,球管在 9 或 3 点钟位置时,得到的是侧位定位像。

定位扫描得到的是类似普通 X 线摄影的数字化平片,定位相除用于确定扫描层面和范围外,还用于已扫描层面和范围的归档保存。目前,很多 CT 扫描仪根据定位像进行智能管电压和管电流调制,此时定位像尤其重要。

(二) 普通扫描(平扫)

CT 的普通扫描即常规扫描又称平扫,是 CT 检查中用得最多的一种方法,其含义是按照定位像所定义的扫描范围扫描,不注射对比剂,直至完成一个或数个器官或部位的扫描。平扫可采用序列扫描或容积扫描方式。

在常规扫描(平扫检查)中需注意下列一些情况:

1. 准确定位。不仅可减少不必要的曝光,同时也可减少病人接受的辐射剂量。

2. 作必要的记录。特殊或有诊断价值的某些情况需要随时记录在申请单上,为诊断或下次检查参考。

3. 四肢的检查根据临床需要可双侧同时扫描或重建。

4. 准确标明体位、方向。因为 CT 图像中前(A)后(P)左(L)右(R)及头(H)足(F)等的标注是根据病人体位如仰卧、俯卧、及头先进、足先进等由计算机程序自动标注,方位的概念对于诊断来说特别重要。

(三) 增强扫描

将水溶性碘对比剂经静脉(如肘前静脉)注入体内并进行 CT 扫描称为 CT 增强扫描。其作用是使病变组织与邻近正常组织间的密度差增加,有利于发现平扫未显示或显示不清楚的病变,从而提高病变显示率。注射对比剂后血液内碘浓度增高,血管和血供丰富的组织器官或病变组织含碘量升高,而血供少的病变组织含碘量较低,使正常组织与病变组织之间由于碘浓度差形成密度差,有利于病变的显示和区别。如血管在常规平扫中与软组织密度相仿,注入对比剂后就可清楚地分辨器官或组织内的血管情况。另外,利用血供的情况还可区别肿瘤的良、恶性和较小的病灶。其他如空腔脏器引入对比剂后,可进一步清晰显示被检器官的情况。增强扫描的扫描方式基本上和平扫相同,差别是注射和不注射对比剂,但一般临床上所指的增强扫描,只是指对比剂通过周围血管注入人体内的这一种扫描方法,通过口服对比剂使脏器增强在狭义上不属于增强扫描范围。

1. **常规增强扫描** 常规增强扫描多采用静脉团注法注入对比剂,即以 2~4ml/s 的流速注入对比剂 60~100ml,需根据病人年龄和体型及临床需求等因素增减流速及流量,延迟一定时间后进行扫描。

2. **动态增强扫描** 动态增强扫描是指静脉注射对比剂后对兴趣区进行快速重复扫描,有以下几种:

(1)进床式动态扫描:扫描范围包括整个被检查器官,可分别在血供的不同时期,进行双期和多期螺旋扫描。

(2)同层动态扫描:是对同一感兴趣层面连续进行多次扫描,测定 CT 值制成时间 - 密度曲线,研究该层面病变血供的动态变化特点,鉴别病变性质。感兴趣区的选择是关键。

3. **CT 血管造影(CTA)** CT 血管造影(CT angiography,CTA)是将 CT 增强技术与薄层、大范围、快速扫描技术相结合,通过合理的后处理,清晰显示全身各部位血管细节并采用三维成像诊断血管性疾病的特殊 CT 扫描技术。

CTA 的优点是:与常规 X 线血管造影相比,CTA 具有无创或微创和操作简便的特点,三维重组显示立体结构清楚,对于血管变异、血管疾病以及显示病变和血管关系有重要价值。

CTA 的最大局限性在于部分容积效应(partial volume effect),使相邻结构间发生密度值的传递及边缘模糊,空间和时间分辨力仍不如常规血管造影。

(四) 双能量成像

双能量成像利用物质在不同 X 线能量下产生的不同的吸收来提供影像信息,获得时空上完全匹配的双能量数据,在原始数据空间实现能谱分析,可以提供双能量减影、物质分离、物质定量分析、单能量成像和能谱曲线分析功能。

五、CT 扫描的步骤

CT 的扫描检查工作大体可分成以下 5 个步骤:

(1)输入病人的资料:此项工作在操作台上通过键盘或触摸屏进行(通常有监视器屏幕提示),其包括病人的姓名、性别、出生年月、CT 号等;选择扫描方向,是头先进还是足先进;病人的位置是仰卧、俯卧、左侧还是右侧卧;如果是增强扫描,要注明 C+,其他特殊扫描方式,必要时也注明。

(2)摆位:摆体位是将病人准确、舒适地按照检查要求安置在检查床上。安置前首先根据检查的要求确定是仰卧还是俯卧,头先进还是足先进,然后帮助病人躺下,并根据检查的需要采用适当的辅助装置,固定病人的检查位置。如头颅检查采用头颅扫描架,膝关节扫描使用的膝关节托等。按照不同的检查部位升高检查床床面,开启定位指示灯,将病人送入扫描孔内,具体床位视检查部位而异(请参照人体各部位扫描技术),熄灭定位指示灯,并将床位指示复零,此举主要的目的是使扫描时床移动有一个相对固定和易于记忆的参照值。

(3)扫描定位像:定位也就是确定扫描范围,此举可采用两种方法。一是扫描定位像,根据检查的要求,定位像可以是前后位或侧位,然后利用 CT 机扫描软件中的定位功能确定扫描的起始线和终止线。这种方法比较直观、准确,目前的 CT 检查大都采用此法。另外一种方法是在摆体位时,利用定位指示灯直接从病人的体表上定出扫描的起始位置。这种方法节省时间,且可以省去一张定位像,但缺点是定位不如扫描定位像准确。此外,定位像除了确定扫描的范围外,也相当于常规 X 线检查的一张平片,有一定程度的诊断意义。定位扫描的具体方法是,通过键盘或鼠标等工具选择定位扫描,根据得到的定位像直接在监视器屏幕的图像上,确定扫描的起始线、终止线和范围。

(4)扫描:扫描是 CT 检查的主要步骤,目前的 CT 机大都有轴扫、螺旋扫描和其他的一些特殊扫描功能,具体采用哪种方式,需要操作者在扫描前选定,详细内容和方法参见以后各章节。根据不同的机器,扫描过程还可分为手动方式和自动方式。手动方式即扫描完一层后,需要做下一层的操作选择,每次需按曝光按钮;而自动方式则只需按一次曝光按钮,即可完成整个由定位像确定的扫描范围。扫描的具体步骤是先确定扫描方式,然后选择扫描条件及按下曝光按钮。整个扫描过程中,操作者要密切观察每次扫描的图像,根据需要有时要调整扫描的范围等(如被扫描部位在图像中的位置是否适当等)。

六、CT 图像的处理、测量及胶片打印技术

CT 的图像后处理包括简单的图像评价处理和二维、三维图像重组处理。

(一) 图像评价处理

图像评价处理技术包括 CT 值、距离、大小和角度等,是图像后处理中很常用的手段。

在 CT 的诊断中,往往要采用 CT 值的测量。通过 CT 值的测量,可知道某一病变的 CT 值范围,进而推论该病变的性质。在增强扫描中更需要对病变作 CT 值的测量,通过与平扫时 CT 值的比较,来确定病变的性质。CT 值的测量是诊断中最常用的方法。根据测量的方法不同有单个 CT 值和兴趣区 CT 的测量,根据显示方法的不同还有 CT 值分布图形显示等。

单个 CT 值的测量最常用和简便,通常是一支 CT 值测量笔或鼠标的一个点,需要时可随时放在被测量的部位,屏幕上就可显示该处的 CT 值。但该方法只反应被测量部位某一点的 CT 值变化,没有整个病灶范围的 CT 值概况。

兴趣区 CT 值测量其范围的大小一般可自定,形状通常有圆形或方形,测量个数一至数个不等。根据测量的数目在屏幕上依次显示,其测得的 CT 值是所定范围内的平均值,并标有标准误差供作参考。兴趣区法 CT 值测量相对更实用一些,可根据病灶的大小自定义测量范围。

CT 值分布图形(profile)也是有用的 CT 值测量方法。图形显示根据需要可随意选择兴趣区形状,如圆形、椭圆、直线和不规则线,它显示的是所选范围内 CT 值的概况,并以图示的方法表示,它是一种动态显示,使诊断医师能更直观地了解被测部位的 CT 值,有助于诊断的确定。

大小、角度和体积的测量同属计算机软件的测量功能。包括面积和体积测量、距离和角度测量、图像的电子放大、图像的滤过和镜像、图像的减影等。在发现病变后,往往要采用测量方法来表示其大小、直径等,为临床诊断提供准确的依据。如肺内发现某一病灶,可采用大小的测量,从而取得准确的数据;脑内出血,可采用体积的测量而计算出准确的出血量。

(二) 二维、三维图像重组处理

二维和三维图像重组后处理的重要差别是:二维的多平面重组图像的 CT 值属性不变,即在多平面重组的图像上仍可采用 CT 值测量,而三维图像的 CT 值属性已改变,不能做 CT 值测量。

1. 多平面重组(multi planar reformation,MPR)　多平面重组属于三维图像处理,但显示方式仍为二维。多平面重组的方法是将一组横断面图像的数据通过后处理使体素重新排列,使其在显示屏上能够诊断的需要显示任意方向的二维断面图像。它的显示形式有矢状面、冠状面、斜面和曲面。

曲面重组(curved planar reformat,CPR)是 MPR 的一种特殊形式,可在一个指定参照平面上,由操作者沿感兴趣器官划一条曲线,并沿该曲线作三维曲面图像重组,从而获得曲面重组的图像。

该方法可使弯曲器官拉直、展开,显示在一个平面上,使观察者能够看到某个器官的全貌。但曲面重组对于所划曲线的准确与否依赖性很大,有时会造成人为的伪像;同时由于存在变形操作,曲面重组图像有时不能真实反映被显示器官的空间位置和关系。

2. 表面阴影显示法(shaded surface display,SSD)　SSD 法可逼真地显示骨骼系统及增强血管的空间解剖结构,能获得仿生学效果。

SSD 方法的优点是:三维效果明显、立体感强;对于体积、距离和角度的测量准确,可实施三维图像操作(例如模拟手术)。

SSD 方法的缺点是:由于该法是采用阈值法成像,图像显示准确性受图像处理中分割参数(阈值)的影响较明显;结果图像不能显示物体内部结构,也不提供物体的密度信息。

3. 最大密度投影法（maximum intensity projection, MIP） MIP 是按操作者观察物体的方向作一投影线，以该投影线经过的最大密度（强度）体素值作为结果图像的像素值，投影图像的重组结果，低密度的组织结构都被去除。

MIP 的主要优点是分辨力很高，组织结构失真少，临床上广泛应用于具有相对高密度的组织和结构。

MIP 的主要缺点是相近密度的组织结构在同一投影方向，会产生前后物体影像的重叠。

4. 最小密度投影（minimum intensity projection, MinIP） 与 MIP 相似，其采用的投影运算是对投影线上全部像素点的 CT 值取最小值运算。用于观察 CT 值低的组织，譬如空腔性气管的 CT 值为 −1 000 左右，则可通过 MinIP 的方式来观察气管和低密度的肺组织。

5. 容积再现三维成像（volume rendering, VR） VR 是采用扫描容积数据的所有体素，并通过计算机的重组直接投影，以二维图像的形式显示。

VR 的主要优点是能同时显示空间结构和密度信息，对于肿瘤组织与血管空间关系显示良好。

6. CT 仿真内镜（CT virtual endoscopy, CTVE） CTVE 是在 CT 采集容积数据后，采用表面阴影显示法或容积再现法的三维后处理方法。成像时仿真内镜中假想光线的投影采用透视投影，在受检器官的腔内选择好视点的行进路线，计算机保存一系列显示结果图像，按电影序列反复回放，获得与光纤内镜相仿的效果。

仿真内镜检查的优点是无创性，视点不受限制，能从狭窄或梗阻病变的远端观察。

主要缺点是仿真内镜不能观察病灶的颜色，对扁平病灶不敏感等多种因素可导致伪影。

（三）胶片打印

CT 图像是数字图像，软阅读是其最佳诊断方式，但由于各类因素限制，现阶段，CT 图像胶片打印在很长一段时期内不会消失，CT 胶片打印技术对于病人和临床科室仍具有重要应用价值。

对 CT 图像的胶片打印技术有以下特点：

1. 胶片上要包含一些必要信息，如医疗机构名称、病人身份信息、本次 CT 检查的扫描参数等。

2. 选择合理的窗宽和窗位。常见窗技术有：脑组织窗、骨窗、软组织窗、肺窗、纵隔窗等。

3. 胶片上有便于阅读的层面定位标记，如定位像和定位线；有区分增强图像和平扫图像的扫描方法标记；可对病灶标记增强前后的 CT 值；可根据需要对某些测量值胶片打印。

4. CT 胶片打印常采用 14 英寸 × 17 英寸（1 英寸 ≈ 2.54cm）胶片。1 张胶片上的图像分格有多种，要合理选择分格方式。

5. 对于部分后处理图像进行胶片打印时，要满足诊断要求，遵循规范操作，保留或标记必要的信息。

第三节 CT 图像的质量控制

一、评价 CT 图像的主要指标

图像质量是图像的一个基本属性，包括摄影和视频图像以及各种医学图像。图像质量是一种主观的概念,它依赖于所获取图像的目的。在 CT 扫描中,图像质量直接与其是否能提供准确的诊断信息相关。例如,肺部低剂量 CT 检查时,图像噪声很大,但它应用于本身具有高对比度的肺部结节的观察时,仍是符合诊断要求的。因此,图像质量的评价需要在具体临床需求下进行评估。

图像质量客观评价有助于将一个成像系统与另一个成像系统进行比较,或者是同一系统不同时间的比较。客观评价方法可以评价一个系统可靠检测和准确描述微小差异的程度。对 CT 图像质量的评价,应结合客观指标和主观评价。

许多因素会影响到 CT 图像对实际物体的真实表达。为了评估图像对真实解剖学的影响,空间分辨率和密度分辨率是评价图像质量的两个重要客观指标。空间分辨率(spatial resolution)又被称为高对比度分辨率(high contrast resolution),是在高对比度情况下(Δ CT >100HU)区分相邻最小物体的能力。密度分辨率是表征系统区分具有相似密度物体的能力,又称低对比分辨率。

(一)空间分辨率

空间分辨率常用的测量方法有,线对模体图像测量法或分辨成排圆孔法和调制传递函数(modulation transfer function,MTF)测量法。

CT 成像系统的空间分辨率依赖于原始数据的质量和图像重建的算法。影响原始数据的参数主要是 CT 成像的几何因素:矩阵大小、DFOV、SFOV、像素尺寸、探测器尺寸、图像层厚、重建间隔、球管焦点尺寸、螺距和被扫描体运动情况等。

矩阵尺寸和 DFOV 大小决定像素尺寸。像素尺寸是图像空间分辨率的重要的影响因素。其中运算关系为:像素尺寸 = DFOV/ 矩阵大小。

在 CT 扫描过程中,矩阵大小一般很少改变。改变 DFOV 将决定使用多少原始数据来重建图像,DFOV 的选择直接影响到产生图像的空间分辨率。常用的靶扫描就是使用小 FOV 的技术提高解剖细节的观察(图 1-4)。当然 DFOV 也不能无限缩小,因为 CT 系统本身有极限的分辨力,一般由探测器的最小尺寸决定。

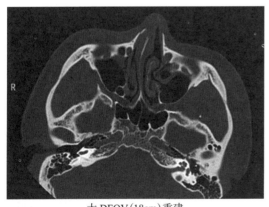 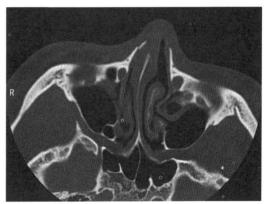

大 DFOV(18cm)重建　　　　　　　　　　小 DFOV(13cm)重建

图 1-4　不同 DFOV 重建

层厚也是影响图像空间分辨力的因素。薄的层厚能产生锐利的图像,厚的图像产生平滑的图像。在 CT 高分辨扫描中,其应用的就是薄层扫描加高分辨算法。常见扫描部位有颞骨高分辨扫描和肺高分辨扫描等(图 1-5)。

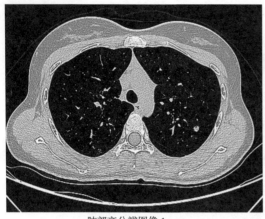
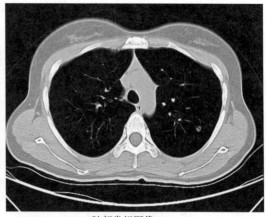

肺部高分辨图像 1mm　　　　　　　　　　　　肺部常规图像 5mm

图 1-5　肺高分辨和常规扫描图像

在多层螺旋 CT 中,可以在三维上产生近乎各向同性的薄层图像,加上重叠重建,可以最大限度保持图像的空间分辨率,同时为图像的三维重建提供好的图像基础。

球管焦点尺寸也是影响空间分辨率的因素,小焦点产生图像空间分辨率要优于大焦点。在进行扫描条件选择的时候,要注意到设定的管电流大小对大小焦点的调节,一般低 mA 优先自动选择小焦点,但焦点对空间分辨力的影响相对较小。

螺距是螺旋扫描过程中影响空间分辨力的一个重要因素。一般来说,增加螺距会降低图像的空间分辨率。对高分辨扫描要求严格的扫描方式,比如颞骨等,对螺距的要求比较严格,要求用较小的螺距(如小于 0.5)以保留更多的空间信息,同时用重叠重建增加信息,提高多平面重组断面的空间分辨率。

图像重建算法主要是指图像重建过程中采用的不同滤波函数,如骨算法、软组织算法等,改变图像的滤波函数可影响空间分辨率。采用高分辨率的算法,空间分辨率提高,但同时噪声也增加(图 1-6)。

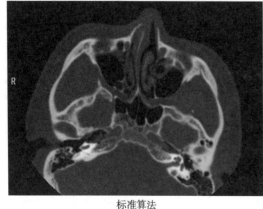
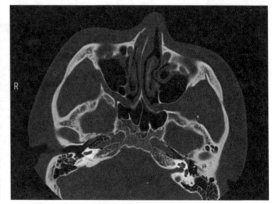

标准算法　　　　　　　　　　　　　　　　骨算法

图 1-6　鼻骨不同重建算法

　　被检体运动会造成 CT 图像模糊,降低空间分辨率。缩短扫描时间有助于减少病人运动和非自主运动(如心脏)的影响。因此在急诊容易躁动的病人扫描中,尽量采用短旋转时间和大螺距进行扫描,有利于把握最佳扫描时机,最大限度降低病人运动造成的空间分辨力下降。非自主运动器官如心脏扫描,采用心电门控进行数据采集或重建。另外目前有 CT 制造商可以运用特殊的运动伪影软件校正算法(如 SSF 技术)对冠脉 CTA 图像进行运动伪影校正(图 1-7)。

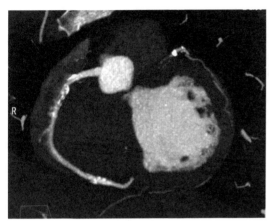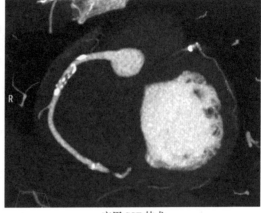

常规重建　　　　　　　　　　　　　　　应用 SSF 技术

图 1-7　某公司 SSF 技术

(二) 密度分辨率

　　密度分辨率(density resolution),又称低对比分辨率(low-contrast resolution)或者对比度分辨率(contrast resolution),是图像质量评价另一个重要指标。

　　CT 密度分辨率优于常规 X 线摄影,普遍认为在屏 - 片系统的图像上要观察到一个物体,该物体与背景材料相比至少要有 5% 的对比度差异,而 CT 有很好的低对比分辨能力,可以区分物体与背景 0.5% 的对比度差异。在 CT 中,物体之间的对比差异通常以线性衰减系数百分比来表示,1% 的对比差异大概相差 10HU。

　　密度分辨率常以百分单位毫米数表示(%/mm),或以毫米百分单位表示(mm/%)。通常 CT 机密度分辨范围为 0.25% ~ 0.5%/1.5~3mm,大多数 CT 机在头颅扫描时能分辨 0.5% / 2mm 的密度差。

　　密度分辨率主要受 X 线光子的数量(管电流)、扫描层厚、物体的大小(病人的尺寸)、探测器的敏感性、噪声、重建算法、物体的对比度和系统 MTF 的影响,其中噪声是最主要的影响因素。

　　噪声定义为匀质水模在限定范围内 CT 值的标准差。该标准差常被用来评价噪声水平,标准差越小,噪声水平越低,密度分辨力越好。

　　以下的因素主要是通过影响图像的噪声从而影响图像密度分辨力。

　　1. 光通量　光通量指 X 线通过病人后的光子数量,数量的多少受曝光条件等因素的影响,即 kVp、mA 和曝光时间。总体而言,曝光条件越高,产生的 X 线光子数量越多。其中 mA 和时间的主要作用是增加 X 线光子的数量,kVp 的主要作用是增加 X 线对物体的穿透力。mAs 变为原来两倍时,信噪比约为原来的 1.414 倍。在管电压不变,增加 mAs 能增加图像的密度分辨力。扫描条件的选择需要和临床扫描部位相对应。肝脏成像时,肝脏肿瘤和肝脏正常组织的密度相差很小,需要较高的密度分辨力才能保证诊断准确性,这时需要增加 mAs。当进行肺部扫描时,肺部具有良好的天然对比度,扫描条件可以相对设置很低(如低剂量肺部 CT 扫描)。

2. **像素尺寸**　像素尺寸越小,该像素获得对应的 X 线光子数就越少,噪声水平就增加了,从而降低了密度分辨力。当对空间分辨力要求不高时,例如观察肝脏,可以适当增加 FOV 使图像中病变对比更好。

3. **层厚**　层厚对密度分辨力的影响原理和像素尺寸一样,层厚越厚,对应的光子数越多,噪声水平越低,密度分辨率越高,但同时带来的空间分辨力下降和部分容积效应明显。

4. **重建算法**　一般而言,骨算法图像有好的空间分辨率,而密度分辨率很差,软组织算法有好的密度分辨力,但空间分辨率很差。在工作当中,我们可以使用不同的重建算法来解决这对矛盾,用骨算法图像观察高对比结构如骨骼等,用软组织算法图像观察低对比结构如肝脏、脑组织等。

5. **病人尺寸**　在相同条件下,大尺寸的病人对 X 线有更多的衰减,所以探测器接收的光子量也相应减少,噪声水平更高,密度分辨力降低。在工作当中要注意根据病人体型调整扫描参数,使用自动剂量调制技术等来减少获取的图像质量的差异。

6. **窗宽窗位**　通过窗宽窗位的调节可以提高图像对病变的对比度显示,从而提高密度分辨率。

7. **增强扫描**　通过人工引入对比剂来增加组织之间的对比,增加图像的密度分辨力。

(三) 时间分辨率

时间分辨率是衡量一个系统获取数据快慢的指标,它与机架旋转速度、探测器通道数量和对信号响应的速度相关。高的时间分辨率对于减少或消除由物体运动产生的伪影特别重要,例如心脏成像和灌注扫描等。

(四) 伪影

对常见伪影的识别和分析是保证 CT 正常运行和获取良好影像的基础。伪影是由设备或病人原因所造成的、图像中组织结构被错误传递的一种现象。伪影在图像中表现各异,并可影响诊断的准确性,有时由于某种原因造成的图像畸变也被归类于伪影。根据产生的原因不同,伪影可以分成两大类:病人造成的伪影和设备引起的伪影。

由病人造成的伪影多数为运动伪影。人体内一些不自主器官如心、肺、肠等的运动和检查时病人体位的移动可形成条状伪影;病人体内或身上携带的金属物可产生放射状伪影;在液气平面或软组织骨交界处也可产生条纹状伪影,原因是交界处密度突然下降,产生了高的空间频率分量,使空间采样频率不足所致。

由设备系统性能所造成的伪影是不可避免的,有些是由于设备运行的不稳定所造成的。如由于探测器之间的响应不一致,可造成环状伪影;由于投影数据测量转换的误差,可导致直线状伪影;另外,采样频率较低也可产生直线状伪影,而由于射线硬化,则可产生宽条状伪影。

根据伪影表现形态不同可大致分析伪影的产生原因,详见表1-2。

表1-2　设备因素伪影的表现和产生原因

表现	产生原因
条状	数据采样不当;部分容积效应;病人运动;金属物;射线束硬化;噪声;螺旋扫描;机械故障等
阴影状	部分容积效应;射线束硬化;螺旋扫描;散射线;焦外辐射;投影数据不全等
环状和带状	探测器故障

为了最大限度避免图像伪影,应保持环境温度、湿度稳定,定期进行空气校正,在操作过程中,嘱咐病人配合好指令,去处被扫描部位的金属异物,尽可能减少呼吸、吞咽等引起的运动伪影和金属异物产生的放射状伪影,同时应用管电流自动调制技术等减少体厚部位(如肩部区域)剂量不足带来的采样伪影。

二、正确选择扫描技术参数

在扫描检查中,经常会调整参数以平衡空间分辨率和对比度分辨率。应综合考虑信噪比、像素尺寸、层厚和辐射剂量制订扫描协议,根据不同病人体型和检查目的等个性化设置扫描参数。对于婴幼儿孕龄妇女等应优先考虑辐射剂量。

三、合理使用窗口技术

在理想的情况下,图像中每个CT值都显示不同的灰度。然而,图像有超过2 000个不同的CT值,显示器却只能显示256阶灰度。为了克服显示器这些限制,图像显示使用灰阶标度。在系统中显示处理器为每一灰阶分配一定数量的CT值,每级灰阶对应CT值的数量由窗的宽度来调节,即窗技术。

窗技术(windowing):是调节数字图像灰阶亮度的一种技术,即通过选择不同的窗宽和窗位来显示感兴趣区结构。在显示器上浏览图像时还可改变窗宽和窗位对图像进行观察。超出窗技术范围的CT值对应的图像部分显示为全白或全黑。

窗宽(window width):表示图像所显示的像素值的范围。

窗位(window level):又称窗中心(window center),是指图像显示时图像灰阶的中心值。

为更好显示不同组织结构和细微信息,需要设置不同窗宽窗位观察图像。如增加窗宽,则在灰度显示范围内将包含更大范围的CT值,更多的CT值将被分配到每个灰阶。

宽窗(500~2 000)常用于密度变化较大的解剖部位,例如,在肺CT成像中,为了同时看到低密度肺实质和高密度对比增强血管结构等,可以用宽窗。窗宽越大,图像层次越丰富,图像显示噪声降低,但组织对比度相应越小。当解剖部位有金属伪影时,也可以适当增加窗宽,降低伪影对图像的影响(图1-8)。

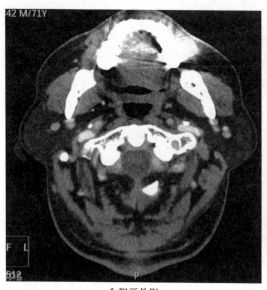
含假牙伪影

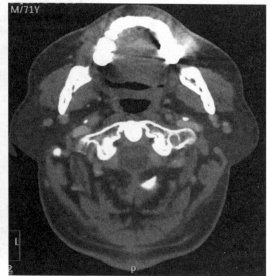
调宽窗位后图像

图 1-8 窗宽对金属伪影的影响

窄窗（50~500HU）常应用于相似密度的组织。例如，大脑组织之间密度差异小，CT 显示的时候则需要用窄的窗宽来提高脑组织灰白质的对比。

窗位的设置应以欲观察的某一感兴趣区的 CT 值作为窗中心。如肝脏平扫时肝组织的窗位为 40HU，窗宽为 180HU，范围就是 –50~+130HU，低于 –50HU 的显示为全黑，高于 +130HU 显示为全白。表 1-3 列出常用检查部位的窗宽窗位设置，供使用时参考。

表 1-3 常用检查部位参考窗宽 / 窗位

部位	窗类型	窗宽 HU	窗位 HU
颅脑	后颅窝	100	40
	脑组织	80	40
胸部	纵隔软组织	350	50
	肺组织	1 500	–600
腹部	软组织	350	50
	肝（高对比）	150	30
椎体	软组织	250	50
	骨	1 800	400

续表

部位	窗类型	窗宽 HU	窗位 HU
鼻窦	软组织	350	40
	骨	2 000	200
颞骨	骨	4 000	700

　　总之,窗技术是利用数字图像的特点,调节窗宽和窗位用于显示不同组织密度变化的技术。最佳显示感兴趣区的解剖与病变信息,是窗技术的最终目的,也是阅读数字图像的重要方法。

（徐同江　康天良　陈 晶）

第二章 CT 特殊检查

第一节 CT 特殊检查的概念及发展

一、CT 特殊检查的概念

CT 特殊检查是区别于普通常规 CT 扫描而言的,即利用特殊方法实现特殊检查目的的一种手段。

二、CT 特殊检查的发展

CT 特殊检查的发展依赖于 CT 机的软、硬件发展,先进的 CT 设备是实现 CT 特殊检查术的基础,各个厂家推出的新型 CT 机对 X 线球管热容量、不同能量切换、机架旋转速度、探测器宽度及精度、检查床移动速度等重要硬件指标进行了技术改进,同时也有一些新的图像重建算法、重组方法等软件方面的升级,为 CT 特殊检查的发展提供了可行性。

第二节 常见 CT 特殊检查方法及其优缺点

一、常见 CT 特殊检查方法

(一) 低辐射剂量扫描

常规剂量扫描即常规扫描参数下的扫描,此曝光条件下图像质量较高,但辐射剂量也相应较高。

低剂量 CT(low dose CT,LDCT)扫描指在保证诊断要求的前提下,调整参数降低 X 线剂量进行 CT 扫描的方法,可以降低被检者的 X 线吸收剂量,并减少球管损耗。随着 MSCT 技术的不断发展(例如各种剂量调制技术和迭代重建技术),LDCT 在成人胸部健康体检、肺癌普查、肺小结节病变随访、眼眶、鼻窦及儿童颅脑中的应用越来越受到重视。

(二) CT 增强扫描和实时增强监视

一般意义的 CT 增强扫描是指静脉注射对比剂后按照普通扫描的方法在规定的时间内进行扫描的普通增强扫描。

实时增强监视是在 CT 血管造影中应用的一种技术,是指增强扫描时对一定解剖区域(一般为靶血管)的 CT 值进行监视,并根据 CT 值变动来自动触发预定的扫描程序。

(三) CT 灌注成像

CT 灌注成像(CT perfusion,CTP)是指用 CT 同层动态增强扫描来分析局部器官或病变的动态血流变化,并以曲线和图像的形式将其显示出来的一种功能性成像技术。

(四) 定量 CT

定量 CT(quantitative CT,QCT)是指利用 CT 检查来测定某一感兴趣区内特殊组织的某一种化学成分含量的扫描方法。

(五) 靶扫描

靶扫描是指对感兴趣区局部放大后再进行 CT 扫描的方法,包括放大扫描或目标扫描。

(六) 高分辨率扫描

高分辨率 CT(high resolution CT,HRCT)扫描是采用较薄的扫描层厚(1~2mm)和高分辨率图像重建算法所进行的一种扫描或重建的方法。MDCT 常规扫描后,可以直接重建获取 HRCT 效果的图像,不需要再次扫描。

(七) CTA 技术

CT 血管造影(CT angiography,CTA),又称非创伤性血管成像技术。是通过外周静脉内注射碘对比剂进行 CT 扫描,而后经计算机对图像重建形成血管增强的影像。CTA 是主要用于诊断血管性疾病的一项检查技术。

(八) 多平面重组技术

多平面重组(multi-planar reformation,MPR)是将一组连续横断面图像的数据通过插值等方法生成三维体数据,在三维体数据上基础上进行二次切片处理,使之生成其他断面、斜面或者曲面二维图像的方法。

(九) 三维重组技术

CT 三维重组是运用计算机图像处理方法对采集的二维 CT 扫描数据进行加工和处理,生成三维结构图像,增强对解剖和病变的观察的一种技术。

(十) 虚拟内镜技术

CT 虚拟内镜(CT virtual endoscopy,CTVE)是在 CT 采集容积数据后,采用表面阴影显示法或容积再现法的三维后处理方法,获得与光纤内镜相仿的效果。

二、CT 各特殊检查的优点及局限性

(一) 低辐射剂量扫描

CT 低辐射剂量扫描可以降低被检者的 X 线吸收剂量,并且减少球管损耗。

缺点是剂量的下降可能对图像质量有一定影响,需根据不同临床需求及病人状况制订不同的扫描方案,对操作者要求较高。

(二) CT 增强扫描和实时增强监视

CT 增强扫描通过对比剂的引入,由于血供不同而导致的强化效果不同,提高了对比度,进而显示其形态、位置或功能。

实时增强监视为增强扫描准确掌握扫描时机提供了可能,以获得高质量的增强图像。

局限性是由于 CT 增强及实时增强监视检查需要使用对比剂,因此对比剂过敏者、严重

肝、肾功能损害和重度甲亢者不适合此项检查。

(三) CT 灌注成像

CT 灌注成像(CT perfusion,CTP)能反映组织的血管化程度和血流灌注情况,提供常规 CT 增强扫描不能获得的血流动力学信息,反映的是生理功能的变化,属于功能成像范畴。目前应用较多的是脑血流灌注,对缺血性脑梗死的早期诊断具有明显优越性;在肿瘤病变的鉴别诊断和分级诊断以及心肌缺血评估等其他方面的应用也具有较好的应用前景。

CTP 扫描的缺点是对同层连续扫描,因此对于扫描范内辐射剂量较大;对比剂过敏者、严重肝、肾功能损害和重度甲亢者不适合此项检查。

(四) 定量 CT

定量 CT(quantitative CT,QCT)最初用于测量骨矿物质含量,监测骨质疏松或其他代谢性骨病病人的骨矿物质密度。还可用于冠状动脉钙化分析、肺部结节分析和能谱定量分析等。

其局限性为:测量区有严重的骨折畸形或骨质增生;测量区有金属植入物等病人会影响 QCT 测量的准确性及重复性。

(五) 靶扫描

靶扫描增大了感兴趣区的像素数目,提高了空间分辨力,可使感兴趣区的影像放大,从而提高诊断效果。

随着 CT 设备和技术的发展,目前的高端 CT 已经不需要靶扫描技术就能清晰的显示较小病变。

(六) 高分辨率扫描

高分辨率 CT(high hesolution CT,HRCT)是一种通过改变扫描参数和采用高分辨率图像重建算法、减少数/模转换过程中原始数据的阶差、使图像边缘锐利化的一种扫描技术。CT 高分辨率扫描可显示细微结构,有良好空间分辨率,减少了常规扫描层厚的部分容积效应,微小病灶检出率明显提高,特别是在肺部方面的应用,是目前活体肺无创性成像技术中最敏感的工具。MDCT 常规扫描后,可以直接重建获取 HRCT 效果的图像,不需要再次扫描。

缺点是对软件和硬件要求较高,相同剂量的扫描,HRCT 噪声水平较高。

(七) CTA 技术

CT 血管造影(CT angiography,CTA)与常规 X 线血管造影相比属于无创检查。具有检查风险低、操作快捷、便于推广等优点。通过 CT 血管三维重建可以清晰显示血管分布、走行以及与周围组织间的关系。

CTA 的最大缺点在于部分容积效应,空间和时间分辨力仍不如常规血管造影。对于直径小于 2mm 的血管显示欠佳。并且对于疾病的定性诊断存在一定局限性。对比剂过敏者、严重肝、肾功能损害和重度甲亢者不适合此项检查。

(八) 多平面重组技术

多平面重组(multiplanar reformation)技术是从原始的横轴位图像经后处理获得人体组织器官任意的冠状、矢状、横轴和斜面的二维图像处理方法。多平面重组的优点是能多方位、多角度地显示解剖结构及形态,尤其是解剖结构复杂部位的病变;对体内异物的三维定位有很大帮助;曲面重建可将迂曲的血管、有生理弯曲的脊柱、输尿管、牙齿等结构伸展拉直展示在同一平面上,在单张图像上完整显示,有利于整体观察病变。

主要缺点是重建算法对冠状和矢状等其他位置的重组有很大影响,如果源图像中的少部分图像有运动伪影,则重组出来的图像会扭曲变形。

曲面重组对于所划曲线的准确与否依赖性很大,有时会造成人为的假像;同时由于存在变形操作,曲面重组图像不能真实反映被显示器官的空间位置和关系。

(九) 三维重组技术

CT 三维重组的优点是可逼真地显示骨骼系统及增强血管的空间解剖结构,能获得仿生学效果,可实施三维图像操作,模拟手术。

缺点为由于三维重组是采用阈值法成像,图像显示准确性受图像处理中分割参数(阈值)的影响较明显。即使阈值合适,在有狭窄的部位,部分容积效应还会使得在三维图像上狭窄率容易被夸大。此外三维重组的结果图像显示物体内部结构能力较差,也不提供物体的密度信息,因此不易区分血管壁上的钙化和对比剂。

(十) 虚拟内镜技术

仿真内镜检查的优点是无创性,病人痛苦小,视点不受限制,能从狭窄或梗阻病变的远端观察。

主要缺点是仿真内镜不能观察病灶的颜色,对扁平病灶不敏感,技术参数的选择不当、人体运动或器官蠕动等多种因素可导致伪影。

(郭森林　牛延涛　张永县　陈晶)

第三章 CT 特殊检查及其应用

第一节 低辐射剂量扫描

一、低辐射扫描剂量的概念

在 CT 扫描中,应遵循合理最低原则(as low as reasonably achievable,ALARA),即在能够满足诊断需求的前提下,尽量降低 CT 扫描中病人所受到的辐射剂量。图像质量和辐射剂量两者相互联系彼此制约,首先明确诊断需求、确定诊断可以接受的最低图像质量水平,然后对所有扫描参数进行优化,尽可能降低辐射水平,从而实现这种平衡,这就是低辐射剂量 CT 扫描技术的实质。

二、CT 扫描参数与辐射剂量的关系

(一) 管电流量(mAs)

降低 mAs 为临床中最常用的降低剂量的方法。mAs 与 CT 剂量指数(computed tomography dose index,CTDI)值成正比关系。mAs 降低会直接导致图像噪声增大,在一定程度上会影响到低对比组织的分辨力,但对高对比组织的分辨力影响不大(如肺、鼻窦、骨组织等),因此对以上组织扫描时可适当降低 mAs。

(二) 管电压(kVp)

CT 的辐射剂量与 X 线束能量密切相关,而 X 线束能量取决于管电压和滤过条件。CTDI 值与 X 线球管电压的 2 次幂成正比,即管电压的小幅降低可以显著降低 CTDI,多用于儿童及小体型病人的低辐射剂量 CT 扫描。

(三) 螺距

增大螺距,扫描范围内任意一点暴露在 X 线束下的时间将减少,接受辐射剂量随之下降,也使得同样扫描范围内接受的光子数量减少,图像噪声增加,同时层面敏感性曲线增宽,使 z 轴空间分辨力下降。

(四) 重建算法

近年来迭代重建算法(iterative reconstruction,IR)逐渐被优化并推广使用。相同剂量时迭代算法图像比滤波反投影算法(filtered back projection,FBP)图像噪声低;使用迭代算法重

建获取相同噪声水平的图像,需要的辐射剂量较低。

(五) X 线束宽度

单层螺旋 CT 线束宽度的薄与厚对单次检查不会额外增加辐射剂量;对于多层螺旋 CT 而言,根据扫描范围和诊断需求使用适当宽度的 X 线束可获取最佳图像质量并可能在一定程度上降低辐射剂量。

三、降低 CT 剂量的技术

先进的 CT 设备是实现低剂量 CT 扫描技术的基础,各个厂家推出的新型 CT 机对 X 线球管、扫描机架、探测器等重要硬件进行了技术改进,提高了 X 线的利用效率,同时也有一些新的图像重建算法等软件方面的升级,并在控制 CT 扫描剂量方面推出了一些新技术。

(一) 自动管电流调制技术

人体的不同部位和不同投影角度,对 X 线的吸收有很大的差异。在恒定剂量扫描模式下,探测器信号的噪声也有非常大的差异。因此对于对 X 线衰减少的身体部位和投影角度,可以适当用更小的管电流进行扫描,而不会明显影响最终图像的噪声。

1. X-Y 管电流调制 根据体轴面(x-y 平面)的不同投影角度和人体对 X 线衰减能力的变化来改变 X 线球管的电流值;有些设备还利用 X-Y 管电流调制来降低眼晶体、甲状腺、乳腺等敏感器官的器官剂量。当 X 线球管转到人体正上方时,管电流减小,当 X 线球管转到人体下方时,管电流增大,以此来达到相同图像质量的同时有效降低了敏感器官的辐射剂量。

2. Z 管电流调制 有些 CT 系统根据沿 z 轴方向不同身体部位对 X 线衰减能力的变化来改变 X 线球管的电流值;有些 CT 系统在机架旋转过程中根据探测器探测到的射线量的不同来调整下一圈管电流值。

3. X-Y-Z 管电流调制可以综合以上两种方法,提供更好的降低剂量效果。

(二) 管电压的选择

管电压(kVp)决定入射 X 线束的能量分布。大多数检查使用 120 或 140kVp,很少使用较低的电压。但是对于儿童和身材较小的成人,适当降低 kVp 可有效降低剂量;在 CTA 检查中使用较低 kVp(100、80、甚至 70),可使剂量降低,而且减低 kVp 可以使光电效应发生概率增加,从而增加组织对比,图像噪声会有小幅增加,因此对于需要较好对比度而对图像噪声要求较低的检查项目都可选择低管电压技术。

(三) 能谱 CT 虚拟平扫

能谱 CT 目前在临床应用的主要包括西门子的双源双能 CT 和 GE 的单源双能 CT,以及飞利浦的 IQon Spectral 光谱 CT 利用双层探测器实现能量成像。尽管设备不同,但最终都能通过碘分离获得去除碘成分的虚拟平扫图像。此种方法可以使病人减少一次平扫扫描,能够有效减低辐射剂量。

(四) 迭代算法

迭代算法利用矩阵代数,通过一种数学模型选择性的识别并去除图像噪声、提高图像质量,但与传统的滤波反投影重建技术相比,重建速度较慢。近年来,随着计算机技术的快速发展,迭代算法重建速度已基本满足成像需求,使用已非常普遍。

（五）心电门控

符合条件的病人进行冠脉扫描时使用前瞻性心电门控,只在预设的心动周期的特定时相曝光并采集数据,相比回顾性心电门控在整个心动周期都曝光的扫描方式,能够大幅减低辐射剂量。

（六）前置滤线器

CT 的前置滤线器可根据不同的扫描部位提供不同的扫描野,从而使 X 线剂量最优化。如心脏滤线器与体部滤线器完全不同,在扫描野中心正对心脏扫描的部位,滤线器的厚度变薄,而周边扫描野的范围缩小,由此既能针对靶器官(心脏)提高 X 线的穿透力,获得同等或更好的图像质量,同时又能最大限度保护周围肺脏和乳腺组织。

（七）非对称屏蔽采集技术

常规扫描在成像启动阶段和结束阶段的采集并不用于成像,即在扫描开始和结束阶段会有无效射线存在,这种无效射线随着探测器宽度增加而增多。非对称屏蔽采集技术是通过使用非对称启动关闭准直器,屏蔽扫描过程中成像前后的无效射线,使辐射剂量降低,此技术可用于全身各部位的扫描。

（八）探测器改进

探测器性能的改进提高了 X 线光子的转换效率,使得光子利用率更高,能有效提高图像的空间分辨力和密度分辨力;同时余晖时间缩短,提高了时间分辨力。

（九）加快扫描速度

随着各种新型 CT 机硬件的不断发展,扫描速度也不断提高,很多机型球管旋转时间小于 0.3s,配合宽体探测器,使得 X 线球管旋转一圈即可完成对单器官扫描,大幅度减少了曝光时间,使病人辐射剂量显著降低。

四、低辐射扫描剂量的应用

（一）低剂量肺 CT

肺部低剂量扫描已有不少研究,方案较成熟。低剂量 CT 肺部平扫的病变检出率明显高于普通胸片,而辐射剂量却远低于常规胸部 CT,在科学掌握低剂量 CT 扫描方法的情况下,可将该方法用于胸部健康体检。此外,肺部低剂量 CT 扫描已成为肺癌早期筛查与恶性肿瘤病人定期随访的最好检查方法。

（二）婴幼儿 CT

婴幼儿发育尚不完全,细胞分裂更新速度与比例较成人高很多,对射线的敏感度远高于成人,低剂量 CT 十分有必要。如婴幼儿颅脑 CT 扫描时,因颅骨及脑组织发育尚不成熟,对应的组织密度不如成人高,且颅骨、脑组织及脑室系统三者自然对比度较好,因此低剂量扫描也适用于婴幼儿颅脑病变检查。

（三）双低（低管电压、低对比剂浓度）扫描

降低管电压即降低 X 线束能量,碘的 K 边缘值为 33.2keV,低管电压能够提高碘发生光电效应的概率,使碘的 CT 值相应增大,进而提高图像的信噪比,增加了血管和周围组织的对比度,对比度的增加放宽了对噪声和对比剂浓度的要求,间接降低了辐射剂量和对比剂总量。

（四）扫描范围和适应证

多层螺旋 CT 扫描时间越来越短,从而存在增加扫描长度以包括多个身体部位的倾向,

这会增加病人的辐射剂量。螺旋 CT 的超范围扫描在兴趣区起始和终止处会产生无用的辐射。因此,在没有特殊临床原因的情况下应尽量严格控制扫描范围,相邻多部位尽量单次扫描。

(五)降低辐射敏感器官剂量

在头颈部 CT 检查中,眼晶状体和甲状腺是对射线敏感的特殊器官。有很多临床研究都集中在降低晶状体辐射剂量上,其方法大概有三种:一是改变传统的扫描基线,使晶状体尽可能避开扫描野;二是通过降低管电流的方式,降低整个扫描范围和晶状体的辐射剂量;三是使用特殊的屏蔽材料直接遮盖眼部来降低晶状体辐射剂量。

(六)ECG 自动毫安功能

为了得到高质量的冠状动脉图像和应用于心脏功能测量,在心脏扫描必须覆盖所有时相的情况下,运用低剂量技术尤为必要。ECG 自动毫安功能可根据心动周期,如低心率病人在收缩期采用低毫安(比如设定值的 20%),而在舒张期用设定值的最高毫安输出(设定值的100%)。在保证心脏扫描图像质量的同时,可减少辐射剂量。

(七)特定解剖结构和临床需求

鼻窦、肺、骨等组织器官天然对比度很高,如肺癌筛查、诊断鼻黏膜增生、肥厚及囊肿等炎症性病变、明显骨折等,在 CT 扫描中可以利用其天然对比,大幅降低辐射剂量,同时可满足临床诊断需求。

眼外伤是眼科常见的也是危害较严重的眼病之一,通常包括眶骨骨折、眶内气肿、眶内异物等。且眼晶体对射线尤为敏感,在眼眶外伤扫描中,应尽量降低对眼晶状体的辐射剂量,可适当使用低剂量扫描,在保证图像质量、满足诊断需要的基础上,降低眼晶状体的辐射剂量,尽量减少眼晶状体确定性辐射效应的发生。

五、个性化 CT 扫描

在临床实践中严格遵循 ALARA 原则,充分认识 CT 辐射的危害性。不片面追求图像质量,在保证满足临床诊断前提下,通过合理运用 CT 扫描参数和降低辐射剂量手段,优化扫描方案,最大限度地降低病人所受的辐射剂量。根据不同病人、不同病症、不同临床需求来制订不同的扫描方案,使扫描方案更合理,达到有效地控制辐射剂量的目的。

如在冠脉 CT 扫描中,在综合利用心电门控、自动 X 线球管电流调制、低管电压低对比剂浓度、前置滤线器、迭代算法等技术的基础上,针对病人不同状况如心率、血管状况、身高体重指数(body mass index,BMI)等制订出针对个人的扫描方案,最大限度地降低辐射剂量。

随着 CT 设备的不断发展,探测器宽度越来越宽,对大范围扫描而言,较宽的 X 线束可以有较高的剂量利用效率,但是在螺旋扫描起始和结束的影像都需要超出预定扫描范围的 z 轴投影数据,即超范围扫描的程度也会加大。这是一对矛盾的统一,因此,必须根据特定的临床需求以及不同的设备类型来选择适合的准直宽度和螺距,找到一个平衡点。

CT 操作者应时刻保持辐射防护意识,明确临床要求、熟悉设备性能特点,追求最有用的图像,而不是最好的图像,针对不同病人及病症制订最适合的扫描方案,在满足诊断需求的前提下,尽可能降低病人接受的辐射剂量。

第二节 CT 增强扫描和实时增强监视

一、CT 增强的概念

采用人工的方法将对比剂注入体内并进行 CT 扫描检查称为 CT 增强扫描。其作用是增强体内需观察组织或物体的对比度。

注射对比剂后血液内碘浓度增高,血管和血供丰富的组织器官或病变组织含碘量升高,而血供少的病变组织含碘量较低,使正常组织与病变组织之间由于碘浓度差形成密度差。

增强扫描的扫描方式基本上和平扫相同,其差别仅仅是注射和不注射对比剂。但是,一般临床上所指的增强扫描,只是指对比剂通过周围血管注入人体内的这一种扫描方法,通过口服对比剂使脏器增强在狭义上不属于增强扫描范畴。

二、CT 增强检查的适应证及注意事项

CT 增强检查的适用于全身各种良、恶性肿瘤以及心血管疾病的诊断和鉴别诊断。一般使用非离子型对比剂进行 CT 增强扫描。常用药物有:碘海醇(又名碘苯六醇、欧乃派克)、碘普胺(优维显)、碘佛醇(安射力)、碘帕醇(碘必乐)、碘比醇等。CT 增强扫描通常使用高压注射器准确、匀速地注入对比剂。对比剂用量一般按身高体重计算,儿童用量酌减。对比剂过敏者、严重肝肾功能损害和重度甲状腺疾患(甲亢)为 CT 增强检查的禁忌证。

三、CT 增强扫描方法和应用

(一) 常规增强扫描
是指静脉注射对比剂后按照普通扫描的方法进行扫描。是占位性病变的常规检查手段。

(二) 动态增强扫描
是指静脉注射对比剂后,在极短的时间内对感兴趣区进行快速连续扫描。对比剂通常采用团注法静脉注入。扫描方式有:①进床式动态扫描,通常使用螺旋 CT,对一组层面或者整个脏器连续进行数次快速扫描;②同层动态扫描,可选病灶的最大层面或感兴趣层面,对该层面进行连续多次扫描。

动态增强扫描可以获得动脉早期、动脉期、静脉期、静脉晚期等不同时相的强化图像。如腹部增强扫描多采用这种方式。还可以针对多次扫描的同一病灶测定 CT 值,将其制成时间密度曲线,以研究该层面病变血供的动态变化特点,用于诊断及鉴别诊断。

(三) 延迟增强扫描
是指在常规增强扫描后延迟数分钟至数小时再行感兴趣区扫描的方法。此方法作为增强扫描的一种补充,观察组织与病变在不同时间期向内的密度差异,可用于肝脏小病灶的检出及肝癌和肝海绵状血管瘤之间的鉴别及肾盂、膀胱病变的显示等。

(四) 双期和多期增强扫描
是指一次静脉注射对比剂后,分别于血供的不同时期,对相应器官进行两次或多次扫描。

（五）CT 血管造影和实时增强监视

CT 血管造影是血管的增强扫描，经周围静脉快速注入对比剂后，在靶血管对比剂充盈的高峰期，使用多层螺旋 CT 进行快速薄层扫描，并经图像后处理得到血管的直观图像。

实时增强监视是在 CT 血管造影中应用的一种技术，是指增强扫描时对一定解剖区域（一般为靶血管）的 CT 值进行监视，并根据 CT 值的变动来自动触发预定的扫描程序。该技术不是一种独立的检查方法，而是增强扫描，尤其是 CTA 的一种辅助手段，它是通过软件来协助实施的，也称团注追踪（bolus tracking）技术。它为增强扫描准确掌握扫描时机提供了可能，以获得高质量的增强图像。

第三节 CT 灌注成像

一、CT 灌注成像的概念

灌注（perfusion）是血流通过毛细血管网，将携带的氧和营养物质输送给组织细胞的重要功能。CT 灌注成像（CT perfusion，CTP）是指用 CT 同层动态增强扫描来分析局部器官或病变的动态血流变化，并以图形和图像的形式将其显示出来的一种功能性成像技术。CTP 原理是经静脉高速率团注对比剂后，在对比剂首次通过受检组织的过程中对选定层面进行快速、连续扫描，而后利用灌注软件测量所获得图像像素值的密度变化，并采用灰度或色彩在图像上表示，最终得到人体器官的灌注图像。CTP 可以获得扫描层面内每一像素的时间 - 密度曲线（time density curve，TDC），根据该曲线利用不同的数学模型计算出血流量（blood flow，BF）、血容量（blood volume，BV）、相对组织血容量（relative blood volume，rBV）、对比剂峰值时间（time to peak，TTP）和平均通过时间（mean transit time，MTT）等。

BF 是指单位体积组织在单位时间内的血液供应量，与组织器官或病变的血容量、组织耗氧量、静脉引流和淋巴回流状况等因素有关；BV 指某一体积组织内血液的含量；rBV 是指单位体积的相对血液含量；MTT 是指对比剂由供血动脉进入组织并到达引流镜面所需时间的平均值。

CTP 是一种定量的检查方法，能反映组织的血管化程度和血流灌注情况，提供常规 CT 增强扫描不能获得的血流动力学信息，反映的是生理功能的变化，属于功能成像范畴。目前应用较多的是脑血流灌注，对缺血性脑梗死的早期诊断具有明显优越性；在肿瘤病变的鉴别诊断和分级诊断以及其他方面的应用也具有较好的应用前景。

二、CT 灌注成像的适应证及注意事项

灌注成像早期主要用于颅脑，早期诊断脑卒中以及帮助脑肿瘤的鉴别诊断。近年来开始应用于心、肝、肾和胰腺等器官和占位性病变的功能成像研究，取得了较好的效果。碘剂过敏病人和心、肝、肾功能不全病人不适合此项检查。

三、CT 灌注的方法

灌注成像的基本方法是：以较快的速率，从外周静脉注射一定量对比剂，同时对某器官以一定的时间间隔连续扫描 1min 以上，然后测量兴趣区组织血流量、组织血容量和平均通

过时间,最终确定该解剖部位的灌注情况。

灌注成像灌注量的计算方法是一种数学积分推导过程,有最大斜率法、卷积法和去卷积法等。器官供血又有单血供和双血供之分,脾、胰、肾等为单血供器官,肝脏和肺为双血供器官。采用斜率法计算灌注值是以感兴趣区 TDC 最大斜率除以供血动脉峰值,由于这种计算方法忽略了卷积因素,所以要求高的注射速率来保证灌注器官最大斜率获得前不存在静脉流出(即卷积值)。去卷积法(non evolution)计算灌注值的方法较斜率法准确,对对比剂注射速率要求也低,一般可控制在 5ml/s 以内。目前的多排螺旋 CT 多备有去卷积计算的多种灌注成像软件,计算快捷、方便、准确,但各厂家所提供软件不同,自动计算所得结果也可能不完全一致。

四、CT 灌注成像的应用

(一)脑

正常脑白质的血管化程度和血流灌注率均小于脑灰质,在脑血流图和脑容量图上表现为白质区的亮度低于灰质区,而在平均通过时间图像上白质区的亮度则高于灰质区。CT 灌注成像最先应用于脑梗死的诊断,能早期发现脑梗死,敏感性度高,特异性好,它能在血管闭塞 1~2h 内发现缺血区域,为实施溶栓治疗赢得了宝贵时间。利用 CT 灌注对缺血的严重程度进行量化评分,可用于评价梗死区和可复性的缺血半暗带,给临床治疗和判断预后提供指导。CT 灌注还可用于评价颅内血管狭窄后脑血流储备和脑肿瘤的血供情况,为定性诊断提供依据。也可用于脑肿瘤放化疗疗效观察及探查存活的肿瘤成分。

(二)心肌(静息态和负荷)

采用心脏横轴位,扫描时不屏气,腹部绑束缚带,尽量平静小幅度呼吸,于心电门控收缩末期采集,用于评价心肌梗死时的血流灌注情况。受成像方位的限制,螺旋 CT 无法采用短轴位灌注成像。

心肌 CT 灌注有两种状态,一种状态是在病人自然心率下进行的,也就是所谓的静息态。第二种是通过服用提高心率的药物(ATP 二钠注射液),持续 3min 后或者受检者心率上升 >20 次 /min 后进行灌注扫描,也就是所谓的药物负荷心肌 CT 灌注。需要注意的是,在负荷心肌灌注检查中出现以下任一项不良反应时即终止检查:严重心绞痛、心律失常、低血压。检查结束后,观察 30min,确保无不良反应发生。研究表明,负荷动态 CT 心肌灌注对冠心病心肌缺血有较好的诊断效能,心肌负荷 CT 灌注联合冠脉 CTA 一站式评价冠状动脉狭窄和心肌血流灌注能更好地识别导致缺血的狭窄病变。

(三)肝脏

最小扫描层面应同时包含主动脉、门静脉、肝和脾或取病灶最大层面。扫描时嘱被检者尽量屏气。随着 MDCT 技术的发展,目前高端 CT 扫描仪探测器的容积扫描覆盖范围可达 16cm,基本上可做整个器官的灌注扫描。MDCT 容积扫描扩大了同层动态扫描层面,提高了 z 轴方向的空间分辨率,扫描速度的提高减少了呼吸运动伪影,使灌注参数计算的精确性得到提高。正常肝灌注图像表现为均匀灰度,肝 CT 灌注能反映肝硬化时肝实质的血流动力学变化,评价血管活性药物及介入方法治疗门静脉高压时门静脉血流动力学的变化、肝肿瘤的血流灌注、肝移植术后血流量变化及移植器官的存活情况。

(四)胰腺

胰腺是一个血供较丰富的器官,其功能学的改变早于形态学改变,多种胰腺疾病都会影响胰腺实质的血流灌注,胰腺主要由胰十二指肠动脉和脾动脉供血,时间密度曲线(TDC)与腹主动脉一致,所以在胰腺CT灌注检查时,腹主动脉为输入动脉,以腔静脉、门静脉或肠系膜上静脉为输出静脉。胰腺CT灌注成像首先进行胰腺常规扫描,确定灌注层面后,对选定层面或范围行动态增强扫描,获得该层面内每一个像素的TDC,并根据不同的数学模型得到胰腺的各参数值。CT灌注成像能够比MR灌注成像更加准确地定量表达组织微血管的情况。在国内外学者有限的研究报道中,CT灌注成像结果共同揭示了胰腺癌是低血供肿瘤、恶性程度高这一血流供应特点。在胰腺疾病的应用方面,CT灌注将会更科学地建立有关胰腺癌、胰腺炎、胰腺细胞瘤等疾病诊断的数据标准,推进其在该领域的实际应用。

(五)肾脏

CT灌注在肾肿瘤、移植肾、肾脏血管疾病,如肾性高血压、肾动脉狭窄等的研究中价值较大。在图像中强化最明显处选取ROI,分析血流量、血容量、峰高值、达峰时间及平均通过时间。最后,可根据色阶分别形成血流量图、血容量图、达峰时间图、平均通过时间图等。

(六)前列腺

前列腺灌注图能直观地反映前列腺组织中血流灌注的相对多少。血容量图上可清楚地分辨正常前列腺和前列腺增生以及中央带和周围带的血供情况,有利于判断病变的起源,对鉴别前列腺增生和前列腺癌具有很大帮助。高血容量表现为红色或黑白图像上的白色,而低血容量表现为蓝色或黑色。前列腺增生时,增生结节的血容量和峰值也存在差异,这与增生结节的组织成分有关;当以腺体增生为主时,血供相对丰富,而当以纤维基质增生为主时,则血供相对较少,导致血容量图、血流图和峰值图上存在差异。

前列腺CT灌注成像反映生理和病理情况下前列腺组织的血流动力学变化的情况,将前列腺组织形态学和血流灌注状态很好地结合起来,对于判断前列腺增生和鉴别癌变具有很大的价值,同时该方法创伤小、操作简单、成像时间短、图像分辨率高,为临床对前列腺疾病的诊断和鉴别诊断提供了新的手段,同时也适合广大基层医院应用,具有良好的应用前景。

第四节　定量CT

一、定量CT的概念

定量CT(quantitative CT,QCT)是指利用CT检查来测定某一感兴趣区内特殊组织的某一种化学成分含量的扫描方法。依X线的能级分为单能CT和多能量CT。最初用于测量骨矿物质含量,监测骨质疏松或其他代谢性骨病被检者的骨矿物质密度。扫描时在被检者胸腰椎下面放置标准密度校正体模,体模内含数个已知不同密度的溶液或固体参照物。扫描后测量各感兴趣区的CT值,通过专用的软件,与参照密度校正并计算出骨密度值。QCT骨密度测量是临床认可的脊柱、髋关节、前臂和全身的骨密度(bone mineral density,BMD)测量方法。QCT主要用于评估引起骨密度异常的疾病病情和监测疗效。它是确定有无骨质疏松的一种常用检查手段,目前大多数CT机所做的骨密度测定都是单能定量CT(single energy quantitative CT,SEQCT)。

随着技术的发展,定量 CT 的应用范围逐渐扩大到冠状动脉钙化节分析、肺部结节分析和能谱定量分析等。

二、定量 CT 的适应证及注意事项

(一) 骨密度测定

是 QCT 最先应用的领域。当临床治疗方案的制订受 BMD 测量结果影响时,应行 QCT 骨密度测量。

1. 禁忌证　孕妇或者可能怀孕者。

2. 相对禁忌证　下列情况可以影响 QCT 骨密度测量的准确性和或重复性。在这些情况下获得的 BMD 可以用于对骨密度的总体评价,但会影响测量的准确性或精确性也就限制在随访过程中评估或发现 BMD 的真正变化。

(1)近期静脉注射对比剂;

(2)测量区有严重的骨折畸形;

(3)测量区有植入物,常见于脊柱和髋关节术后;

(4)病人不能保持正确体位时或扫描时不动;

(5)特别肥胖的病人,超出 CT 的扫描野。

(二) 冠状动脉钙化积分

冠状动脉钙化积分(coronary calcification score,CAC)适用于临床预测和早期诊断冠心病。早期的冠状动脉钙化定量分析通过电子束 CT 进行。随着 64 层及以上多层螺旋 CT 的普及,现在主要通过 MSCT 进行冠状动脉钙化节的定量分析。心脏冠状动脉的钙化节分析是在序列扫描后,利用软件测量、定量功能测量钙化体积的一种扫描检查方法。该方法需借助心电门控装置,在屏住呼吸后一次完成心脏的容积扫描,然后以 3mm 的重建层厚重建图像,利用专用的软件程序采用人工定义的方法确定钙化的范围,最后由软件程序计算钙化的体积并确定冠心病发生的危险程度。

(三) 肺部结节分析

在临床可疑肺部结节的病人,可通过专用软件对至少两个不同时期扫描的肺 CT 薄层图像进行分析,随访定量分析结节的动态生长特征,如容积倍增率等影像学指标,为肺癌的早期诊断提供更多的依据。

(四) 能谱 CT

能谱 CT 通过特有的能谱扫描及图像后处理技术,可以对病变进行多参数定量分析,如能谱曲线斜率、有效原子序数、碘(水)浓度、水(碘)浓度等。在客观评估病变的组织特性及功能状态方面具有较大的应用潜力。

三、定量 CT 的应用

(一) 骨密度测定

国际上,QCT 骨密度测定可用于(但不限于)下列人群:

成人适应证确诊或怀疑低 BMD,或低 BMD 风险者,包括:

1. 所有 65 岁及以上女性和 70 岁及以上男性(无症状筛查)。

2. 小于 65 岁的妇女,病史和其他检查提示有其他骨质疏松危险因素,骨质疏松的危险因素有:①雌激素不足;②有 50 岁后髋部骨折史;③低体重(低于 57.6kg);④ 42 岁前闭经,超过 1 年。

3. 小于 65 岁的妇女或小于 70 岁男性,有下列危险因素:①目前吸烟;②体重减轻,驼背。

4. 任何年龄,有影像学低骨密度的征象,包括椎体压缩骨折。

5. ≥ 50 岁,在轻微外伤或无外伤情况下发生腕、髋、脊柱和肱骨近端骨折者。

6. 任何年龄,有 1 个或多个机能不全性骨折。

7. 正在接受或考虑接受激素治疗超过 3 个月。

8. 任何开始或正在接受长期药物治疗,而这些药物对 BMD 有副作用(即抗凝血药、雄性激素剥夺疗法、芳香酶抑制疗法或长期肝素治疗)。

9. 影响 BMD 的内分泌疾病者(即甲状旁腺机能亢进、甲亢或库欣氏综合征)。

10. 大于 18 岁男性,性腺机能减低者。

11. 代谢病或有其他疾病可能影响 BMD 者,如:①慢性肾衰;②类风湿关节炎和其他关节炎;③饮食疾病,包括厌食和贪食症;④器官移植;⑤长期制动;⑥继发性骨质疏松者,如胃肠吸收不良或营养不良、骨软化、维生素缺乏、子宫内膜炎、巨人症、长期酗酒或肝硬化、多发骨髓瘤;⑦减肥胃改道手术者。

12. 考虑药物治疗骨质疏松者。

13. 监测骨质疏松药物治疗反应和疗效者。

(二)冠状动脉钙化积分

1. **适应证**　冠状动脉钙化、冠心病的影像学筛选和冠状动脉搭桥术后疗效观察。

2. **扫描前准备**　对于 64 排 CT 来说,心动过速者扫描前需用药物控制心率在 80 次 /min 以下。随着更高端 CT 的出现,心率要求逐渐放宽。检查前嘱病人去掉外衣和颈胸部金属饰物,在粘贴电极片部位可用酒精棉球擦拭或涂抹少量导电胶,按要求连接导线和放置电极。不需口服或注射对比剂。

3. **注意事项**　CAC 主要检测右冠状动脉,左冠状动脉主干及其前降支和旋支有无钙化和钙化程度,作为评价冠状动脉硬斑块的参考指标。CAC 的下限值通常定为 90HU,即冠状动脉行经处的 CT 值 ≥ 90HU 者即可认为有钙化。

一般根据 CT 值的范围确定相应的系数:①CT 值 90~199HU 之间为 1;②200~299HU 之间为 2;③300~399HU 之间为为 3;④ ≥ 400HU 者为 4。CAC 为 0 时,表示冠状动脉明显狭窄(75%)的可能性极小;大于 0 而小于 250 时,表明有冠状动脉明显狭窄的可能性;积分大于 250 时,说明冠状动脉明显狭窄的可能性极大。

(三)肺部结节分析

灰度直方图技术能够获得整体结节内不同 CT 值体素的比例;肺结节容积定量技术可自动量化结节的容积,通过不同检查时间结节容积的比对,就能计算出结节的大小变化、倍增时间等信息,为随访提供数据支持。

(四)能谱 CT 定量分析

与常规 CT 相比,能谱 CT 提供了多种定量分析方法和以多参数成像为基础的综合检查模式,能谱 CT 成像和诊断过程中涉及的参数包括 101 个连续的单能量 CT 值 40~140keV(GE

宝石 CT)及由此构成的能谱曲线、多种基物质图像、相应基物质的定量浓度值、有效原子序数。涉及的分析技术有物质分离技术、单能量图像、能谱曲线、虚拟平扫等。临床应用主要涉及头颈部、胸部、腹部、盆腔以及骨和关节等方面的诊断和鉴别诊断。

1. **物质分离技术**　在能谱成像中,任何结构或组织能通过两种基物质的组合产生相同的衰减效应来表达,即经过高、低两组电压扫描的 X 线衰减图像可以表达为两种基物质的密度图,这个过程就是物质分离。

目前临床上最为常用的基物质对为水 - 碘基物质,碘是 CT 对比剂的主要成分,碘基图像能够反映对比增强后被检组织内碘浓度的含量,从而间接反映组织血供状况,因此临床应用的范围非常广泛。比如肺栓塞的检测,能谱 CT 碘基图像能够显示栓塞动脉所对应的肺实质的低灌注区,由于可以进行定量测定,碘浓度值对于肺栓塞严重程度的判断以及疗效评估都有指导作用。碘基图像能够反映局部组织轻微的强化(少量碘的进入),而这种变化在常规 CT 上由于硬化伪影和 CT 值漂移的影响难以显示出来。能谱 CT 碘基图像的这种特征对于检测强化程度相对较弱的富血供小肿瘤如小肝癌、小胰岛细胞瘤等是非常重要的。另外,对于天然摄碘的脏器甲状腺而言,碘浓度的高低则间接反映了甲状腺组织和其病变的功能状态。

水基图像在显示低密度病灶特性方面有着特殊的作用,比如肾脏囊性病变的鉴别,复杂性囊肿与囊性肾癌在常规 CT 上均表现为稍高密度,而在能谱 CT 水基图像上复杂性囊肿往往显示为稍高于肾实质密度改变,囊性肾癌则显示为近似于肾实质密度。另外,一些胆囊结石在常规 CT 上显示为等密度,而在能谱 CT 水基图像上则表现为高于胆汁密度,容易检出。水(碘)基物质图像由于基本不显示碘的成分,也叫虚拟平扫,可用于结石、钙化的检测。另外,碘、钙物质分离可应用于血管中的含碘对比剂与钙化或相邻骨结构的分离,钙化及其伪影的去除,有助于准确地评估血管狭窄。尿酸(钙)基物质图像并不常规用于能谱 CT 的临床诊断,但对于痛风病人的诊断具有特异性。另外一些基物质在评价脏器弥漫性病变的严重程度可能存在一定的参考价值,如基物质脂肪浓度对于脂肪肝的诊断、基物质钙浓度对于骨质疏松的评估等。

2. **单能量技术**　单能量 CT 为某个特定能量水平的 X 线穿过被检组织后所产生的衰减值,由于目前临床上所应用的能谱 CT 的单能量成像并非真正意义上的物体在单色 X 线源的情况下获得的单能量成像,而是通过能量解析的方法同等地实现了物体在单色 X 线源的情况下获得单能量成像的功能。与常规 CT 图像相比,单能量图像具有更高的图像质量、信噪比和对比噪声比。

3. **有效原子序数**　有效原子序数(effective atomic number,Eff-Z)是从原子序数引申出来的一个概念。利用 X 线的衰减可以对未知元素的原子序数进行推算,基于此原理,对于化合物或混合物如果其衰减的效果等同于某元素,则该元素的原子序数被称为该化合物或混合物的有效原子序数。它是能谱 CT 诊断中一个全新的参数,目前常见应用于结石成分的分析,另外也会作为参数之一用于多参数联合诊断。对于有效原子序数的诊断价值还需要更多的临床研究结果来证实。

综上所述,CT 能谱技术的定量分析提供了更多的信息和工具,基物质图像和单能量图像可以提高病灶的显示效果,能谱 CT 定量分析技术能够提高血管的显示效果,为 CT 诊断提供了形态和功能的统一,在临床上实现了综合诊断和一站式检查。

第五节 靶 扫 描

一、CT 靶扫描的概念

靶扫描是指对感兴趣区局部放大后再进行 CT 扫描的方法,包括放大扫描或目标扫描。

二、CT 靶扫描的适应证及注意事项

通常情况下,目标扫描是对感兴趣的部位或层面作较薄的层厚层距扫描,而对于感兴趣区以外的层面,则采取较大的层厚层距扫描,以减少病人的 X 线剂量。

目标扫描有时可对兴趣区采用缩小扫描野的放大扫描,但不是必定采用的步骤。放大扫描是指缩小扫描野的一种扫描方法,它的着重点是在于放大欲仔细观察的部位。采用这种方法可使被扫描观察部位的影像放大,从而提高诊断效果。

放大扫描是在 X 线通过被检查的物体时,使透过较小范围物体的衰减射线被较多的探测器接收,故又称为几何放大。这种方法与后处理中的图像放大功能不同,图像后处理放大功能不增加矩阵的像素数,即不提高图像本身的分辨力,故放大倍数有一定的限制。

三、CT 靶扫描的方法

CT 靶扫描时,通常对检查部位先进行一层普通扫描,利用此图像决定感兴趣区,局部放大(即缩小扫描视野)后进行薄层扫描。高档螺旋 CT 机上,通常采用扫描后小范围、大矩阵重建,以减少像素尺寸,提高空间分辨力。靶扫描图像增加了感兴趣区的像素数目,提高了空间分辨力;而普通扫描后的局部放大像,仅是感兴趣区的像素放大,数目不变,空间分辨力没有提高。

四、CT 靶扫描的应用

靶扫描主要用于小器官和小病灶的显示,如蝶鞍、乳突中耳、肾上腺、肺部结节扫描。对 CT 机没有特殊要求,扫描条件与普通扫描相同,主要是显示野的调整。

第六节 高分辨率扫描

一、CT 高分辨率扫描的概念

CT 高分辨率扫描是采用较薄的扫描层厚(1~2mm)和采用高分辨率图像重建算法所进行的一种扫描方法。可显示细微结构,必须有相应的一系列配套软件和硬件。高分辨率 CT(HRCT)可以在较短的扫描时间内,取得良好空间分辨率,特别是在肺部方面的应用,是目前活体肺无创性成像技术中最敏感的工具。MDCT 常规扫描后,可以直接重建获取 HRCT 效果的图像,不需要再次扫描。

二、CT 高分辨率的适应证及注意事项

HRCT 包括两个主要内容,薄的扫描层厚和高空间频率(骨)算法重建。分辨率可达

0.25~0.68mm。HRCT 由于分辨率高,受部分容积效应影响小,主要显示病变的细微结构,如在肺小叶水平上认识肺的解剖结构(显示肺小叶间隔、小叶支气管、小叶肺动脉和小叶间肺静脉)。对结节内部结构和边缘形态的显示更清晰,故对临床上鉴别诊断较为困难的肺部结节性病灶的诊断,具有更高的临床使用价值。

三、CT 高分辨率的方法

实现 CT 高分辨率扫描的主要方法和特点有:

1. 高 mA/kV　CT 高分辨率扫描采用较薄的扫描层厚,为减少图像中的噪声,往往需要增加 X 线剂量,如增加管电流或使用高的管电压。

2. 短扫描时间(大矩阵)　为减少不必要的运动伪影影响图像质量,必须要求尽量短的扫描时间,用于细小结构及小病灶的观察,保证高的分辨率,需要相对大的矩阵,如 1 024。

3. 骨算法重建　常规 CT 重建图像是采用了软组织重建算法(也称标准重建算法)获得的,其特点是影像边缘光滑,对比较好,噪声小,但相对空间分辨率低,容积伪影大。HRCT 图像使用骨重建算法(也称高空间频率算法或锐利、边缘增强算法),其特点是图像的光滑度减小,图像噪声比增加,容积伪影小,空间分辨率增加,结果使所显示的组织结构边缘锐利,组织结构之间界限更加清楚。使用骨重建算法是 HRCT 的必要条件。骨算法比标准重建算法增加 30% 以上的空间分辨率。

4. 薄层扫描　常规 CT 的 10mm、5mm 层厚的扫描,组织容积效应明显而大大降低了 CT 显示细微结构的能力,因此使用尽可能薄的扫描层厚是提高空间分辨率的先决条件。HRCT 常以常规 CT 扫描层厚为基础,在感兴趣区有选择性地进行 HRCT 扫描。目前认为 1~2mm 的层厚即为薄层扫描,可完全满足 HRCT 的诊断要求。

MDCT 常规扫描后,可以直接重建获取 HRCT 效果的图像,不需要再次扫描。

四、CT 高分辨率的应用

1. HRCT 在胸部的应用　HRCT 是胸部最常用的检查手段,主要用于以下几个方面。

(1)检出病变:对于胸片和常规 CT 正常或可疑病变,而有呼吸困难、咳血等症状的病人适于作 HRCT。

(2)病变的定性:肺弥漫性疾病的诊断和鉴别诊断、孤立性肺结节的良恶性鉴别、气道病变的诊断、胸膜病变的诊断等。

(3)病变的活动性判断及随访:对 HRCT 上发现的磨玻璃影、间质性或气腔结节,治疗后可恢复,为活动性病变,可做活检明确诊断,因此,HRCT 可用作随访;而广泛纤维化是非活动性,为不可恢复性病变,可不必做活检。

(4)协助决定活检的方式和位置:在肺弥漫性疾病中,可协助外科医生在最可能取得代表性组织处取材,以提高活检的准确性。

MDCT 常规扫描后,可以直接重建获取 HRCT 效果的图像,不需要再次扫描。

2. HRCT 在颅底及耳部的应用　颌面部的骨骼及周围肌肉神经细小、形成孔道较多,常规 CT 不易显示,HRCT 可清晰显示这些微细解剖结构,特别是可显示颞骨的耳蜗、前庭、各个半规管、内淋巴管及囊、蜗水管、面神经管各段等。HRCT 可清晰显示这些结构的病理改变,以便定位定性诊断。

3. HRCT 在骨关节的应用　HRCT 在骨科应用较广,如微细骨折线的显示有较大的司法意义,微细骨质改变有助于病变的诊断及鉴别诊断。

4. 其他部位的应用　由于 HRCT 具有显示组织细微结构的优越性,在眼部、喉部等其他部位也得到应用,有较高的诊断价值。随着人们认识的提高,HRCT 有更广泛的应用前景,特别是在胸部、颅底和耳部。

第七节　CTA 技术

自 20 世纪 90 年代末,4 排螺旋 CT 问世以后,多排螺旋 CT(multi detector CT,MDCT)扫描技术在心血管成像领域开始迅速发展。进入后 64 排 CT 时代,随着 CT 设备制造工艺、软件配套和新技术的不断应用,使 CT 血管造影技术不断完善和发展。本节主要就 CTA 的基本概念、注意事项、检查方法和临床应用等内容做一概述。

一、CTA 概念

CT 血管造影(CT angiography,CTA),又称非创伤性血管成像技术。是通过外周静脉内注射碘对比剂进行 CT 扫描,而后经计算机对图像重建形成血管增强的影像。主要用于诊断血管性疾病的一项检查技术。CT 血管造影与常规 X 线血管造影相比属于无创检查。具有检查风险低、操作快捷、便于推广等特点。通过 CT 血管三维重建可以清晰显示血管分布、走行以及与周围组织间的关系。CTA 的最大局限性在于部分容积效应(partial volume effect),其空间和时间分辨力仍不如常规血管造影。对于直径小于 2mm 的血管显示欠佳。并且对于疾病的定性诊断存在一定局限性,例如:非钙化斑块的成分分析、钙化引起的部分容积效应。CTA 检查对病人也有一定要求,例如:是否对碘剂过敏、屏气、心率等。

二、CTA 注意事项及适应证

(一) CTA 检查一般注意事项
1. 病人评估
(1)评估病史
1)对比剂过敏史。
2)怀孕或潜在怀孕可能。
3)肾功能不全。
4)药物(西地那非、伐地那非、他达那非、二甲双胍)在使用碘对比剂前后检查前后 48h 禁用二甲双胍。
(2)评估呼吸屏气能力。
(3)排除禁忌证
1)已知对比剂过敏。
2)不能配合扫描(呼吸训练)。
3)临床状况不稳定:①急性心梗;②心力衰竭失代偿;③严重低血压;④急性脑出血。
4)孕妇及育龄期妇女需评估利益代价比。

2. 病人检查前准备

(1)检查前至少 3~4h 禁食。

(2)充分水化。

(3)检查前 12h 内禁用咖啡因、茶等。

(4)正常服用常规药物。

(5)关于二甲双胍停用:一旦发生对比剂肾病,应防止乳酸性酸中毒发生。无证据但多采用,检查后必须停药。

(6)对比剂过敏试验不再需要。

(7)去除金属异物。

(8)呼吸训练(需要屏气检查的部位),是检查成功的关键。

(9)心率及心律要调整(需要心电门控检查的部位)。

(10)心理准备减轻受检者的紧张心理。

(二) 各部位 CTA 适应证及特殊注意事项(表 3-1)

表 3-1 各部位 CTA 适应证及特殊注意事项

	适应证	特殊注意事项
颅脑 CTA	颅内动脉瘤、动脉畸形、动静脉瘘、颅内良恶性占位等	制动、必要时给予镇静剂
颈动脉 CTA	颈动脉粥样硬化、颈静脉血栓、静脉炎、蜂窝织炎、脓肿等;颈部良恶性肿瘤、颈动脉间隙内的恶性肿瘤、颈动脉瘤、副神经节瘤、神经鞘瘤、神经纤维瘤;咽旁、咽后、椎前间隙的良恶性肿瘤等	可平静呼吸或屏气进行。制动、防止吞咽动作、必要时给予镇静剂
冠状动脉 CTA	冠状动脉粥样硬化性心脏病、先天性心脏病、冠状动脉搭桥术后的桥血管评价、冠状动脉内支架术后评估、心功能分析、心内瓣膜形态及功能的评价、心脏各类肿瘤的检测、心脏房、室间隔缺损的诊断、心房纤颤诊断等	屏气训练:病人在平静吸气末自然静止憋住气为最佳。根据机型控制心率:64 排以下机型受检者为窦性心律且心率稳定在 70 次/min 以下为最佳。静息心率过快和心律不齐者应于检查前 0~7 天在临床医生指导下服用 β-受体阻滞剂等药物。检查当日病人仍需自带控制心率的药物
胸主动脉 CTA	夹层动脉瘤、主动脉根部瘤、主动脉壁内血肿、主动脉缩窄、主动脉炎、主动脉溃疡、主动脉损伤、主动脉术后随诊	观察 A 型主动脉夹层、主动脉根部瘤、胸降主动脉瘤、主动脉缩窄和主动脉炎时需应用心电门控屏气扫描
肺动脉 CTA	肺动脉及分支血栓、肺动脉瘘、先天性肺动脉发育异常	需屏气扫描,无法屏气病人嘱平静呼吸
胸痛三联 CTA	急诊胸痛病人冠脉、肺动脉、主动脉病变难以区分	需心电门控 + 屏气扫描。为保证各观察部位显示,一般采用组合扫描模式。常见为容积扫描 + 螺旋扫描模式或螺旋扫描 + 螺旋扫描模式
腹主动脉 CTA	夹层动脉瘤、腹主动脉瘤、主动脉壁内血肿、主动脉缩窄、主动脉炎、主动脉溃疡、主动脉损伤、主动脉术后随诊	需屏气扫描,无法屏气病人嘱平静呼吸

续表

	适应证	特殊注意事项
下肢动脉 CTA	下肢动脉血栓、动脉炎、动脉损伤	注意病人症状体征。例如:皮肤颜色、温度、有无足背动脉搏动。制动
上肢动脉 CTA	动脉炎、动脉损伤	制动

三、CTA 的方法

(一)完成一次 CTA 检查一般包括 3 部分扫描
定位扫描 > 监测扫描 >CTA 扫描。

(二)监测扫描(图 3-1)

(三)CTA 常用扫描方法(图 3-2)

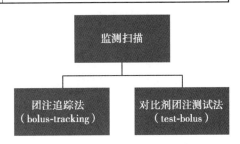

图 3-1　监测扫描的方法

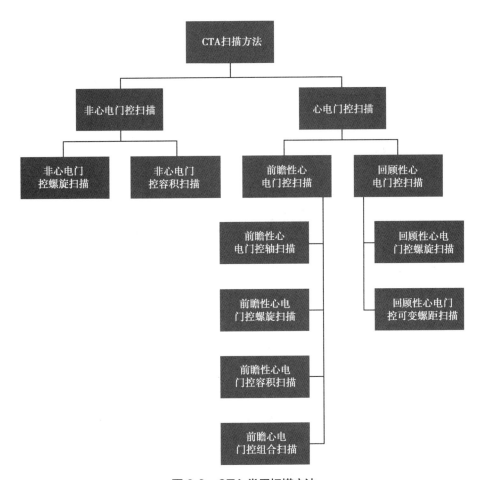

图 3-2　CTA 常用扫描方法

备注:图中容积扫描指宽体探测器 CT 轴扫球管旋转小于等于 1 周的扫描模式,扫描过程检查床保持不动;前瞻心电门控组合扫描模式由覆盖心脏区域的容积扫描 + 其他部位大螺距非心电门控扫描组成。例如胸痛三联征大血管扫描;心脏 + 颈动脉联合扫描等

四、CTA 的应用

(一) 头部血管 CTA 应用

1. **扫描方式**　常规采用非心电门控螺旋扫描。采用宽体探测器 CT 机型可采用非心电门控容积轴扫描。

2. **扫描范围**　横断扫描,以眶耳线(orbitomeatal line,OML)为基线,范围从舌骨水平到颅顶。

3. **扫描参数**　根据 CT 机型不同,略有差异。100~120/100~200/0.28~0.35(分别表示 kV/mA/s 以下同)。FOV 为 200mm。探测器阵列宽度 0.625mm 或最小。螺旋扫描螺距在不同机型差异较大,监测层面位于扫描的起始层。容积扫描床不动,监测层面位于 z 轴扫描范围的中心。重建层厚 0.625mm 以下、重建间隔 0.625mm 以下。静脉注射对比剂 40~60ml,流速 4~5ml/s,可根据病人体型酌情增减。

4. **检查流程**

(1)团注追踪法:病人仰卧于检查床,头进位。步骤有定位相 > 确定扫描范围 > 修改扫描参数 > 确定监测层面和监测点 > 同时启动监测扫描和高压注射器注药 > 监测点达到预设值 > 触发扫描。

(2)对比剂团注测试法:病人仰卧于检查床,头进位。步骤有定位相 > 确定扫描范围 > 修改扫描参数 > 确定监测层面和监测点 > 团注少量对比剂预扫描(15~20ml) > 测量监测点对比剂达峰时间 > 高压注射器注药 > 根据达峰时间启动扫描。

5. **重建算法和窗技术**　软组织算法、脑组织算法和骨算法。

软组织窗:窗宽 350~450HU,窗位 35~50HU,用于观察血管。

脑组织窗:窗宽 80~100HU,窗位 30~40HU,用于观察脑组织(外伤时需适当增加窗宽)。

骨窗:窗宽 1 500~4 000HU,窗位 400~700HU,用于观察颅骨。

6. **补充说明**　颅内动脉 CTA 获得优质图像质量的关键因素是如何减少静脉内对比剂对动脉的影响。要求扫描时相准确。因此推荐采用对比剂团注测试法。

(二) 颈部血管 CTA 应用(图 3-3~ 图 3-5)

1. **扫描方式**　常规采用非心电门控螺旋扫描

2. **扫描范围**　横断扫描,颈部过伸,头不枕物,使颈部与检查床面平行。扫描角度与横轴线平行,范围从主动脉气管分叉水平到颞骨上缘水平层面。

3. **扫描参数**　根据 CT 机型不同,略有差异。100~120/100~200/0.28~0.35。FOV 为 160mm。探测器阵列宽度 0.625mm 或最小。重建层厚 0.625mm 以下、重建间隔 0.625mm 以下。螺旋扫描螺距在不同机型差异较大。静脉注射对比剂 40~60ml,流速 4~5ml/s。

4. **检查流程**　同头部血管 CTA(监测层面多选择在主动脉根部气管分叉水平)。

5. **重建算法和窗技术**　软组织算法,颈部 CTA 重建成像,必要时加骨算法。

软组织窗:窗宽:350~450HU,窗位 35~50HU。

骨窗:用于观察颈椎,窗宽 1 500~2 500HU,窗位 200~700HU。

6. **补充说明**　颈动脉 CTA 要求扫描时相准确。如果启动扫描时间过晚会造成颈静显影密度增高,影响颈动脉的显示。

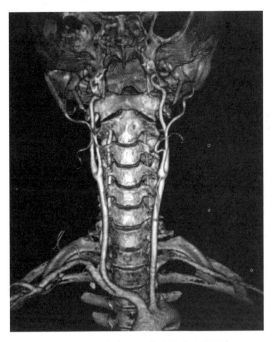

图 3-3　颈动脉 VR 像（见文末彩插）

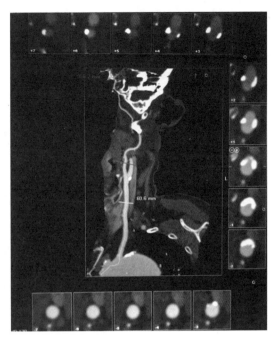

图 3-4　颈动脉 CPR 像

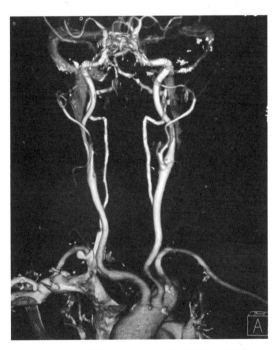

图 3-5　颈动脉 VR+CPR 像（见文末彩插）

（三）冠状动脉 CTA（CCTA）应用（图 3-6~ 图 3-14）

1. 扫描方式　GE Revolution CT（256 排）和东芝 Aquillion VISION CT（320 排）拥有160mm 探测器。常规采用前瞻性心电门控容积扫描。西门子 SOMATOM Definition Flash

CT 常规采用前瞻性心电门控轴扫描和前瞻性心电门控大螺距螺旋扫描。其他 64 排以上机型常规采用前瞻性心电门控轴扫描和回顾性心电门控螺旋扫描。

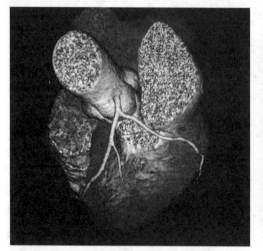

图 3-6　冠脉 VR1（见文末彩插）

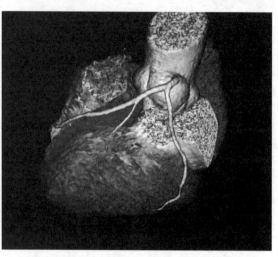

图 3-7　冠脉 VR2（见文末彩插）

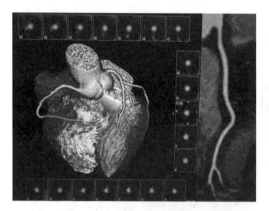

图 3-8　冠脉 VR+CPR（见文末彩插）

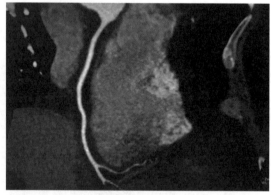

图 3-9　冠脉 CPR

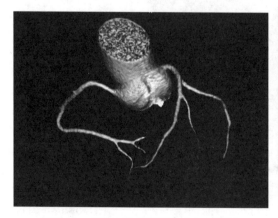

图 3-10　冠脉 VR 血管树（见文末彩插）

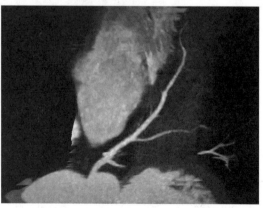

图 3-11　冠脉 MIP

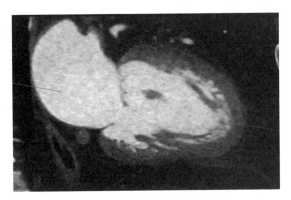

图 3-12 心脏 MPR

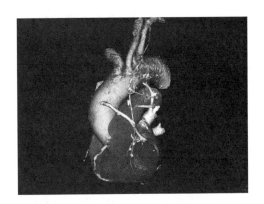

图 3-13 心脏桥血管 VR 像(见文末彩插)

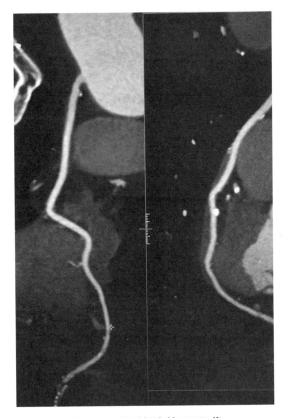

图 3-14 心脏桥血管 CPR 像

2. 扫描范围 上界自气管隆嵴下 1~2cm 水平(根据病人体型调整),下界达心脏膈面(注意部分病人膈肌抬高,CT 采集范围需低于膈肌),左右各大于心缘两侧 10~20mm。对于冠状动脉搭桥术后病人,上界自胸廓入口开始,以显示桥血管全程。

3. 扫描参数 根据 CT 机型不同,差异较大,应根据设备合理设置。对比剂注射方案(表 3-2)。

表 3-2　冠脉 CTA 对比剂注射方案

对比剂浓度 (mgI/ml)	体重 /kg				
	<50	50~60	60~70	70~80	≥ 80
270	5.2	5.9	6.7	7.4	8.1
300	4.7	5.3	6.0	6.7	7.3
320	4.4	5.0	5.6	6.2	6.9
350	4.0	4.6	5.1	5.7	6.3
370	3.8	4.3	4.8	5.4	5.9
400	3.5	4.0	4.5	5.0	5.5

4. 检查流程　病人仰卧于检查床,头先进。两臂伸直、上举。

(1)连接心电门控电极:心电电极的放置可采用美国标准(白色导联:右锁骨中线、锁骨下;黑色导联:左锁骨中线、锁骨下;红色导联:左锁骨中线、第六或第七肋间;绿色导联:右锁骨中线、第六或第七肋间)或欧洲标准(红色导联:右锁骨中线、锁骨下;黄色导联:左锁骨中线,锁骨下;黑色导联:右锁骨中线,第六或第七肋间;绿色导联:左锁骨中线,第六或第七肋间)。对于心电信号不佳,QRS 波形识别不好的病人,多由于电极片接触不良所致,可以用酒精棉球擦拭病人胸壁皮肤后重新粘贴电极片,或者检测其他干扰因素,确保心电信号良好。对于起搏器植入后病人,需要护士或者技师确定能否扫描。心电信号识别标准为信号能被监测仪识别出 R 波,并且规律、无杂波干扰。

呼吸屏气训练:推荐吸气末屏气(吸气幅度是最大吸气能力的 50%~75%),并每次保持一致。

(2)团注追踪法:按照定位相 > 确定扫描范围 > 冠状动脉钙化(CAC)扫描(根据需要选择)> 修改扫描参数 > 确定监测层面和监测点 > 同时启动监测扫描和高压注射器注药 > 监测点达到预设值 > 触发扫描。

(3)对比剂团注测试法:按照定位相 > 确定扫描范围 > 冠状动脉钙化积分(CAC)扫描(根据需要选择)> 修改扫描参数 > 确定监测层面和监测点 > 团注少量对比剂预扫描(15~20ml)> 测量监测点对比剂达峰时间 > 高压注射器注药 > 根据达峰时间启动扫描。

5. 重建算法和窗技术

(1)原始图像重建:建议使用最薄的层厚(0.5~0.625mm)、尽可能小的重建视野(推荐使用 17~20cm,像素 0.330~0.390mm)重建图像,以保证在固定的 512×512 图像矩阵中,获得尽可能高的空间分辨力。观察心外结构,如肺野和纵隔,选用重建视野为 30~36cm(像素 0.580~0.700mm)。对于重建卷积核(reconstruction kernel),常规选择平滑算法卷积核;而在经皮冠状动脉介入治疗(percutaneous transluminal coronary intervention,PCI)支架术后,应同时采用平滑算法和锐利算法的两组数据。选择锐利卷积核重建可提高图像对比度,减少支架壁硬化线束伪影,但会同时增加图像噪声。具有高清成像模式的设备,推荐使用高清模式观察支架。

(2)图像重建时间窗:依据采集窗范围,选择冠状动脉相对静止期重建图像。基本方法是,心率 <70 次 /min 的病人,重建时间窗为舒张中期(大致位于 70%~75% 的 R-R 间期);心

率 >70 次 /min 时,重建时间窗为收缩末期(35%~45% 的 R-R 间期)。但采用多宽的时间窗采集图像没有具体规定,以包括心脏的收缩和舒张期为宜。

(3)心电编辑技术:该技术主要用于回顾性心电门控扫,出现的房性或室性期前收缩,可选择删除或忽略期前收缩的信号,然后再通过 R 波调整期前收缩前后的时相采集点,可获得较好效果,推荐使用绝对值时相进行心电编辑。对于干扰信号影响了重建,可使用心电编辑技术重新编辑心电图。

(4)三维重建和后处理:主要包括最大密度投影、容积再现、曲面重建及多层面重组等技术。MIP 和 CPR 图像利于显示管腔的狭窄程度,CPR 重组图像经血管中心,直观显示管腔和斑块关系,但是中心线必须准确。VR 图像立体观察心脏和冠状动脉外形或心外结构,但不建议用于评估狭窄程度。在病变部位获取截面图像(cross-sectional image),利于观察斑块内成分、斑块与管壁及管腔的关系。上述图像应该结合起来进行评估。

(5)胶片打印及光盘刻录:建议尽可能参照经导管冠状动脉造影(coronary angiography,CAG)的投照体位,CAG 的参考投照体位如下。左冠状动脉采用①左前斜位 60°;②左前斜位 60°+ 足位 20°;③左前斜位 60°+ 头位 20°;④右前斜位 30°;⑤右前斜位 30°+ 足位 20°;⑥右前斜位 30°+ 头位 20°。右冠状动脉采用①左前斜位 60°;②前后位;③右前斜位 30°。但由于冠状动脉解剖走行存在个体差异,且狭窄病变多为偏心性,选择固定的投照体位可能无法准确地显示病变形态,因此 CAG 的投照体位可能因人而异。

CCTA 三维重建和胶片打印体位推荐参照 CAG 投照角度,但是 CCTA 图像不同于CAG,以能最清晰显示病变的最佳角度为准。建议按左主干、前降支(包括较粗大的对角支)、回旋支(包括较粗大的钝缘支)和右冠状动脉(包括较粗大的后降支和左室后支)顺序进行三维重建和胶片打印,并作出文字标记。推荐胶片打印的窗技术:对比度高、钙化多或有支架的病人,窗宽适当放宽,窗位适当提高。因横断面图像过多,建议仅对上述三维重组图像和有意义的垂直截面图像进行胶片打印(2~4 张胶片),推荐对所有横断和三维图像刻入光盘(标准 DICOM 3.0 图像),以便存储、会诊,减少不必要的重复检查。有影像归档和通信系统系统(picture archiving and communication systems,PACS)的单位,采用标准图像格式存储于PACS 系统中。

6. 补充说明　随着迭代重建技术、"双低"技术、运动校正算法,也称快速冻结技术(snap shot freeze,SSF)等运用,CCTA 的辐射剂量和对比剂用量较之前大幅度降低。采用前瞻性心电门控轴扫模式和低管电压技术,CCTA 辐射剂量应该控制在 2~5mSv 以下,高端CT 设备推荐采用前瞻性心电门控大螺距或单心跳轴扫模式,辐射剂量应该控制在 1~2mSv以下。

(四)肺动脉 CTA 应用(图 3-15~ 图 3-17)

1. 扫描方式　常规采用非心电门控螺旋扫描、非心电门控 160mm 容积扫描(怀疑弥漫性肺栓塞病人不建议采用此种方法)。

2. 扫描范围　以腋中线和正中线为中心,螺旋扫描范围自胸腔入口到肺下界膈面,或依据病变情况具体确定。采用 160mm 容积扫描的扫描范围以左右肺动脉主干为中心。

3. 扫描参数　根据 CT 机型不同,差异较大。80~120/ 自动 MA 调节 /0.28~0.35。FOV350~400mm。探测器阵列宽度 0.625mm 或最小。重建层厚 1mm 以下、重建间隔 1mm 以下。静脉注射对比剂 40~60ml,流速 4~5ml/s(监测层面多选择在气管分叉水平)。

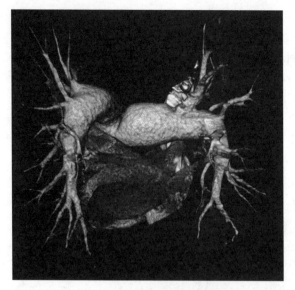

图 3-15　肺动脉 VR 像(见文末彩插)

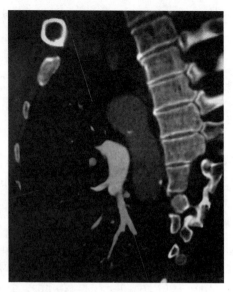

图 3-16　肺动脉 CPR1

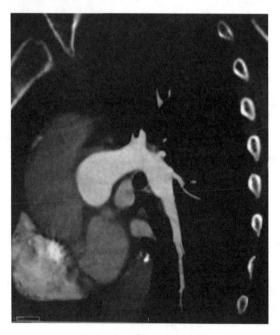

图 3-17　肺动脉 CPR2

4. 检查流程　病人仰卧于检查床,头先进。两臂伸直、上举。

(1)团注追踪法:定位相 > 确定扫描范围 > 修改扫描参数 > 确定监测层面和监测点 > 同时启动监测扫描和高压注射器注药 > 监测点达到预设值 > 触发扫描。

(2)对比剂团注测试法:定位相 > 确定扫描范围 > 修改扫描参数 > 确定监测层面和监测点 > 团注少量对比剂预扫描(15~20ml) > 测量监测点对比剂达峰时间 > 高压注射器注药 > 根据达峰时间启动扫描。

5. **重建算法和窗技术** 软组织算法。

图像显示及拍摄采用软组织窗和肺窗,如疑有骨转移或累及肋骨,加摄骨窗。肺窗窗宽 1 100~2 000,窗位 –600~800,软组织窗观察血管窗宽 400~1 200;窗位:40~400,骨窗窗宽 1 000~2 000,窗位 200~500。

6. **补充说明** 肺动脉扫描触发时相不宜过早,对弥漫性肺动脉栓塞以及肺动脉瘘显示不佳。因此需保证左房肺静脉有一定对比剂充盈为宜。

(五)主动脉 CTA 应用(图 3-18~图 3-22)

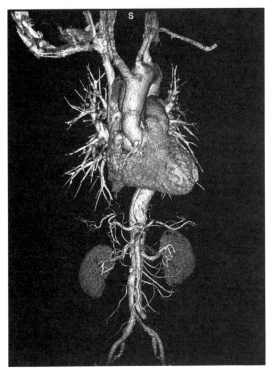

图 3-18 主动脉 VR 像 1(见文末彩插)

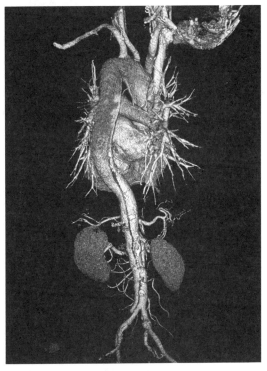

图 3-19 主动脉 VR 像 2(见文末彩插)

1. **扫描方式** 主动脉 CTA 的扫描方案众多,主要区别在于心电门控选择。其中所有机型均可采用非心电门控螺旋扫描。部分机型拥有大螺距扫描技术已达到更快的扫描时间。例如:GE Revolution CT、西门子 SOMATOM Definition Flash CT。而心电门控扫描技术在近些年发展迅速。GE Revolution CT 采用容积轴扫描和大螺距螺旋扫描的组合模式。东芝 Aquillion VISION CT 主要采用前瞻性心电门控螺旋扫描和前瞻 Wide-Volume 扫描模式。西门子 SOMATOM Definition Flash CT 采用前瞻性心电门控大螺距螺旋扫描模式。其他机型常规采用前瞻性心电门控螺旋扫描和回顾性心电门控螺旋扫描。

2. **扫描范围** 以腋中线和正中线为中心,范围从肺上缘到耻骨联合处。

3. **扫描参数** 根据 CT 机型不同,差异较大。80~120/ 自动 MA 调节 /0.28~0.35。FOV 350~400mm。探测器阵列宽度 0.625mm 或最小。重建层厚 1mm 以下、重建间隔 1mm 以下(表 3-3)。

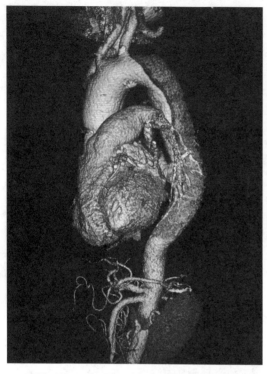

图 3-20　主动脉 VR 像 3（见文末彩插）

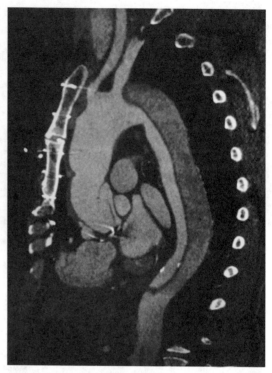

图 3-21　主动脉 CPR

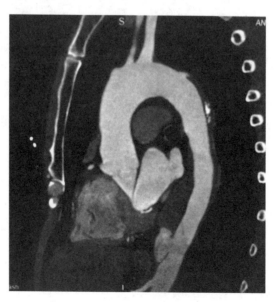

图 3-22　胸降主动脉夹层动脉瘤

表 3-3　对比剂注射方案与曝光条件关系

BMI	管电压 /kV	管电流 /mA	流速 /(ml·s⁻¹)	流量 /ml
<18	80	350	2.5	50~60
≤ 18~23	100	400	4	70~80
≤ 23~26	120	450	5	80~90
>26	135	500	5.5	90~100

4. **检查流程**　病人仰卧于检查床,头先进。两臂伸直、上举。

(1)连接心电门控电极:方法同心脏 CTA 检查。

(2)团注追踪法:定位相 > 确定扫描范围 > 修改扫描参数 > 确定监测层面和监测点 > 同时启动监测扫描和高压注射器注药 > 监测点达到预设值 > 触发扫描。

(3)对比剂团注测试法:定位相 > 确定扫描范围 > 修改扫描参数 > 确定监测层面和监测点 > 团注少量对比剂预扫描(15~20ml) > 测量监测点对比剂达峰时间 > 高压注射器注药 > 根据达峰时间启动扫描。

5. **重建算法和窗技术**

(1)原始图像算法:采用软组织算法。软组织窗的窗宽 600~1 200,窗位 200~400。

(2)心电门控采集图像重建时间窗:依据采集窗范围,心率 <70 次 /min 的病人,重建时间窗为舒张中期(大致位于 70%~75% 的 R-R 间期);心率 >70 次 /min 时,重建时间窗为收缩末期(35%~45% 的 R-R 间期)。

(3)三维重建和后处理:包括最大密度投影、容积再现、曲面重建及多层面重组等技术(表 3-4、表 3-5)。

表 3-4　非心电门控螺旋扫描后处理要点

	VR	MPR	MIP	CPR
B 型夹层	夹层范围、分支血管、合并其他血管病变	内膜破口、内膜片形态、真假腔、分支血管	测量主动脉弓部、降主动脉近段、中段、腹主动脉直径	分支血管病变
腹主动脉瘤	主动脉瘤形态、位置;分支血管受累情况	瘤体位置、最大径;瘤壁完整性、血栓。邻近组织	测量瘤体长度、近端远端瘤颈。髂总动脉、髂外动脉最大径	分支血管病变
主动脉壁内血肿	—	主动脉壁内缘光整度	—	分支血管病变
主动脉溃疡	主动脉管腔形态	龛影大小、溃疡	—	分支血管病变
主动脉损伤	病变血管大体形态	主动脉壁破口、动静脉漏假性动脉瘤	—	分支血管病变
主动脉术后随诊	主动脉大体形态、覆膜支架、人工血管的位置	覆膜支架形态、位置内漏存在与否。人工血管通畅性、吻合口通畅性及周围是否漏	—	支架或人工血管与分支血管的关系

表 3-5　心电门控扫描后处理要点

	VR	MPR	MIP	CPR
A型夹层	夹层范围、分支血管、合并其他血管病变	内膜破口、内膜片形态、真假腔、分支血管、主动脉窦、主动脉瓣	测量左室流出道、主动脉窦、窦管交界、主动脉升、弓不同部位的径线	分支血管病变
主动脉根部动脉瘤	主动脉瘤形态、位置;冠状动脉受累/受压情况	瘤体位置、大小;瘤壁完整性、血栓。是否合并心内畸形;邻近组织	—	—
胸降主动脉瘤	主动脉瘤形态、位置;分支血管受累情况	瘤体位置、最大径;瘤壁完整性、血栓。邻近组织	测量瘤体长度、近端、远端瘤颈	分支血管病变
主动脉缩窄	主动脉缩窄大体形态、位置	缩窄的位置、程度、长度;是否合并心内畸形	侧支循环形成情况	—
主动脉炎	主动脉大体形态;病变血管范围	病变血管位置、程度、累及范围	—	分支血管受累程度

补充说明:建议根据不同主动脉病变采用不同的扫描计划和后处理方法,以满足临床诊断及制订治疗方案

(六) 胸痛三联一站式成像应用

1. **扫描方式**　常规 CT 机型多采用前瞻性心电门控螺旋扫描和回顾性心电门控螺旋扫描模式。GE Revolution CT 采用容积轴扫描和大螺距螺旋扫描的组合模式。东芝 Aquillion VISION CT 主要采用前瞻性心电门控螺旋扫描和前瞻 Wide-Volume 扫描模式。西门子 SOMATOM Definition Flash CT 采用前瞻性心电门控大螺距螺旋扫描模式。

2. **扫描范围**　以腋中线和正中线为中心,必要时范围从肺上缘到耻骨联合处。

3. **扫描参数**　同大血管CTA扫描参数。对比剂用量较大血管CTA用量增加20ml以上。比较推荐多期团注法。

4. **检查流程**　病人仰卧于检查床,头先进。两臂伸直、上举。

(1)连接心电门控电极:方法同心脏 CTA 检查。

(2)团注追踪法:定位相 > 确定扫描范围 > 修改扫描参数 > 确定监测层面和监测点 > 同时启动监测扫描和高压注射器注药 > 监测点达到预设值 > 触发扫描。

(3)对比剂团注测试法:定位相 > 确定扫描范围 > 修改扫描参数 > 确定监测层面和监测点 > 团注少量对比剂预扫描(15~20ml) > 测量监测点对比剂达峰时间 > 高压注射器注药 > 根据达峰时间启动扫描。

5. **重建算法和窗技术**(图3-23~图3-25)

(1)原始图像算法:采用软组织算法。软组织窗窗宽 600~1 200;窗位 200~400。

(2)心电门控采集图像重建时间窗:依据采集窗范围,心率 <70 次/min 的病人,重建时间窗为舒张中期(大致位于 70%~75% 的 R-R 间期);心率 >70 次/min 时,重建时间窗为收缩末期(35%~45% 的 R-R 间期)。

(3)三维重建和后处理：包括最大密度投影、容积再现、曲面重建及多层面重组等技术。

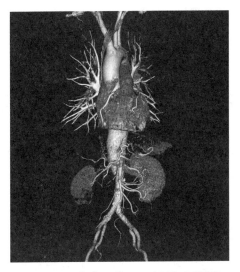

图 3-23　胸痛三联 VR1（见文末彩插）

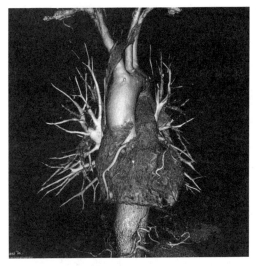

图 3-24　胸痛三联 VR2（见文末彩插）

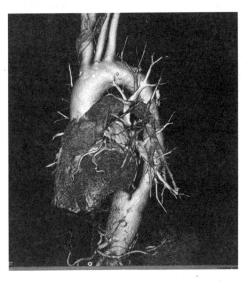

图 3-25　胸痛三联 VR3（见文末彩插）

6. 补充说明　采用单次螺旋扫描，扫描期相需保证肺动脉、冠状动脉、主动脉同时达到对比剂峰值期扫描，故需要的对比剂用量较高。而采用组合扫描模式可以先扫描肺动脉，再扫描冠状动脉和主动脉，因此对比剂相对用量较低。

为延长注药时间，可采用多期打药模式（图 3-26）。

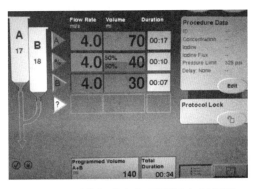

图 3-26　多期打药方案示例（见文末彩插）

（七）腹主动脉 CTA（图 3-27~ 图 3-30）

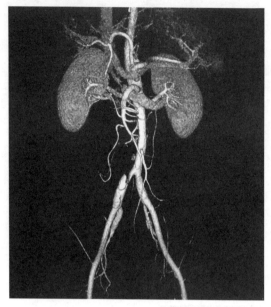

图 3-27 腹主动脉 VR（见文末彩插）

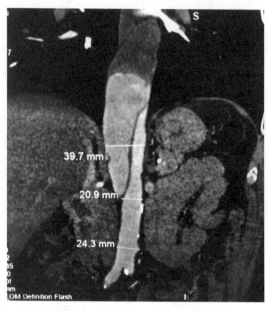

图 3-28 腹主动脉 MPR 测量

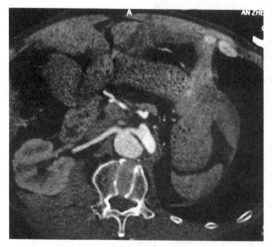

图 3-29 腹主动脉 CPR 测量

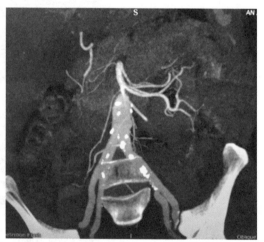

图 3-30 髂动脉 MIP 像

1. **扫描方式** 常规采用非心电门控螺旋扫描。
2. **扫描范围** 以腋中线和正中线为中心,扫描范围从膈顶至耻骨联合水平。
3. **扫描参数** 根据 CT 机型不同,差异较大。主要体现在球管性能、转速、螺距 3 方面。80~120/ 自动 MA 调节 /0.28~0.35。FOV 200~400mm。探测器阵列宽度 0.625mm 或最小。重建层厚 1mm 以下、重建间隔 1mm 以下。静脉注射对比剂 40~60ml,流速 4~5ml/s(监测层面多选择在扫描起始层面)。
4. **检查流程** 团注追踪法:病人仰卧于检查床,头先进。两臂伸直、上举。按照定位相 > 确定扫描范围 > 修改扫描参数 > 确定监测层面和监测点 > 同时启动监测扫描和高压注射

器注药 > 监测点达到预设值 > 触发扫描。

5. 重建算法和窗技术

(1)原始图像算法:采用软组织算法。软组织算法。窗宽 600~1 200 ;窗位 200~400。

(2)三维重建和后处理:包括最大密度投影、容积再现、曲面重建及多层面重组等技术。

6. 补充说明　目前一些高端 CT 机型采用大螺距螺旋扫描。扫描时间可在 1s 内完成。在降低辐射剂量的同时减少了对比剂用量。但某类疾病病人(例如:腹主动脉瘤)为使瘤体完全充盈,需延长对比剂充盈时间。因此并非扫描越快越好,而应当具体问题具体分析。

(八) 下肢动脉 CTA (图 3-31、图 3-32)

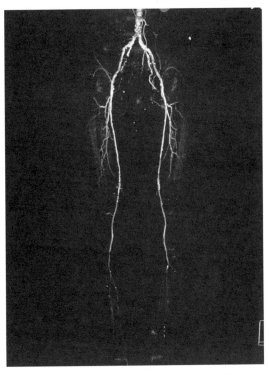

图 3-31　下肢动脉 VR(见文末彩插)

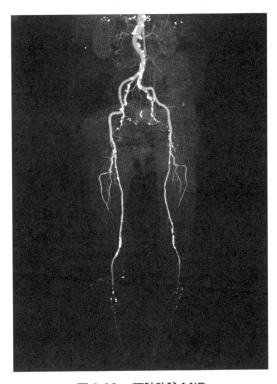

图 3-32　下肢动脉 MIP

1. 扫描方式　常规采用非心电门控螺旋扫描。

2. 扫描范围　以正中线为中心,双足跟连线与检查床中轴垂直。扫描范围从耻骨联合上 3cm 至靶血管远端。

3. 扫描参数　根据 CT 机型不同,略有差异。80~120/ 自动 MAS/0.28~0.35。FOV 200~350mm。探测器阵列宽度 0.625mm 或最小。重建层厚 1mm 以下、重建间隔 1mm 以下。多采用小螺距扫描。静脉注射对比剂 70~100ml,流速 4~5ml/s(监测层面多选择在扫描起始层面)。

4. 检查流程　团注追踪法:病人仰卧于检查床,足进位。两臂伸直、上举。按照步骤:定位相 > 确定扫描范围 > 修改扫描参数 > 确定监测层面和监测点 > 同时启动监测扫描和高压注射器注药 > 监测点达到预设值 > 触发扫描。

5. **重建算法和窗技术**　软组织算法、外伤病人增加骨算法。

6. **补充说明**　下肢动脉扫描,扫描距离长,但扫描速度不宜过快。按照人体血流动力学原理,血液向远心端流动速度逐渐降低,扫描速度过快有可能扫描到靶血管远端时对比剂还未完全充盈,造成检查失败。通常螺距选择在 0.8~1.5 之间。扫描时间 20~30s。

第八节　四肢静脉血管造影扫描技术

成像技术按成像方法可分为两种:间接法和直接法。间接法是通过静脉注射较大剂量的对比剂经过体循环进行静脉扫描,该方法对比剂经过体循环稀释对比剂利用率低,静脉成像效果不佳。直接法是通过静脉直接注射小剂量对比剂的混合液后进行静脉扫描的 CTV成像技术,该方法对比剂没有经过再循环对比剂利用率高,静脉成像效果极佳。本节主要介绍直接法。

一、上肢静脉血管造影扫描技术

1. **适应证**　①上肢静脉栓塞;②上肢静脉损伤;③上肢动静脉血管瘘;④上肢肿瘤累及血管等与上肢静脉血管相关的疾病。

2. **禁忌证**　①对比剂过敏者;②严重心功能不全病人;③严重肝、肾功能损害病人;④妊娠等对 X 线检查有禁忌的病人。

3. **检查前准备**　①病人准备:嘱咐病人去掉相应检查部位的金属物品,在扫描过程中病人保持体位不动。②护理准备:询问病人有无禁忌证,对病人进行置留 20-22 号静脉留置针,保持静脉通路通畅。③技师准备:根据病人检查申请单的要求,及病人病情、体重等,制订对应扫描方法,取得病人的合作,对非检查区域做好射线防护。

4. **检查技术**

(1)检查体位:病人仰卧位,头先进。若病人考虑为前臂血管的病变,可取双手上举体位;如果病变为上臂可将双手置于身体两侧,解剖体位。

(2)扫描范围:右心房至指尖(图 3-33)。

(3)扫描参数:直接法是经患侧手背直接注射15%~25% 混合比对剂 90~150ml,对比剂总量按 120~180mgI/kg,管电压 100~120kV、管电流 80~250mA,延迟 7~15s 后启动扫描,总扫描时间 15~25s。

5. **图像后处理**　将容积扫描获取的薄层横轴位原始图像,算法为血管算法。将获取的数据图像传到后处理上作站,进行处理,处理方法有:多平面重建(MPR)(图 3-34)和曲面重建(CPR)(图 3-35),最大密度投影(MIP),最小密度投影(MinIP)和容积再现(VR)(图 3-36、图 3-37)等。其中 VR 用于直观的了解血管的立体形态。MPR、CPR 和MIP 则用于了解血管壁、血管腔的情况以及与邻近血管组织的关系。

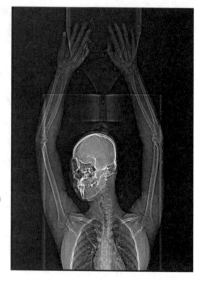

图 3-33　**上肢静脉血管造影定位像**

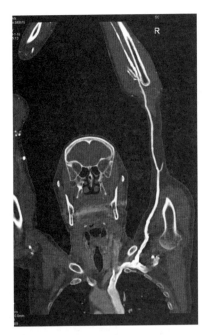

图 3-34　上肢静脉成像 MPR 图
（左侧腋静脉及肱静脉段血栓形成）

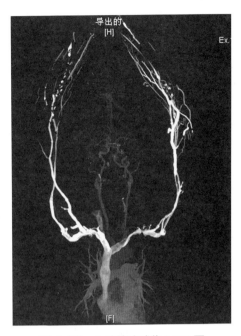

图 3-35　上肢静脉成像 MIR 图
（左侧腋静脉及肱静脉段血栓形成）

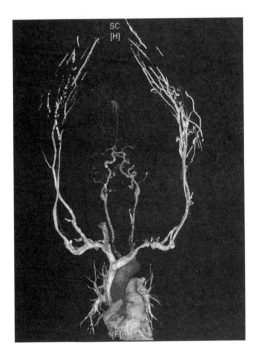

图 3-36　上肢静脉成像 VR 图（见文末彩插）
（左侧腋静脉及肱静脉段血栓形成）

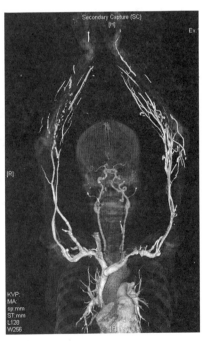

图 3-37　上肢静脉成像 VR 图（见文
末彩插）（左侧腋静脉及肱静脉段血栓
形成）

二、下肢深静脉到肺动脉血管造影扫描技术

下肢静脉血栓形成的三大病因:血流滞缓、血液高凝及血管壁损伤等。肺动脉栓塞为静脉血栓的主要并发症。临床常常要求进行检查以了解下肢深静脉到肺动脉血管情况,下肢深静脉到肺动脉血管造影可以一次扫描的范围包括:下肢腓肠静脉、腘静脉、髂静脉、下腔静脉、右心房和肺动脉等,实现"一站式"检查。可以排除患者是否有深静脉血栓,有无下肢静脉血栓导致侧支循环的建立情况,也可以对下肢静脉血栓病人、临床怀疑合并有肺栓塞的病人应查找血栓来源和范围。

1. 适应证　①双侧下肢水肿、增粗、疼痛。②下肢静脉曲张术前检查。③下肢静脉栓塞、静脉曲张并肺动脉栓塞(图 3-38)。④下肢静脉损伤。⑤下肢动静脉血管瘘。⑥下肢肿瘤累及血管等与下肢动脉血管相关的疾病。

2. 禁忌证　①对比剂过敏者。②严重心功能不全病人。③严重肝、肾功能损害病人。④妊娠等对 X 线检查有禁忌的病人。

3. 检查前准备　①病人准备:嘱咐病人去掉相应检查部位的金属物品,在扫描过程中病人保持体位不动。②护理准备:询问病人有无禁忌证,对病人先进行置留 20~22 号静脉留置针,保持静脉通路通畅。③技师准备:根据病人的检查申请单要求,及病人病情、体重等因素,制订对应扫描方法,取得病人的合作,对非检查区域做好射线防护。

4. 检查技术

(1)检查体位:仰卧位,检查者双手上举,双膝并拢,双腿稍内旋,脚先进,解剖体位。

(2)扫描范围:肺动脉至足底(图 3-39)。

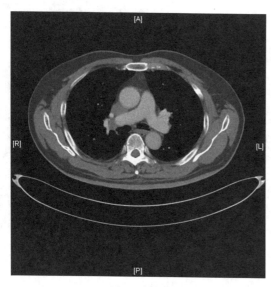

图 3-38　肺动脉血栓形成

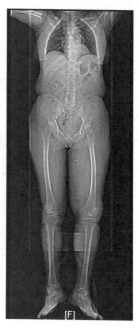

图 3-39　下肢深静脉到肺动脉血管造影定位像

（3）扫描参数

直接法 1：经双侧足背直接注射 15%~25% 比对剂混合溶液 150~180ml，对比剂总用量按 170~230mgI/kg 计算，扫描方向从踝关节至肺动脉，包含肺动脉，管电压 100~120kV、管电流 100~250mA，延迟 10~20s 后启动扫描，总扫描时间 25~35s。

直接法 2：经双侧足背直接注射对比剂，对比剂注射分为两部分组成，前部分注射对比剂原液，后部分注射对比剂混合液，总量按 180~260mgI/kg，采用智能追踪扫描，扫描追踪层面设置在肺动脉层面，阈值 80HU，达到阈值后最短时间启动扫描，扫描方向从肺动脉至踝关节扫描，管电压 100~120kV、管电流 100~320mA，总扫描时间：15~20s，该扫描方法使肺动脉成像显示效果更优。

5. 图像后处理及质量控制 容积扫描获取的薄层横轴位原始图像，其算法为血管算法。将获取的数据图像传到后处理工作站，进行处理，处理方法有：多平面重建（MPR）（图 3-40）和曲面重建（CPR），最大密度投影（MIP）（图 3-41），最小密度投影（MinIP）和容积再现（VR）（图 3-42）等。其中 VR 用于直观的了解血管的立体形态。MPR、CPR 和 MIP 则用于了解血管壁、血管腔的情况以及与邻近血管组织的关系。

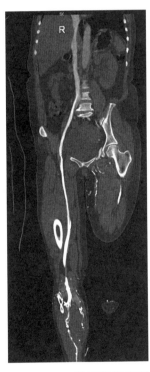

图 3-40 下肢深静脉至肺动脉成像 MPR 图
左侧髂静脉、股静脉血栓形成及侧支循环建立

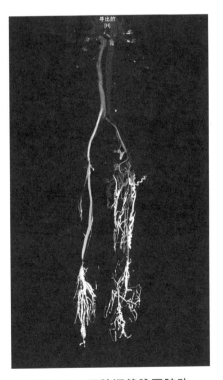

图 3-41 下肢深静脉至肺动脉成像 MIP 图
左侧髂静脉、股静脉血栓形成及侧支循环建立

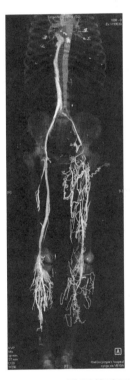

图 3-42 下肢深静脉至肺动脉成像 VR 图（见文末彩插）
左侧髂静脉、股静脉血栓形成及侧支循环建立

第九节　多平面重组技术

一、CT 多平面重组的概念

对 CT 原始数据和图像数据进行相关操作的技术称为后处理技术。后处理技术中有图像重建和图像重组的概念。在 CT 文献中,这两个概念比较容易混淆。一般来说,"重建"是指对原始数据进行操作产生含像素图像的过程,对应英文为"reconstruction"。当由重建产生的图像数据被重新计算成不同平面的图像或三维图像时,一般使用"重组"一词,对应英文为"reformation"。重组包括多平面重组、曲面重组、三维重组等。

CT 扫描中,直接扫描平面主要是解剖的横断位,只有头部和四肢等少量部位可以直接进行冠状位扫描。然而许多结构(例如阑尾)的横断位并不是最优观察断面,在这些情况下进行图像重组是一种非常有价值的后处理技术。

多平面重组是将一组连续横断面图像的数据通过插值等方法生成三维体数据,在三维体数据上基础上进行二次切片处理,使之生成其他断面、斜面或者曲面二维图像的方法。多平面重组图像本质上是二维的,与三维重组图像不同,二维图像显示还是原始的 CT 衰减值。多平面重组可以产生横断、冠状、矢状、斜位或者曲面的图像。曲面重组(curved planar reformat,CPR)是 MPR 的一种特殊形式。

二、CT 多平面重组的操作方法

MPR 是从 CT 产生的薄层、连续的断面图像中重新产生新的横断、冠状、矢状和斜面等图像。MRP 和 CPR 具体操作步骤如下:

第一步:用于 MPR 重组的 CT 图像及数量选择必须是一个相同的扫描方向和角度,也就是必须在同一次扫描定位像内的图像,通常是一个序列图像。

第二步:选取一个 MPR 重组的参照图像。这一步通常是根据诊断的需要,选取一组图像的中间层面、感兴趣部位或某个器官的中间层面。

第三步:以参照图像为基础,根据解剖部位特点,参考重建规范,找出各冠状位、矢状位或其他方位重组图像的解剖基线。

第四步:对调好基线的切片选择层厚、层间隔和层面方向进行批处理保存和打印图像。

曲面重组(CPR):在 MPR 的基础上,以一幅合适的横断、冠状或者其他断面图像为参考图像,通过交互设定,沿着感兴趣区画一条显示结构的重组线,然后沿重组线进行重组,获得曲面重组图像(图 3-43、图 3-44)。

三、CT 多平面重组的应用

1. MPR 能多方位、多角度地显示解剖结构及形态,尤其是解剖结构复杂部位的病变,如中耳乳突、喉部、枢椎齿状突等部位。MPR 图像为临床医师提供了更为全面、直观的图像,对手术方式以及病变的测量选择起着重要的指导作用。

2. MPR 对体内异物的三维定位有很大帮助,如眼眶内异物的观察。MPR 在观察异物的形态、测量其大小和定位方面准确直观。

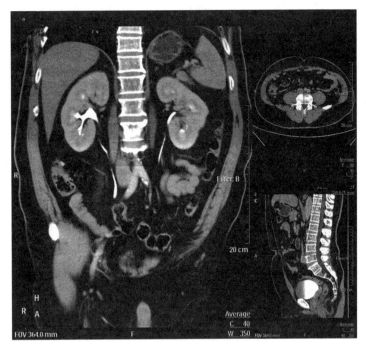

图 3-43　MPR 图像

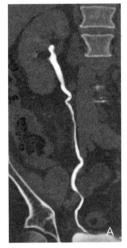
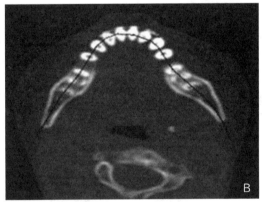
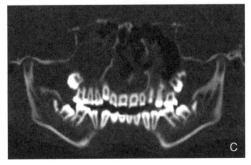

图 3-44　曲面重组图像
A. 输尿管 CPR；B. 牙齿 CPR；C. 牙齿 CPR

3. 曲面重建(CPR)是沿着管状器官(如血管、输尿管等)的中心线上重建出的图像,是 MPR 的一种特殊形式。曲面重组可将迂曲的血管、有生理弯曲的脊柱、输尿管、牙齿等结构伸展拉直展示在同一平面上,在单张图像上完整显示,有利于整体观察病变。

4. MPR 可以用于鉴别发生于解剖交界部位的病变。如膈区、肝肾等脏器交界部位的占位性病变可以通过冠状位和矢状位等位置来观察该病变来源。

四、CT 多平面重组的注意事项

1. 在多平面重组时,对参与图像重组的所有源图像需要相同的 DFOV,图像中心(即 x,y 坐标相同)以及机架倾斜角度,并且各图像之间必须是连续的。MPR 图像质量受多种因素的影响,包括螺距、扫描层厚、重建算法和重叠率等。因此扫描技术参数的选择尤为重要,原则上应尽量采用薄层、窄重建间隔及小螺距(图 3-45)。对于结构复杂尤其是微小病变,尽量采用薄层甚至是超薄层轴位扫描。扫描螺距越小,源图像扫描层厚越薄,重叠率越大,重组出的图像质量就越高。重建算法对冠状和矢状等其他位置也有很大影响。同时,如果源图像中有少部分图像有运动伪影,则重组出来的图像会扭曲变形。

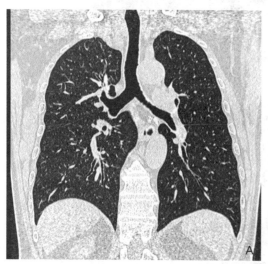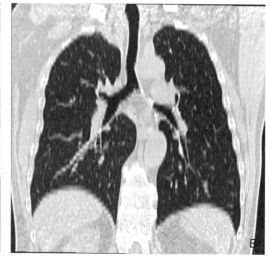

图 3-45　不同层厚对 MPR 图像质量影响
A. 0.9mm 层厚 MPR;B. 5mm 层厚 MPR

2. 曲面重建(CPR)是沿着管状器官(如血管、输尿管等)的中心线重建的图像,可在一个指定参照平面上,由操作者沿感兴趣器官划一条曲线,并沿该曲线作三维曲面图像重组,从而获得曲面重组的图像。该方法可使弯曲器官拉直、展开,显示在一个平面上,使观察者能够看到某个器官的全貌。但曲面重组对于所划曲线的准确与否依赖性很大,有时会造成人为的伪像;同时由于存在变形操作,曲面重组图像不能真实反映被显示器官的空间位置和关系。

第十节 三维重建技术

一、CT三维重建的概念

CT三维重建是运用计算机图像处理方法对采集的二维CT扫描数据进行加工和处理，生成三维结构图像，增强对解剖和病变的观察的一种技术。

相对于多平面重组，三维重组是通过特殊的软件计算出的另一类重组方法。和二维重组图像不一样，三维重建用一个图像来表示整个扫描数据，去掉了原始的CT值信息。例如，表面容积再现（SSD）技术只包含来自对象表面的信息。

因此，针对不同的目的和要求，三维图像显示发展了多种不同的显示方法，为CT的影像诊断提供了多个手段和途径。

二、CT三维重建的方法与应用

1. 表面阴影显示法（shaded surface display，SSD），又称表面绘制（surface rendering，SR），"rendering"也经常被翻译为"渲染""重建"等。它类似于拍摄解剖结构表面的照片，为三维重建图像的反射式显示。

SSD法可逼真地显示骨骼系统及增强血管的空间解剖结构，能获得仿生学效果，对于体积、距离和角度的准确测量，可实施三维图像操作（例如模拟手术）。如图3-46。由于SSD法是采用阈值法成像，图像显示准确性受图像处理中分割参数（阈值）的影响较明显，如选择过低的阈值可增加图像的噪声，使靶器官的显示受到影响，如阈值选得太高，又会造成细小管腔的假性狭窄征象。即使阈值合适，在有狭窄的部位，部分容积效应还会进一步降低狭窄段的CT值，使得三维图像上的狭窄率容易被夸大。为了减少部分容积效应，在采集图像时我们要尽可能使用薄层。在后处理阶段，为了减少部分容积效应带来的负面影响，要仔细调节参数如阈值、阻光度、窗宽窗位等。SSD的主要缺点是结果图像不能显示物体内部结构，也不提供物体的密度信息，因此不能区分血管壁上的钙化和对比剂。

2. 容积再现三维成像（volume rendering，VR） 表面绘制可有效绘制三维物体的表面信息，但缺乏解剖内部信息的表达。而容积再现三维成像（VR）是将选取的层面容积数据的所有体素为单元，并通过计算机的重组直接生成三维物体的影像，也称直接体绘制，能够表达对象的内部信息。VR显示三维图像结构是半透明的。它已成为备受青睐的三维成像技术，在各种类型的CT检查中有着广泛应用。

与其他3D方法一样，VR显示是通过沿着数据集到观察者眼睛的投影线收集和操作数据来构建的。VR显示的是投影线上每个体素的贡献总和。每个体素被分配一个与CT值相对应的阻光度，投影线上所有体素共同决定了最后阻光度。其他每条投影线上的体素重复该过程，每条投影线生成VR图像中的一个像素。与SR技术不同，在VR中没有任何信息丢失，每个像素都对最终图像有贡献，而SSD显示只利用大约10%的数据。

VR图像中的像素可以赋予不同的颜色、亮度和阻光度。例如，正常的软组织显示透明，含对比剂的血管为半透明、骨结构则显示为不透明（图3-46）。在许多情况下，我们经常使用颜色强度的变化表征像素的显示，以产生和实际解剖结构类似的效果。

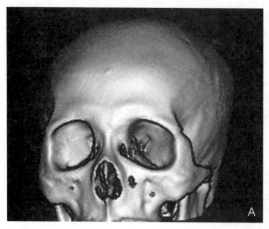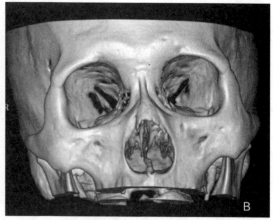

图 3-46　SSD 显示和 VR 显示（见文末彩插）

A. SSD；B. VR

　　VR 具有高度的交互性。用户可以通过改变变量，如颜色标尺、采用的光源模型、不透明度值和窗设置来改变 VR 的外观。可以从任何角度旋转和查看图像。通过改变阻光度、窗宽窗位，可以使解剖结构显示或隐藏。同时允许用户根据它们的衰减特性快速调整解剖结构的显示。例如，调整窗口调节通常可以去除 VR 显示中的软组织，这样就可以看到增强的血管结构。

　　3. 投影法　所谓投影法，即在一定的投影角度下，将所需观察的区域以平行投射方式至对应的投影平面。在投影过程中，任意投影线经过的所有像素点值，均通过统计计算方式获取一个投影值，该投影值就是投影线在投影平面上投影点的数值。

　　投影有多种方法，根据在同一投影线上全部像素点采用的统计计算方法不同，可以分为最大密度投影法（maximum intensity projection，MIP）、最小密度投影法（minimum intensity projection，MinIP）、平均密度投影法（average intensity projection，AIP）等。

　　在医学成像方法中应用投影法时，根据临床需求和解剖特点，正确选择投影方法。

　　（1）最大密度投影：最大密度投影法采用的投影计算是取最大值，其本质就是取投影线上全部像素 CT 值的最大值作为图像的像素值。MIP 对于高 CT 值的组织，比如骨、增强后的血管、钙化等，显示效果较好，在临床上广泛应用于具有相对高密度的组织和结构（图 3-47）。对于 CT 值相对较低的组织，则显示效果较差（图 3-48）。MIP 的显示，可通过选择不同的投影角度，对组织结构进行多方位观察，但其投影方向前后组织影像的重叠会导致空间关系不明确，高 CT 值组织遮挡低 CT 值组织等问题，对组织结构的整体观察仍有一定的局限性。

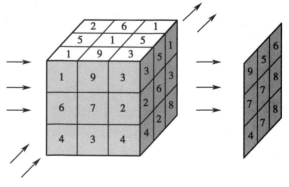

图 3-47　最大密度投影原理图

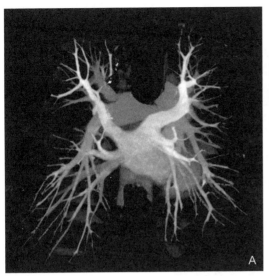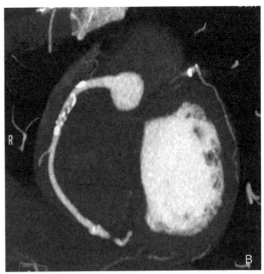

图 3-48　MIP 血管重建
A. 肺动脉 CTA 图；B. 冠状动脉 CTA 图

　　(2) 最小密度投影：最小密度投影（MinIP）和最大密度投影（MIP）正好相反，是以投影线经过的最小密度(强度)体素值进行投影成像。最小密度投影常用于观察 CT 值较低的组织，如气管，可通过最小密度投影的方式来观察气管和低密度的肺组织(图 3-49)。MinIP 层厚选择与成像质量关系最大，一般层厚选择与需显示气道的内径相近。

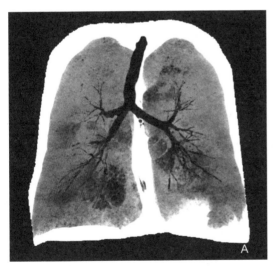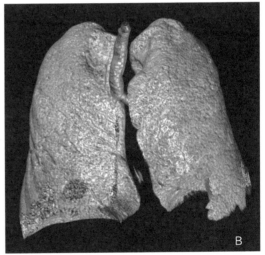

图 3-49　最小密度投影和 VR 显示（见文末彩插）
A. 最小密度投影；B. VR

　　(3) 平均密度投影：平均密度投影法投影运算是取投影线上全部像素点 CT 值的平均值。该方法在投影类处理中使用较少。但这三种投影方法在做 MPR 处理时，MPR 切片的图像显示方式同样也是应用到以上集中投影方法的处理结构，最常用的就是平均密度法。

三、CT 三维重建的适应证

三维重建广泛应用于全身各部位，如血管、泌尿系、骨骼等（图 3-50）。各处理方法有其优缺点，具体应用如表 3-6 所示。

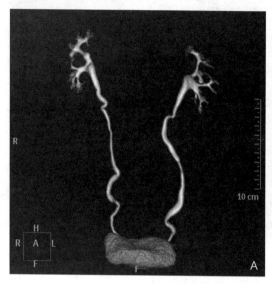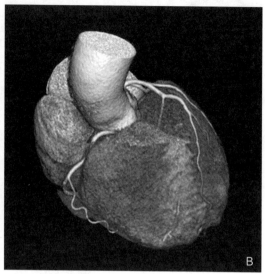

图 3-50　三维重建应用（见文末彩插）
A. 输尿管三维重建；B. 冠脉三维重建

表 3-6　图像后处理技术优缺点的比较

方法	最佳使用范围	优点	缺点
多平面重组（MPR）	全身各部位日常应用	易于学习和掌握。几乎可用于 CT 检查的各个部位。是横断面图像以外常用的 CT 图像显示方法	不如三维重组直观
最大密度投影（MIP）	全身血管系统	简便、快速显示全身血管系统的一种技术。与 MIP 层块（MIP slab）结合使用，可根据临床要求，可多可少地显示所需观察的解剖结构	图像上的高密度组织结构（如骨组织）可影响血管的显示效果。血管壁钙化的显示亦受血管内对比剂的影响
曲面重组（CPR）	弯曲和钙化的血管以及用于胰腺、胆管、泌尿系、脊柱、下颌骨等	显示钙化或弯曲血管的腔内狭窄，或显示血管内支架的最佳方法	若无专用处理软件，纯人工操作较费时、费力
表面阴影显示（SSD）	整形外科	立体感较强，接近仿生学效果	不能显示物体内部结构，受处理阈值的影响较大，易造成假象

续表

方法	最佳使用范围	优点	缺点
容积再现(VR)	使用广泛,可用于各种检查	最有用和有效的3D成像方法,结合有效的分割技术,可广泛用于血管和非血管性疾病	对钙化不敏感。熟练程度与操作经验有关
仿真内镜(CTVE)	结肠、气道、血管和其他中空器官	可进入和观察到血管或中空器官的内部,并观察内部表面的情况	只能针对某些检查,且处理耗时

1. **头颈部** 头颈部解剖结构较复杂,颌面部及颅底骨结构以不规则形扁骨为主,CT三维成像较其他影像检查更完整,逼真地显示其立体空间解剖结构,临床应用较早,范围较广泛。SSD方法能从任意角度、方向显示头颅骨性结构,并可以进行各结构距离和角度的精确测量。VR方法可以逐层清楚地显示头颈部皮肤、软组织和肌肉、血管及骨结构,能够逼真显示眼部、鼻部、喉部及内耳听小骨等立体结构、颜面部轮廓及表情。CTA三维成像对于颅内较大血管(例如Willis环)及两侧颈部大血管(例如颈动脉)显示良好。同时CT二维及多平面重组(MPR)图像仍是目前诊断头面部外伤的最佳方法。进行MPR重组的CT图像,能较好显示不同走向骨折线。三维重建对于颌面部复合型、粉碎形骨折大小、数目、移位程度、骨折并发症及与周围结构的关系应用价值很高。对于血管性病变,CTA三维成像可较好显示颅内Willis环的动脉瘤、动静脉畸形(一般可发现直径3mm以上的动脉瘤)以及颈动脉和椎动脉变异、狭窄、阻塞。MIP和SSD是三维CTA最常用成像方法,MIP成像可获得类似常规血管造影的效果,并能观察血管腔或壁的钙化。SSD成像可显示动脉瘤、异常血管空间解剖结构及其与周围重要解剖结构立体位置关系,两者结合可为临床手术或介入治疗方案制订提供更多有用信息。

2. **胸部** 三维CT气道重建(包括SSD、MinIP、MPR、VR、VB等)可良好显示气管、支气管的狭窄及管壁异常征象。胸壁肿瘤病变,三维CT重建有助于更好了解病灶的立体形态、大小及其与周围组织的关系,特别是显示相邻骨组织轻微破坏较好,对手术制订、术后评估较有价值。肺动脉CTA对肺动脉栓塞诊断非常有价值,三维成像并不能提供比薄层横断面成像更多的诊断信息,但可以帮助临床医生直观了解病变位置及其与相邻结构的空间解剖关系。对于胸部外伤来说,VR重组对肋骨进行三维重建,有助于对肋骨骨折定位和整体观察。

3. **腹部** 腹部三维重建主要应用在CT虚拟结肠镜和腹部血管造影。

4. **其他部位** CT三维成像适合于解剖结构复杂的各部位骨折和脱位的显示。目前常用于脊柱及四肢大关节(例如胸锁关节、肩关节、股关节、膝关节、腕关节、踝关节)、骨盆外伤的检查。三维成像可良好显示骨折全貌。三维成像除补充提供较常规平片和CT更多的诊断信息外,还可帮助临床医生了解创伤的形成机理,选择最佳手术方案和进行术后评估,并可在计算机上进行模拟手术操作。

第十一节　虚拟内镜技术

一、CT 虚拟内镜的概念

虚拟内镜是采用虚拟现实技术,从采集的容积数据重建出类似于传统光学内镜看到的空腔器官的内窥效果,并允许操作者和观察窗口进行交互。它是一种新兴的医学诊断方法,涉及计算机图形学、图像处理、计算机视觉、虚拟现实等多种技术。CT 虚拟内镜是一种通过 CT 图像产生的虚拟内镜。

相对于传统内镜,虚拟内镜作为一种无创的检查,可以避免受检者接受侵入式真实内镜检查的痛苦,虚拟内镜还可以通过 CT 断面图像观察管腔外的解剖结构,克服了普通内镜的视野局限性。对于空腔器官,如结肠、胃、支气管、喉、气管、副鼻窦、血管、胆管、膀胱、输尿管和关节等部位,该技术得到了广泛应用,分别命名为 CT 虚拟结肠镜、CT 虚拟支气管镜等。目前最有应用前景的是用于结肠病变的 CT 虚拟结肠镜。图 3-51 显示了仿真内镜用于观察结肠的效果。

二、CT 虚拟内镜的技术方法

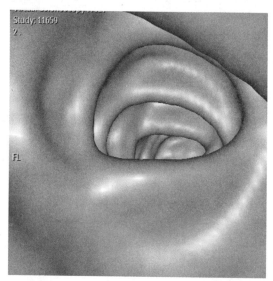

图 3-51　CT 虚拟结肠镜(见文末彩插)

1. 病人的准备和扫描重建参数　在人体空腔脏器中,结肠最适宜做 CTVE,其方法也日趋成熟。通常病人在检查前需作彻底的清肠,完全排便后 2h 作 CT 扫描检查。检查前静脉注射肌肉松弛剂使肠腔扩张,从肛门注入空气 1 000ml,病人取仰卧位开始扫描。扫描时嘱病人屏气。单层 CT 层厚以 3~5mm 为宜,螺距 1~2,重建间隔 1~2mm,多排螺旋 CT 扫描层厚可以更薄到 1mm,扫描时间进一步缩短,也可以静脉注射对比剂进行增强扫描,大多数学者认为应同时行仰卧位和俯卧位或其他体位扫描可以提高检查的准确性。

2. CTVE 成像的技术要点　虚拟内镜从扫描到虚拟显示实现有四个步骤,它们是数据采集、图像预处理、三维再现和 VE 显示、分析。

图像预处理主要是为 VE 显示服务,预处理的内容有噪声滤过算法、图像分割处理、确定管腔行进路线及其他一些图像处理的手段,如"种子生长"(cropping)和"切割"(cutting)等。图像分割处理在 VE 显示中是一个重要的步骤,可半自动或全自动操作。在半自动操作模式中,操作者须借助窗的设置来选择图像中需要留下的内容和去除的内容,留下来的部分被用作三维容积再现成像处理,如支气管 VE 成像,只留下肺和气管,其他结构如纵隔、骨等都被去除。

在 CTVE 成像中,目前使用的有表面再现和容积再现两种三维再现方法。根据使用经验,表面再现法的成像效果不及容积再现法,主要问题是表面再现法有部分容积效应,会影响三维图像的显示效果。容积再现的显示效果较好,部分容积效应较少,能够比较真实地再现体内的组织结构和病灶情况。

导航　自动导航技术需要计算出结肠管腔内漫游路径的中线。

自动检测息肉　目前计算机辅助检测息肉技术很大程度是依据息肉形态的分析,但目前高敏感性是建立在假阳性率高的代价上的。

由于图像的显示特性以及临床分析方面的需要,VE 的显示和分析一般都需要专用的图像处理工作站。通常,工作站的图像显示有一些工具如:二维图像显示(横断面显示模式)、三维再现图像"飞行"显示(CTVE 模式)、采用自动飞行程序的三维导航模式、借助计算机,确定某些疾病的情况(图 3-52)。

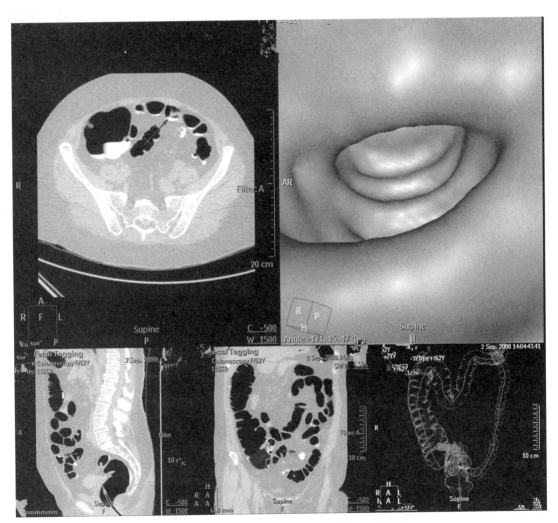

图 3-52　CT 虚拟结肠镜处理界面(见文末彩插)

三、CT 虚拟内镜适应证及应用

目前,有关虚拟内镜的应用主要集中在那些具有空腔的、低密度器官上,如结肠、胃、支气管树、喉和气管、鼻窦、胆管、尿路和大关节内耳等部位。也可能是充满对比剂而具有高密度值的组织器官,如 CTA 中血管管腔显示。CT 气管镜可用于协同内镜和 CT 对病变的观察,如观察气管异物等则可以为临床提供直观的类气管镜图像(图 3-53)。

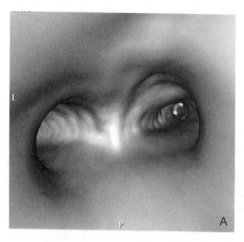
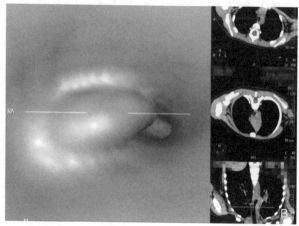

图 3-53 气管虚拟内镜图像(见文末彩插)
A. 正常气管虚拟内镜图像;B. 主气管异物(黄豆)虚拟内镜观察

喉部 CTVE 的显示因病人吞咽等原因,容易造成运动伪影,同时黏膜表面信息的缺乏限制了 CTVE 的应用价值。

鼻窦 CTVE,由于鼻窦扫描组织相对固定,采集图像质量比较好。鼻窦 VE 与术中内镜检查被证实具有良好的相关性,且其视野比鼻镜的视野更大,显示鼻甲和鼻孔细节更多。非侵入性的鼻窦 VE 已成为外科教学和制订鼻窦手术的重要组成部分。

内耳 CTVE 主要用于模拟中耳的腔内观察,获得鼓室壁和听小骨链 3D 透视图,对颞骨手术有指导意义。

对主动脉 CT 血管造影的研究发现,CTVE 并未提供更多的关于主动脉夹层等信息,应用价值受限。

虚拟内镜还被应用与教育和训练系统上。内镜检查解剖学图像和断层图像存在很大差异,对于无经验的操作者来说,虚拟内镜应用于教学训练能使操作者熟悉内镜的解剖学显示方式。

四、CT 虚拟内镜的注意事项

在对腹部进行 CT 虚拟内镜成像时,需要采用快的扫描方式,如螺旋扫描以加快扫描速度,减少病人憋气时间,减少由此带来的运动伪影。

比起传统的光纤内镜的侵入性检查,仿真内镜检查具有无创性,病人痛苦小,观察角度不受限制,能从狭窄或梗阻病变的远端观察,并可以重复多次的特点。但仿真内镜不能观察病灶的颜色,对扁平病灶不敏感,由采样和绘制以及一些人为操作因素所带来的伪影也是不可避免的,实际应用中必须注意因此产生的 CTVE 与真实情况的差异。

同时 CTVE 可采用表面再现法,通过设定不同的阈值调整内腔的等值面,使用不同的表面平滑程度来绘制腔体内腔表面的形态。这种方式的常见问题是无法显示不同密度的组织,各种组织或被视为一体,或有部分无法显示,且无颜色变化,对比不明显。

(郭森林 张宗锐 徐同江 李 勍 康天良 陈险峰
王红光 马小静 杨 俊 梁其洲 陈 晶 张 武)

第四章 磁共振血管成像技术

磁共振血管成像（magnetic resonance angiography，MRA）已经成为 MR 检查的常规技术之一，与 CTA、DSA 相比具有无创、简便、费用低、一般无需对比剂等优点。与其他血管成像手段不同的是，MRA 技术不但提供血管的形态信息，还可提供血流的方向、流速、流量等定量信息。本章将重点介绍 MRA 技术。

第一节 血流动力学基础

一、流体基本概念

物质通常有三种存在状态，即固态、液态和气态。属于这三种状态的物质分别称为固体、液体和气体。流体是气体和液体的总称。流体同固体相比较，分子间引力较小，分子运动较强烈，分子排列松散，这就决定了液体和气体具有相同的特性，即不能保持一定的形状，而且有很大的流动性。因流体不能保持一定的形状，所以它只能抵抗压力不能抵抗拉力和切力。在物理性质上，流体具有受到任何微小剪切力都能产生连续的变形的特性，即流体的流动性。

二、流体的性质和分类

（一）易流动性（易变形性）

固体在弹性范围内，剪切应力与剪切变形成正比，去掉力就会恢复原状。而流体中的剪切应力与剪切变形速度成正比。即使无限小的剪切应力，变形也会不断地无限增加。

（二）黏性，理想流体和黏性流体

黏性是液体特有的性质。流体在运动时，其内部会出现抵抗，以阻滞质点之间的相对滑动，产生摩擦阻力。液体这种抗拒变形的性质称为黏性。液体运动时摩擦发生在内部。因此，液体运动的摩擦，又称为内摩擦。摩擦阻力又称为内摩擦力或切力。黏性的带动和阻滞的双重作用是通过一对内摩擦力而实现的。运动快的上层流体对运动慢的下层流体作用沿流向的切力，带动下层流动，传递切向运动。运动慢的下层流体对运动快的上层流体作用反流向的切力，阻滞上层流动，传递阻力。不存在黏性，黏度为零的流体，称为理想流体，也叫无

黏性流体。黏性切应力可以忽略不计。满足牛顿内摩擦定律的流体,称为牛顿流体。

（三）分类

根据是否满足牛顿内摩擦定律,分为牛顿流体和非牛顿流体。非牛顿流体是一大类实际流体的统称。在高分子液体范畴内,可以粗略的把非牛顿流体分为:

纯黏性流体,但流动中黏度会发生变化,如某些涂料、油漆、食品等。

黏弹性流体,大多数高分子熔体、高分子溶液是典型的黏弹性流体,而且是非线性黏弹性流体,一些生物材料,如细胞液、蛋清等也同属此类。

此外还有流动性时间依赖性的流体。如触变性流体、震凝性流体等。

三、血流的常见形式和信号特点

（一）血流的常见形式

MRA 技术大多数是利用血液的流动效应来成像的,虽然有些 MRA 技术不是利用血液流动效应进行成像,但血液流动的特性依然会影响血液信号。因此血流形式将直接影响 MRA 的质量。血液为黏性液体,而且由于血管形态和流向不同,血流可以表现为多种运动形式。

1. **平流** 平流是指血流质点的运动方向都与血管长轴平行,且血管腔内不同位置血流质点的流速是相同的,这只是一种理想化的流动类型,实际上在人体血管中并不存在。

2. **层流** 层流是指血流质点的运动方向都与血管长轴平行,没有非血管轴向的流动,但运动速度存在差别,与血管壁相接触的无限薄的血流层流速为零,越靠近血管壁的血流流速越慢,越靠近血管腔中心的血流速度逐渐递增,血管腔中心的血流速度最快,约为平均流速的 2 倍,这样实际上血流的速度呈抛物线分布。

3. **湍流** 湍流也称涡流,是指除沿着血管长轴方向流动外,血流质点还在其他方向进行迅速不规则的运动,形成大小不一的漩涡(图 4-1)。

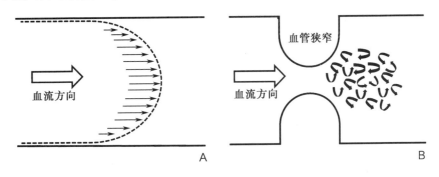

图 4-1 层流和湍流

血管里的血流通常是层流和湍流同时存在或交替出现。血管里的血流是以层流为主还是以湍流为主受很多因素影响:①雷诺数,雷诺数代表惯性力和黏滞度的比率,即 $N_R=\rho DV\eta$,式中 N_R 为雷诺数,ρ 为血液密度,D 为血管直径,V 为血流平均速度,η 为血液黏滞度。$N_R<2\,000$,血流趋于层流;$N_R>3\,000$,血流趋于湍流;N_R 介于 $2\,000\sim3\,000$,则血流的变化比较复杂。从公式可以看出,管径大、血流快、低黏度容易导致湍流的产生。②血管其他因素,如血管狭窄、血管壁粗糙、血管分叉处、血管转弯或迂曲等将导致湍流的发生。

(二) 表现为低信号的血流

血流的信号比较复杂,与周围静止组织相比,血流可表现为高信号、等信号或低信号,取决于血流形式、血流方向、血流速度、脉冲序列及其成像参数等。在很多 MR 序列的图像上,血流常呈现低信号,其原因主要包括以下几个方面:

1. 流空效应　如果血流方向垂直或接近垂直于扫描层面,当施加 90° 脉冲时,层面内血管中的血液和周围静止组织同时被激发。当施加 180° 聚焦脉冲(TE/2)时,层面内静止组织受到激发发生相位重聚而在 TE 时刻产生回波;被 90° 脉冲激发过的血液在 TE/2 时间内已经离开受激发层面,不能接受 180° 脉冲,不产生回波;而此时层面内血管中为 TE/2 时间内新流入的血液,没有经过 90° 脉冲的激发,仅接受 180° 脉冲的激发也不产生回波,因而血管腔内没有MR信号产生而表现为"黑色",这就是流空效应(图4-2)。在一定范围内。TE/2 越长,流空效应越明显。

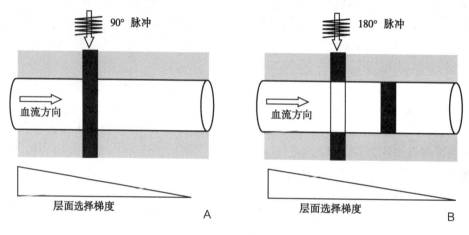

图 4-2　流空效应

2. 扫描层面内质子群位置移动造成的信号衰减　180° 脉冲可以剔除主磁场恒定不均匀造成的质子失相位。尽管在扫描层内流动的血流在 TE/2 时间段内仍在扫描层面内,但与 90° 脉冲相比,质子群在层面的位置发生改变,其所处主磁场环境发生了变化,180° 脉冲不能纠正主磁场不均匀造成的质子群失相位,因此与静止组织相比,流动质子群的信号发生衰减。

3. 层流流速差别造成的失相位　层面内沿着频率编码梯度场的血流将经历磁场强度的变化,如果血管中一个体素内所有质子群的流动速度一样,那么这些质子的进动频率将发生相同的变化,体素内的质子群并不失去相位,但由于层流的存在,一个体素内的质子因处于层流的不同位置其流速将不同,经历梯度场强的变化就不同,进动频率将发生不同的变化,从而造成相位的不同,体素内的质子群将失相位,MR 信号衰减。

4. 层流引起的分子旋转造成的失相位　由于层流的存在,一个体素内的不同位置的质子将具有不同的流速,不同的流速将使水分子发生旋转,相应的质子的相位将发生变化,质子群失相位,MR 信号强度发生衰减。

5. 湍流　湍流的存在使血流出现方向和速度无规律的运动,因而体素内的质子群将失相位,MR信号强度明显衰减。湍流容易发生在血管狭窄处的远侧、血管分叉处、血管转弯处、动脉瘤等部位。

6. **血流的长 T_1 特性**　在某些 TR 和 TE 很短的超快速 T_1WI 序列中,流动对血液的信号影响很小,决定血液信号的主要是其 T_1 值。血液的 T_1 值较长,在 1.5T 场强下约为 1 200ms,因此呈现相对低信号。

(三) 表现为高信号的血流

血流在很多情况下也可表现为高信号,有时高信号特性可以用来成像,有时高信号特性可能成为图像伪影的来源。

1. **流入增强效应**　如果血流垂直于或基本垂直于扫描层面,同时所选用的 TR 比较短,这样层面内静止组织的质子群因没有足够的时间发生充分的纵向弛豫,出现饱和现象,因而信号发生衰减。而对于血流来说,总有未经激发的质子群流入扫描层面,经射频脉冲激发后产生较强的信号,与静止组织相比表现为高信号(图 4-3)。流入增强效应常出现在梯度回波序列,也可出现在自旋回波序列。在二维多层面扫描时,血流上游方向第一层内血流的流入效应最强,信号很高,而血流方向的其他层面内由于血流中饱和的质子群逐渐增多,信号逐渐减弱。

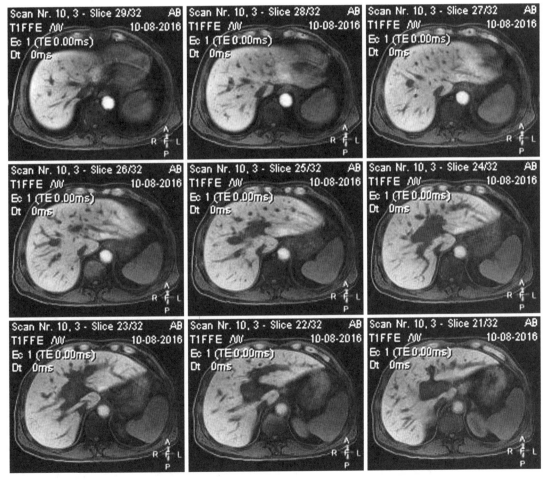

图 4-3　流入增强效应

2. 舒张期假门控现象　动脉血流的速度受心动周期的影响很大,收缩期速度最快,舒张期血流速度逐渐减慢,到舒张中末期血流速度变得很慢。如果利用心电门控技术在舒张中后期激发和采集 MR 信号,这时血液信号受流动影响很少,而主要受血液 T_1 值和 T_2 值的影响,可表现为信号增高甚至呈现高信号。另外,如果 TR 与心动周期刚好吻合(如心率为 60 次/min,TR=1 000ms 或 2 000ms),且激发和采集刚好落在舒张中后期,则血管内的血液可表现为较高信号,这种现象称为舒张期假门控。

3. 偶回波效应　利用 SE 序列进行多回波成像时(如 TE 分别选择在 20ms;40ms;60ms;80ms);则在奇数回波的图像上(TE 为 20ms;60ms)血流的信号表现为低信号,而在偶数回波的图像上(TE 为 40ms;80ms)血流的信号表现为高信号,这种现象称为"偶回波效应"或称"偶回波相位重聚"。众所周知,质子的进动频率及相位与磁场强度有关,在梯度场中质子的位置改变将引起进动频率和相位的变化。如果质子群沿着相位编码方向移动,则偶数次线性变化的梯度磁场可使相位已经离散的质子群又发生相位重聚,因而出现强度较高的血流信号。偶回波效应在肝脏 SE 多回波序列上常常可以看到,如肝静脉和肝内的门静脉分支在第一回波(PD)表现为低信号,在第二回波(T_2WI)上表现为高信号。FSE 由于采用连续的 180° 脉冲产生长短不一的回波链,实际上回波链中有一半回波属于奇数回波,另一半为偶数回波,因此利用 FSE 进行 T_2WI,也会出现偶回波效应,如在肝脏 FSE T_2WI 上,肝静脉或肝内门静脉分支常可表现为高信号。

4. 非常缓慢的血流　在椎旁静脉丛或盆腔静脉丛等血管内的血流非常缓慢,流动造成的失相位或流空效应表现的不明显,那么这些血管内血流的信号与流动本身关系不大,而主要取决于血液的 T_1 值和 T_2 值,由于血液具有较长的 T_2 值,在 T_2WI 表现为高信号。

5. 血流在梯度回波序列上表现为高信号　在 SE 序列中,回波的产生利用层面选择的 180° 脉冲激发,这样只要在 90° 脉冲和 180° 脉冲之间(TE/2)受 90° 脉冲激发过的血流离开了扫描层面,则不能接受 180° 脉冲而产生回波。与 SE 序列不同,梯度回波序列的回波是利用梯度场的切换产生的,而梯度场的切换不需要进行层面选择,因此受小角度激发产生宏观横向磁化矢量的血流尽管离开了扫描层面,但只要不超出有效梯度场和采集线圈的有效范围,还是可以感受梯度场的切换而产生回波,因而不表现为流空而呈现相对高的信号强度(图 4-4)。

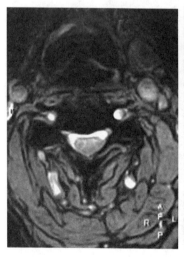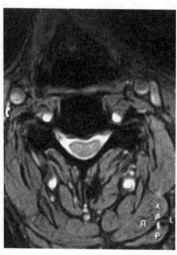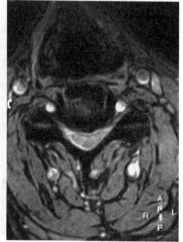

图 4-4　梯度回波序列上血流常呈现高信号

6. 利用超短 TR 和 TE 的 Balance-SSFP 序列血流呈现高信号　近年来推出的 Balance-SSFP 序列,由于采用了超短 TR(<5ms) 和超短 TE(<2ms),即使是较快的动脉血流,流动(包括层流和湍流)对图像的影响也很小。该序列图像上,组织的信号强度取决于 T_2/T_1,因此血液 T_2 较长的特点得以表现出来,无论是动脉血流还是静脉血流都呈现高信号。

7. 利用对比剂可使血液呈现高信号　如果利用一个超短 TR 和超短 TE 的梯度回波 T_1WI 序列,血液的信号受流动影响很小,而主要取决于血液的 T_1 值。由于该序列的 TR 很短,一般的组织因饱和而呈现较低信号。这时利用静脉团注对比剂的方法使血液的 T_1 值明显缩短(明显短于脂肪的 T_1 值),血液即呈现很高信号。

第二节　MRI 中的流动效应及影响因素

MRA 的基本原理是利用血液的流动效应来成像的,即常规 SE 序列(包括 TSE)和 GRE 序列中常见的流空效应(flowing void effect)和流入增强效应(inflow enhancement effect)。加快扫描速度,变快速流空现象为相对慢速增强,利用相位效应增加血流与周围静止组织的对比度,抑制噪声和伪影,即可以获得一幅明亮的断层血管影像,将许多断层血管影像进行叠加压缩,就可以重建成清晰完整的血管影像。MRA 是通过时间飞跃效应、相位效应三维数据采集,以及后处理技术等重建血管影像的。

血流的信号比较复杂,与周围静止组织相比,血流可表现为高信号、等信号或低信号,取决于血流的形式、血流方向、血流速度、脉冲序列及成像参数等。

如果血流方向垂直于或接近垂直于扫描层面,当施加 90° 射频脉冲时,层面血管中的血流和周围静止组织同时被激励,当施加 180° 聚焦脉冲(TE/2)时,层面内静止组织受到激励发生相位重聚而在 TE 时刻产生回波;被 90° 射频脉冲激励过的血液在 TE/2 时间内已经离开受激励层面,不能接受 180° 脉冲,不产生回波;而此时层面内快速流入的新血液没有经过 90° 脉冲的激励,仅接受 180° 脉冲的激励也不产生回波,因此血管腔内没有 MR 信号产生而表现为"黑色",这就是流空效应。在一定范围内,TE/2 越长,流空效应越明显。

如果血流方向垂直于或基本垂直于扫描层面,同时所选的 TR 比较短,这样在扫描层面已部分饱和的血流,其质子群由于能量未完全释放,不能充分接受下一个 90° 脉冲所给予的能量,因而 MR 信号较低,同样层面内周围静止组织的质子群因没有足够的时间发生充分的纵向弛豫,出现饱和现象,不再接受新的脉冲激励,因而信号发生衰减。而对于新流入扫描层面的血流,由于其质子群已经完全弛豫,所以能更充分接受新的 90° 脉冲的激励,并释放出更多的能量而出现较强的信号,与静止组织相比表现为高信号。也就是说,成像区的血液因流入充分弛豫的质子群而形成较强的 MR 信号。把这种超过静止组织并流入有关的信号增强称为流入增强效应。流入增强效应常出现在梯度回波序列,也可以出现在自旋回波序列。

时间飞跃效应(time of flight effect,TOF)是指流动质子在成像过程中,因流入或流出成像层面引起的信号强度改变,包括高速血流的流空效应和低速血流的流入增强效应。相位效应(phase effect,PC)是指血流中的氢质子流过梯度磁场时失去相位一致性,而使信号减弱乃至消失,静止组织中的氢质子相位仍保持一致而使信号较强,于是血流与静止组织之间形成对比。此外,利用预饱和技术可以使流动的血液呈低信号,从而能辨别血管结构。

第三节　相位对比血管造影

一、PC MRA 原理

(一) 原理

相位对比 MRA(phase contrast MRA,PC MRA)是利用流动所致的宏观横向磁化矢量(Mxy)的相位变化来抑制背景、突出血管信号的一种方法。相位编码采用双极梯度场对流动进行编码,即在射频脉冲激发后,于层面选择梯度与读出梯度之间施加两个大小和持续时间完全相同,但方向相反的梯度场。对于静止组织的质子群,两个梯度场的作用刚好完全抵消,第一个梯度场造成的 Mxy 的相位变化被第二个梯度场完全纠正,这样到 TE 时刻静止组织的 Mxy 相位变化等于零。而流动质子群由于在两次施加梯度场时位置发生了改变,因此不可能经历两次强度和持续时间相同但方向相反的梯度场,第一个梯度场造成的 Mxy 的相位变化不可能被第二个梯度场完全纠正,到 TE 时刻流动质子群的 Mxy 相位变化得到保留,因此与静止组织存在相位差别,利用这个差别即形成相位对比(图 4-5)。

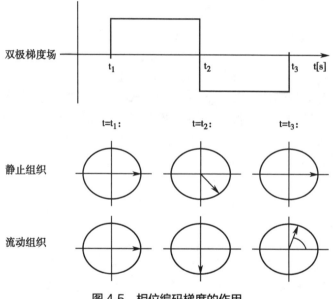

图 4-5　相位编码梯度的作用

施加双极梯度场期间,流动质子群积聚的相位变化与其流速有关,流动越快则相位变化越明显,利用获得相位差异来显示血管影像,即得到 PC MRA 图像。反之通过对流速编码梯度场的调整来观察流动质子的相位变化则可能检测出流动质子的流动方向、流速和流量。

PC MRA 能够反映最大的相位变化是 180°,如果超过 180° 将被误认为是相位的反向变化,从而造成反向血流的假象。如某血管内血液流速为 50cm/s,如果选择的流速编码也为 50cm/s,则其流动质子的相位变化正好 180°,得到的信号最强。如果选择的流速编码为 40cm/s,则流动质子的相位变化超过 180°,血流将被误认为是反向而呈现低信号。但如果流速编码明显小于实际流速,则流体质子群的相位变化很小,与静止组织间的相位对比很差。因此 PC MRA 的关键在于流速编码(velocity encoding, Venc)的设置。对于快速的血流我们常选择较大的速度编码值,如 Venc 为 80~200cm/s,对于中等速度的血流 Venc 常选择40~80cm/s;而对于慢速的血流 Venc 常选择较小的值,约 10cm/s。

需要指出的是,只有沿流速编码方向的流动质子才会产生相位变化。如果血管垂直于编码方向,它在 PC MRA 上会看不到。操作者可沿任意方向选择编码梯度,例如层面选择方向、频率编码方向,相位编码方向或所有 3 个方向。当在每个方向都有流动时,需沿 3 个方向施加流动编码梯度进行采集,这样扫描时间就是一个方向时的 3 倍。

PC MRA 一般需要 3 个基本步骤,即:成像信息的采集、减影和图像的显示。其中成像信息的采集包括参照物、前后方向施加流速编码后、左右方向施加流速编码后及上下方向施加速编码后等四组。在获得参照物成像信息和三个方向的流速编码成像信息后,通过减影去除背景静止组织,仅留下血流造成的相位变化信息,通过重建即可获得 PC MRA 图像。

(二) 特点

PC MRA 是以流速为编码,以相位变化作为图像对比的特殊成像技术,具有以下特点:①图像可分为幅度图像和相位图像。②幅度图像的信号强度仅与流速有关,不具有血流方向信息,血流越快,信号越高,但不能提供流速的定量值。③相位图像也称流动图像,有的文献中也称之为速度图像,其血流的信号强度不仅与流速有关,并可提供流速的定量信息,同时还具有血流方向信息,正向血流表现为高信号,流速越大信号越强;反向血流表现为低信号,流速越大信号越低;静止组织的表现为中等信号。④采用减影技术后,背景静止组织由于没有相位变化,其信号几乎完全剔除。⑤由于血流的相位变化只能反映在流速编码梯度场方向上,为了反映血管内血流的真实情况,则需要在层面方向、相位编码方向和频率编码方向都施加流速编码梯度场。常规的 PC MRA 为幅度图像,可以显示血流信号,从而显示血管结构。相位图像主要用作血流方向、流速和流量的定量分析。

与 TOF MRA 相比,PC MRA 的优点在于:①背景组织抑制好,有助于小血管的显示;②有利于慢血流的显示,适用于静脉的检查;③有利于血管狭窄和动脉瘤的显示;④可进行血流的定量分析。

PC MRA 也存在一些缺点:①成像时间比相应 TOF MRA 长;②图像处理相对比较复杂;③需要事先确定编码流速,编码流速过小容易出现反向血流的假象;编码流速过大,则血流的相位变化太小,信号明显减弱。

二、PCA 的方法及过程

常用的 PC MRA 方法主要包括 2D PC MRA、3D PC MRA 和电影(Cine)PC MRA 等几种类型。

1. 2D PC MRA　采用层面选择梯度即二维成像方式,依次对体积内的单个厚层或层块(slab)进行逐个成像。优点:扫描时间短,信号强度直接与血流速度有关。缺点:仅提供二维血管影像,不能进行血管结构多视角的观察。

2. 3D PC MRA　以相位编码梯度取代层面选择梯度,即三维采集方式,可用非常小的体素进行采集,图像有较高的空间分辨力。优点:对快速血流和慢速血流均敏感,有利于慢血流的显示,适用于静脉的检查,血管周围静止组织信号的抑制效果好,有利于小血管的显示,经 MIP 重建的血管像可从多视角进行观察,大容积成像时血管显示仍清楚,进行增强扫描时动、静脉结构显示更清楚,可以产生相位图。缺点:扫描时间较长,流速值影响血管的显示。

3. 电影(Cine)PC MRA 属于 2DPC 法,针对感兴趣位置采用单一层面进行连续扫描,它产生的血管图像一般不形成其他不同方向的投影。电影 PC 法主要用于定量评价搏动或各种病理条件下的血液流动状态。由于图像是在心动周期的不同时刻获得,常需要心电或脉搏门控。

三、相位对比序列应用

PC 法 MRA 在临床上的应用相对较少,主要用于:①静脉病变的检查;②心脏及大血管的血流分析;③脑脊液流速的分析。

2D PC MRA 可显示血管狭窄、颅内动静脉畸形和动脉瘤、可进行血流方向和流速定量分析、可用于评估门静脉和肝静脉状态。3D PC MRA 可用于评估血管狭窄、颅内动静脉畸形、动脉瘤、显示颅内静脉畸形和静脉闭塞;进行全脑大容积血管成像;评估外伤后颅内血管损伤;还可以用于显示肾动脉。

与 TOF MRA 相比各有优缺点,TOF 更多用于动脉病变的检查,PC 多用于静脉病变的检查以及心血管的血流分析。

第四节 时间飞跃磁共振血管造影

一、TOF MRA 原理

时间飞跃法(time of flight,TOF)是临床上应用最广泛的 MRA 方法,该技术基于血流的流入增强效应。该技术一般采用 TR 较短的快速扰相 GRE T_1WI 序列进行采集,成像容积或层面内的静止组织被反复激发而处于饱和状态。磁化矢量很小,从而抑制了静止的背景组织;而成像容积之外的血液没有受到射频脉冲的饱和,当血液流入成像容积或层面时就具有较高的信号,与静止组织之间形成较好的对比。

二、TOF MRA 常用形式及特点

TOF MRA 技术可以分为二维 TOF MRA、三维 TOF MRA,他们各有优缺点。

(一)二维 TOF MRA

二维 TOF MRA 是指利用 TOF 技术进行连续的薄层采集(层厚一般为 2~3mm)所成像的层面是一层一层地分别受到射频脉冲激发的,采集完一个层面后,再采集下一个相邻的层面,然后对原始图像进行后处理重建。二维 TOF MRA 一般采用扰相 GRE T_1WI 序列,在 1.5T 的扫描机中,TR 一般为 20~30ms,选择最短的 TE 以减少流动失相位,选择角度较大的射频脉冲(一般为 40°~60°)以抑制背景组织的信号。

二维 TOF MRA 具有以下优点:①由于采用较短的 TR 和较大的反转角,因此背景组织信号抑制较好;②由于是单层采集,层面内血流的饱和现象较轻,有利于静脉慢血流的显示;③扫描速度较快,单层图像 TA 一般为 1~5s。

二维 TOF MRA 也存在一定的缺点:①由于层面方向空间分辨力相对较低,体素较大,

流动失相位较明显,特别是受湍流的影响较大,容易出现相应的假象;②后处理重建的效果不如三维成像;③容易因原始图像变形引起的层间配准错误而出现血管影扭曲。

提高二维 TOF MRA 质量的方法常有:①在时间和信噪比允许的情况下尽量采用较薄的层厚;②尽量保持扫描层面与血流方向垂直;③尽量把该技术用于走向比较直的血管;④为消除或减少搏动伪影,可采用心电门控或指脉门控技术。

(二)三维 TOF MRA

与二维 TOF MRA 不同,三维 TOF MRA 不是针对单个层面而是整个容积进行激发和采集。三维 TOF MRA 一般也采用扰相 GRE 序列,在 1.5T 的扫描机中,TR 一般为 25~45ms,TE 一般选择为 6.9ms(相当于反相位图像,以尽量减少脂肪的信号),激发角度一般为 25°~35°。

与二维 TOF MRA 相比,三维 TOF MRA 具有以下优点:①空间分辨力更高,特别是层面方向,由于采用三维采集技术,原始图像的层厚可以小于1mm;②由于体素较小,流动失相位相对较轻,受湍流的影响相对较小;③图像的信噪比明显优于相应矩阵和层厚的二维 TOF MRA;④后处理重建的图像质量较好。

三维 TOF MRA 的缺点包括:①容积内血流的饱和较为明显,不利于慢血流的显示;②为了减轻血流的饱和效应需要缩小激发角度,背景组织的抑制效果不及二维 TOF MRA;③扫描时间相对较长。

在三维 TOF MRA 采集时,为了更好抑制背景组织的信号,还可采用磁化转移(magnatic transfer,MT)技术,但施加 MT 技术后,TR 必须延长,因此采集时间增加。

三维 TOF MRA 的血流饱和现象不容忽视,饱和现象主要有两个方面的影响:①慢血流信号明显减弱;②容积内血流远侧的信号明显减弱,为减少血流饱和,可采用下述策略。

1. **缩小激发角度** 但这势必造成背景组织抑制不佳。

2. **容积采集时采用 TONE 或 RAMP 技术** 在采集容积的血流进入侧信号时采用较小的角度、以减少饱和,随着采集往容积的血流流出端移动。激发角度逐渐增大,以增强血流远侧的信号。这种方法可以均衡血流近侧和远侧的信号,但将造成背景组织抑制的不一致。当采用多层块采集时,可以不用 TONE 技术。

3. **采用重叠多个薄层块采集技术**(multiple overlapped thin slab acquisition,MOTSA) 把成像容积分成数个层块,每个层块厚度减薄,层块内饱和效应减轻。为了使背景较为均匀,且血管连续性更好,一般层块与层块之间需要设置约层块厚度 1/5~1/4 的重叠。

4. **滑动 Ky 隔行**(sliding interleaved Ky,SLINKY)采集技术 该技术是在 MOSTA 技术的基础上发展而来的。SLJNKY 技术沿层面方向(Kz)以连续的方式采集,但在层面内相位编码方向(Ky)以隔行扫描(interleaved)的方式采集。该技术有利于减少血流饱和效应,使整个层块的血流信号强度均一化,去除了血管内信号强度的波动,并有利于显示慢血流和小血管的显示。该技术还改变了对血流速度和方向的敏感性,不同方向和速度的血流信号都比较一致,改善了对血管狭窄和其他血管异常的显示率,有利于显示复杂血管。该技术的缺点是对原始数据相位不一致比较敏感,易引起相位方向的幻影。

5. **逆血流采集** 容积采集时先采集血流远侧的信号,然后向血流的近端逐渐采集,也就是把三维容积的层面顺序倒置过来,可有效减少血流饱和效应。

三、TOF 2D MRA 和 TOF 3D MRA 的比较

1. **TOF 3D MRA**　主要用于流速较快的动脉血管成像。成像层面取横断位，与多数血管垂直。在颅顶设置饱和带。一般采用多个 3D 块重叠采集，以减小流体的饱和效应。成像序列采用 3D-FISP 或 3D-FLASH 序列。所得原始图像行 MIP 后处理。

2. **TOF 2D MRA**　主要用于矢状窦、乙状窦的静脉血管成像。成像层面取冠状位或斜矢状位，与多数血管垂直或成角。在颅底设置饱和带。成像序列采用 2D-FLASH 序列。所得原始图像行 MIP 后处理。

四、PCA 与 TOF MRA 的比较

PCA 优点：①背景抑制优于 TOF MRA，仅血流呈高信号；②空间分辨率高；③成像容积内信号均匀一致；④对很宽的流速敏感，可显示动脉与静脉；⑤能定量和定性分析。缺点：在中低场磁共振成像时间较长。

五、TOF MRA 临床应用

TOF MRA 目前在临床上的应用最为广泛，主要用于脑部血管、颈部血管、下肢血管等的检查。在选用二维或三维 TOF MRA 时主要应该考虑 3 个方面的问题：①血管走向。走行方向比较直的血管如颈部血管或下肢血管采用二维方法即可获得较好效果，而走行比较迂曲的血管如脑动脉则采用三维方法效果较好。②血流速度。血流速度较快的血管如大多数动脉特别是头颈部动脉多采用三维方法。而血流速度较慢的静脉多采用二维采集方法。③目标血管长度。对于目标血管范围较小者可采用三维采集方法，而对于长度大的血管如下肢血管则多采用二维采集模式。

临床上，对于脑部动脉的检查多采用三维 TOF MRA 技术。颈部动脉的检查可采用二维或三维技术，下肢病变多采用二维技术。静脉病变的检查多采用二维技术。由于二维技术扫描进度较快，腹部血管特别是静脉病变的检查可采用多次屏气分段采集的方法来采集。

采用 TOF 技术采集的 MRA 可同时显示动脉和静脉，但有时会造成重建图像上动静脉血管相互重叠，不利于观察。我们可采用空间饱和带技术选择性显示动脉或静脉。在一般的解剖部位，动脉和静脉的血流方向往往是相反的，我们在成像区域或层面某血管血流方向的上游施加一个预饱和带，则当 MRA 射频脉冲激发时流入成像区域或层面的血液已经饱和而不再产生信号（图 4-6）。以颈部血管为例，颈动脉的血流从下往上流动，而静脉的血流从上往下流动。如果我们在成像区域的下方施加预饱和带，则动脉血流被饱和，显示的是静脉；如果在成像区域的上方施加预饱和带，则静脉血流被饱和，显示的是动脉（图 4-7）。

六、分析 TOF MRA 时的注意事项

分析 TOF MRA 图像时，可以掌握以下原则：①如果 MRA 显示某段血管腔光滑整齐没有狭窄，那么基本上可以认为该段血管没有狭窄；② TOF MRA 可能出现血管狭窄的假象，由于湍流等原因造成的失相位可能引起血管某处血流信号丢失，从而出现血管狭窄的假象，

常见的部位为血管转弯处和血管分叉处,前者如颈内动脉虹吸段,后者如颈内外动脉分叉处;③采用 TOF MRA 技术时,血管狭窄的程度常被夸大。血管狭窄处容易造成湍流,造成血流信号丢失,从而夸大狭窄程度;④动脉瘤可能被遗漏。动脉瘤腔内一般都有湍流造成信号丢失,信号丢失严重者在重建的 MRA 图像上整个瘤腔可都不显示,从而造成漏诊;⑤在分析图像时还应该重视薄层原始图像的观察;⑥当考虑到有假象出现的时候,可考虑采用其他 MRA 方法特别是对比增强方法加以补充。

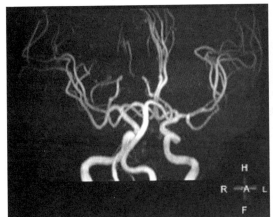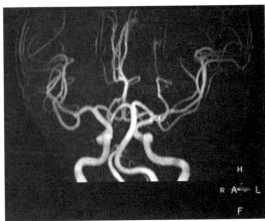

图 4-6 TOF MRA 颅脑动脉成像

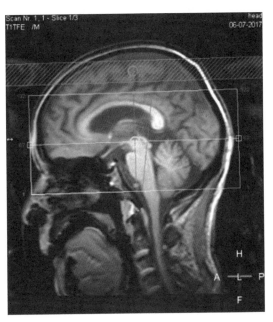

图 4-7 TOF MRA 合理利用饱和带(见文末彩插)

第五节 对比增强磁共振血管造影

一、CE MRA 原理

对比增强 MRA（contrast enhancement MRA，CE MRA）的原理其实比较简单，就是利用对比剂使血液的 T_1 值明显缩短，短于人体内其他组织，然后利用超快速且权重很重的 T_1WI 序列来记录这种 T_1 弛豫差别（图 4-8）。在人体组织中脂肪的 T_1 值最短。在 1.5T 扫描机上，脂肪组织的 T_1 值约为 250ms，血管中血液的 T_1 值约为 1 200ms。利用团注对比剂（常用 Gd-DTPA）的方法可使血液的 T_1 值缩短到 100ms 左右，明显短于脂肪组织。

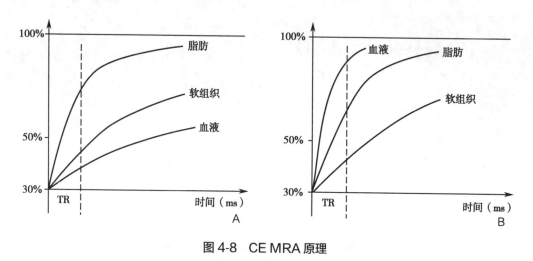

图 4-8　CE MRA 原理

团注 Gd-DTPA 后，血液的 T_1 值变化有以下特点：①持续时间比较短暂，因此需要利用超快速序列进行采集；②对比剂流经不同的血管可造成相应血管内血液的 T_1 值发生变化，因此多期扫描可显示不同的血管；③因为血液的 T_1 值缩短明显，因此需要权重很重的 T_1WI 序列进行采集方能获得最佳对比。

目前用于 CE MRA 的序列多为三维扰相 GRE T_1WI 序列，在 1.5T 的扫描机上，TR 常为 3~6ms，TE 为 1~2ms 激发角度常为 25°~60°，根据所选用的 TR、矩阵、层数等参数的不同，TA 常为 15~60s。该序列采用很短 TR 和相对较大的激发角，因此 T_1 权重很重，血液由于注射对比剂后 T_1 值很短，可产生较高的信号，其他组织的信号因饱和效应将明显衰减，因此制造出血液与其他组织的良好对比。该序列还采用很短的 TE，这有两个方面的好处：①注射对比剂后，血液中浓度较高的对比剂不仅有短 T_1 效应，同时也有缩短 T_2^* 的作用。而 TE 的缩短有助于减少 T_2^* 效应对图像的影响。②TE 缩短，流动相关的失相位可明显减轻。因此实际上利用三维超快速扰相 GRE T_1WI 序列进行 CE MRA，流动对成像的贡献很小，血液与其他组织的对比是由对比剂制造出来的。

二、CE MRA 技术要点

CE MRA 的原理虽然简单，但实际操作时需要掌握几个关键技术。

1. 对比剂的应用　对比剂的应用是 CE MRA 的关键技术之一。CE MRA 通常采用的对比剂为细胞外液非特异性离子型对比剂 Gd-DTPA。根据不同的检查的部位、范围和目的的不同，对比剂的入路、用量和注射流率应做相应调整。

一般的 CE MRA 多采用肘前区浅静脉或手背部浅静脉作为入路。对于下肢静脉、髂静脉或下腔静脉检查时，最好采用足背部浅静脉为入路，利用止血带扎在踝部阻断浅静脉血流，使对比剂经深静脉回流，造影剂需要用生理盐水稀释 6~10 倍，最好从双侧足背静脉同时推注稀释的对比剂。

单部位的动脉成像如肾动脉 CE MRA 等，采用单倍剂量(0.1mmol/kg)或 1.5 倍剂量即可，注射流率一般为 1.5~3ml/s。多部位的动脉成像如一次完成腹主动脉、髂动脉和下肢动脉的检查，由于完成整个检查所需时间相对较长，则通常需要 2~3 倍剂量，注射流率为 1.5~2ml/s。进行如肾静脉、颈静脉、门静脉等血管检查时，则需要 2~3 倍剂量，注射流率提高到 3~5ml/s 效果较好。

对比剂的注射可采用 MR 专用高压注射器。由于 Gd-DTPA 的黏度较低，利用人工推注的方法也能达到很好的效果。

2. 成像参数的调整　成像参数的调整对于保证 CE MRA 的质量至关重要。有关 CE MRA 的成像参数主要有 TR、TE、激发角度、容积厚度和层数、矩阵、FOV 等。TE 应该选择最小值。TR 和激发角度将决定 T_1 权重，如在 1.5T 扫描机上，如 TR 为 5ms 左右，则激发角度一般为 30°~50° 较为合适，如果 TR 延长则激发角度应该适当加大以保证一定的 T_1 权重。扫描容积厚度和 FOV 决定采集的范围，在保证涵盖目标血管的前提下，容积厚度越小越好，减少容积厚度可缩短 TA 或可在保持 TA 不变的前提下缩小层厚而提高空间分辨力。TR、矩阵和层数将决定 TA 的长短，在体部 CE MRA 时需要通过调整这些参数来缩短 TA 以便屏气扫描，而在颈部或下肢等没有呼吸运动的部位则允许适当延长 TA，从而提高空间分辨力。

3. 扫描时机的掌握　扫描时机的掌握是 CE MRA 成败的关键。扫描序列启动的过早或过晚都会严重影响 CE MRA 的质量，甚至导致检查的失败。众所周知，决定图像对比的是填充 K 空间中心区域的 MR 信号。扫描序列何时启动的原则是"在目标血管中对比剂浓度最高的时刻采集填充 K 空间中心区域的 MR 信号"。

决定扫描时刻前需要了解的关键参数有：①循环时间，即对比剂开始注射到目标血管内对比剂浓度达到峰值所需的时间；②扫描序列的采集时间(TA)；③扫描序列的 K 空间填充方式，这里主要是指 K 空间是循序对称填充还是 K 空间中心优先采集。如果 K 空间是循序填充，则 K 空间中心区域的 MR 信号采集是在序列开始后 TA 的一半时间即如果序列的 TA 为 20s，则 K 空间最中心的 MR 信号的采集是在序列启动后 10s。K 空间中心优先采集是指序列启动后先采集填充 K 空间中心区域的 MR 信号。综合考虑上述 3 个参数，扫描时刻的决定目前主要有三种方法。

(1)循环时间计算法：循环时间常通过经验估计或试注射对比剂的方法获得。经验估计主要是依据以往的经验，并结合受检病人的年龄、心率等参数进行调整。如一般成人从肘静脉注射，对比剂到达腹主动脉需 12~20s，平均约 15s。试注射对比剂则从静脉推注小剂量(一般为 2ml)，同时启动二维快速梯度回波序列对目标血管进行单层连续扫描，观察目标血管的信号变化，从而获得循环时间。获得循环时间后，从开始注射对比剂到启动扫描序列的延时时间（TD）可以按下列公式进行计算,①如果是 K 空间循序对称填充,TD = 循环时间 –1/4 TA。②如果是 K 空间中心优先采集,则 TD = 循环时间。

（2）透视触发技术:该技术无需考虑循环时间,但必须采用 K 空间中心优先采集技术。该方法是开始注射对比剂后,同时启动超快速二维梯度回波序列,对目标血管进行监控,当发现对比剂已经进入目标血管时,立刻切换到 CE MRA 序列并启动扫描。从二维监控序列切换到三维 CE MRA 序列并启动一般仅需要 1s。

（3）自动触发技术:在目标血管处设置感兴趣区,并事先设置信号强度阈值,启动超快速二维梯度回波序列动态探测感兴趣区的信号强度变化,当信号强度达到阈值时,MR 扫描机将自动切换到 CE MRA 序列并开始扫描。

（4）四维 CE MRA:采用该种超快速的采集模式,则扫描时刻不再需要精确估算。

4. **后处理技术** 利用三维 CE MRA 序列采集到原始图像,需要进行后处理重建,常用的主要是最大密度投影（MIP）和多平面重建（MPR）。也可采用 VR、SSD、仿真内镜的技术进行图像重建,其中 MIP 和 MPR 更为常用。

5. **抑制脂肪组织的信号** 尽管注射对比剂后血液的 T_1 值明显缩短,而且利用权重很重的 T_1WI 序列进行采集,其他一般组织的信号得以有效抑制,但脂肪组织由于其 T_1 值也很短,因此利用该序列并不能很好抑制脂肪组织的信号,脂肪信号的存在将降低重建图像的质量。因此抑制或消除脂肪组织的信号对于提高 CE MRA 的质量非常重要。CE MRA 抑制脂肪组织信号的方法主要有:①采用频率选择脂肪饱和技术或频率选择反转脉冲进行脂肪抑制;②采用减影技术。在注射对比剂前先利用 CE MRA 序列先扫描 1 次,获得蒙片,注射对比剂后再扫描 1 次。由于两次扫描参数完全相同,把注射对比剂后的图像减去注射对比剂前的蒙片,背景组织包括脂肪组织的信号可基本去除,留下的主要是增强后目标血管中血液的信号。

三、CE MRA 技术的优缺点

CE MRA 主要利用对比剂实现血管的显示,与利用血液流动成像的其他 MRA 技术相比,CE MRA 具有以下优点:①对于血管腔的显示,CE MRA 比其他 MRA 技术更为可靠;②出现血管狭窄的假象明显减少,血管狭窄的程度反映比较真实;③一次注射对比可完成多部位动脉和静脉的显示;④动脉瘤不易遗漏;⑤成像速度快。缺点在于:①需要注射对比剂;②不能提供血液流动的信息。

四、CE MRA 技术的临床应用

随着技术的改进,CE MRA 技术在临床上的应用日益广泛,现在新型的低场强核磁共振仪也能完成 CE MRA 检查。与 DSA 相比,CE MRA 具有无创、对比剂更为安全、对比剂用量少、价格便宜等优点,因此在临床上对于大中血管病变的检查,CE MRA 几乎可以取代 DSA。目前 CE MRA 的临床应用主要有以下几个方面:①脑部或颈部血管可作常规 MRA 的补充,以增加可信度,主要用于颈部和脑部动脉狭窄或闭塞、动脉瘤、血管畸形等病变的检查;②肺动脉主要包括肺动脉栓塞和肺动静脉瘘等,对于肺动脉栓塞,CE MRA 可很好显示亚段以上血管的栓塞。对于动静脉瘘,CE MRA 可显示供血动脉和引流静脉;③主动脉主要用于主动脉瘤、主动脉夹层、主动脉畸形等病变检查;④肾动脉（图 4-9）。主要用于肾动脉狭窄、动脉瘤等的检查;⑤肠系膜血管和门静脉主要用于肠系膜血管的狭窄或血栓、门静脉高

压及其侧支循环的检查;⑥四肢血管主要用于肢体血管的狭窄,动脉瘤、血栓性脉管炎及血管畸形等病变的检查。

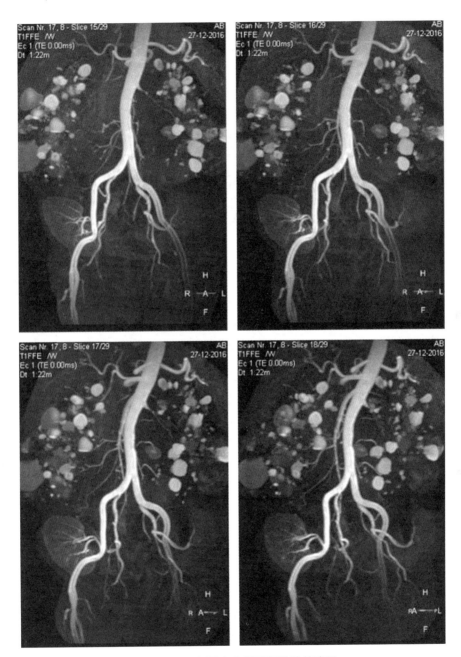

图 4-9　CE MRA 在移植肾动脉的应用

五、CE MRA 的技术进展

随着软硬件技术的进步,快速采集技术得到很快的发展。并行采集技术、部分 K 空间技术、半回波技术、共享 K 空间等快速采集技术在 CE MRA 检查中得到广泛应用,CE MRA 无论是速度还是空间分辨力等方面都有了很大的进步。这里简要介绍多段CE MRA和4D CE MRA技术。

1. 多段（multiple station）CE MRA 由于采集速度的加快，每个3D容积所需的采集时间明显缩短，因此有可能在一次注射对比剂后对人体连续的多个部位进行多段采集。这些分段采集的信息可以逐段重建，也可利用拼接技术把解剖结构相连的部位连接起来。现在GE、西门子和飞利浦等公司都有多段CE MRA技术，在临床上得到较广泛的应用。

2. 4D CE MRA技术 快速采集不但可以用于多段采集，也可对单个3D容积进行连续扫描，提高单部位CE MRA的时间分辨力，获得动态的4D CE MRA。GE公司的TRICKS、西门子公司的time resolved MRA和飞利浦公司的4D Trak CE MRA技术都属于此类技术，只是所采用快速采集技术及其他技术细节各有不同而已。下面结合文献复习简要介绍TRICKS（time resolved imaging of contrast kinetics）技术。

TRICKS技术多采用K空间椭圆中心填充技术，由于三维K空间在层面方向和层面内的相位方向均采用相位编码，因此把层面方向（Kz）和层面内的相位编码方向（Ky）的平面分为面积相等（也可不相等）的A、B、C、D区域，A区位于K空间中心区域，为决定图像对比的重要区域；D区为空间周边区域，决定空间分辨力；B区紧邻A区，而C区紧邻D区。扫描时当对比剂还未进入目标血管时先采集A、B、C、D全部区域，重建出的图像作为减影的蒙片。以后对决定对比度的A区采用更高的采样频率，而B、C、D采用相对较低的采样频率，一般采集模式为A、B、A、C、A、D、A、B、A、C………图像重建时以采集K空间某一区域的时划为一个时相，该时相的此区域仅以本次采集到信息填充，而其他区域则由最靠近该时相的两次信息来填充。如重建9A时相，以9A填充K空间的A区，以6B和12B填充K空间B区，以8C和14C填充K空间的C区，以4D和10D填充K空间的D区，这时由于是9A的信息填充K空间A区，图像的对比时相就是9A；又如重建16D时相，以16D填充K空间D区，以15A和17A填充K空间A区，以12B和18B填充K空间B区，以14C和20C填充K空间C区，因为决定对比的A区填充了15A和17A的信息，因此图像的对比时相为该两个时相的平均值，实际上就是16D时相。以此种采集和重建模式，TRICKS的有效时间分辨力为全K空间采集时间的1/4，即K空间一个区域的采集时间。由于很高的时间分辨力，TRICKS技术可获得类似于DSA的4D CE MRA时相，根据其他成像参数不同，其有效时间分辨力可达2~4s。

第六节 MRA图像后处理

利用三维序列采集到的原始图像，通过计算机的后处理功能重建取得三维立体图像。目前常用的后处理技术主要是最大密度投影（MIP）和多平面重建（MPR），也可以采用VR、SSD、仿真内镜技术进行图像重建，其中MIP和MPR更为常用。

第七节 MRA的临床应用

一、颅内血管MRA

可清晰显示颅底动脉环（Willis环）及其分支、椎基底动脉，主要用于脑部动脉狭窄或闭塞、动脉瘤、血管畸形等病变的检查。

二、颈动脉 MRA

可清晰显示颈部椎动脉、颈总动脉分叉及颈内动脉等,主要用于颈部动脉狭窄或闭塞、动脉瘤、血管畸形等病变的检查。

三、胸部血管 MRA

主要用于肺动脉疾病,包括肺动脉栓塞和肺动静脉瘘等,对于肺动脉栓塞可很好显示亚段以上的栓塞,对于肺动静脉瘘可显示供血动脉和引流静脉。

四、腹部血管 MRA

主动脉病变主要用于主动脉瘤、主动脉夹层、主动脉畸形等病变检查。肾动脉主要用于肾动脉狭窄、动脉瘤等的检查。肠系膜血管和门静脉主要用于肠系膜血管的狭窄或血栓、门静脉高压及其侧支循环的检查。

五、四肢血管 MRA

四肢血管主要用于肢体血管的狭窄。动脉瘤、血栓性脉管炎及血管畸形等病变的检查。

（胡鹏志　廖云杰　李利丰　陈　晶　张　武）

第五章　心脏 MR 成像技术

第一节　心脏形态学磁共振检查

一、适应证及检查前注意事项

（一）适应证

适用于观察心肌形态、运动功能、心输出功能分析、心脏瓣膜功能、心脏大血管解剖形态结构及血流分析。

（二）检查前注意事项

MR 成像心电门控放置方法及要点：

（1）3 个电极分别放置在左锁骨中线第 5 肋间（红色），胸骨左缘第五肋间（绿色）和第 2 肋间（白色）；（有些机器有 4 个电极，黑色电极则放置于左锁骨中线第 2 肋间）（图 5-1）。

（2）基本原则是最大程度获得心电信号和减少干扰。

（3）清洁局部皮肤并涂导电膏。

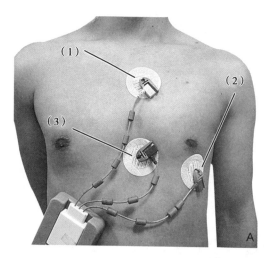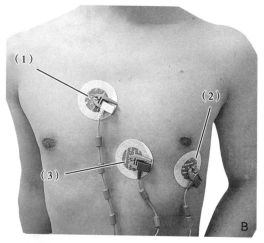

图 5-1　心脏电极的放置

（4）避免将电极放置在阻抗较大的组织如肋骨或乳腺腺体。

（5）避免将白色电极放置在主动脉走行区域,以降低水磁效应带来的高 T 波干扰。

（6）各电极之间的距离不要大于 15cm 以减少磁场切变带来的噪音干扰。

二、技术要点

（一）定位

按美国心脏协会（AHA）在 2002 年对心脏的断层解剖成像命名进行各房室及大血管扫描方位的成像。常用的成像方位有横断位、冠状位、两腔心位、短轴位、四腔心位、左室流出道位、右室流出道位、主动脉弓位等。

先扫胸部矢冠轴定位像,再定位心脏中心位置扫矢冠轴定位像,然后用交互扫描的方式进行心脏定位线的定位。横轴 - 假两腔 - 假四腔 - 真两腔心 - 真四腔心 - 短轴位(图 5-2)(两腔心到四腔心进行两次或两次以上相互定位)。

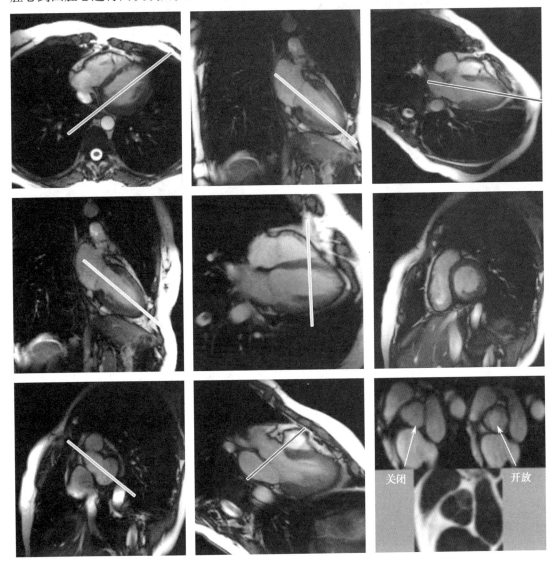

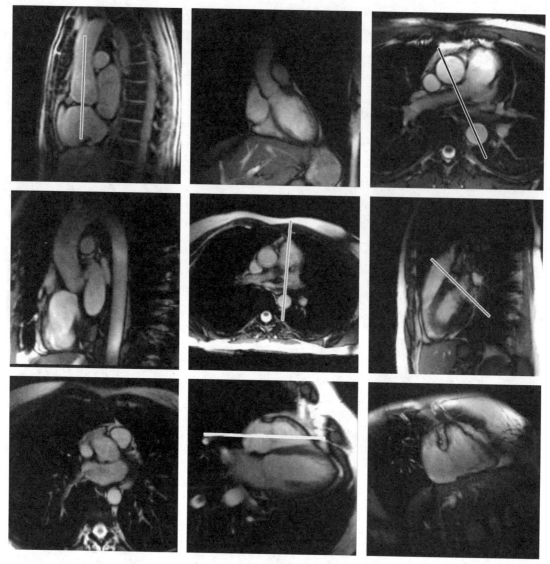

图 5-2 心脏磁共振扫描标准定位

(1)标准左室垂直长轴位(左室真二腔心):在标准冠状位→标准横轴位→单斜左室长轴位(假二腔心)→假四腔心,在此位置基础上根据左室心尖至二尖瓣中点连线并平行于室间隔定位划线获得;要求此位置层面经过左室心尖至二尖瓣口并平行于室间隔。

(2)标准水平长轴位(真四腔心):在真二腔心位置经左室心尖及二尖瓣中点连线定位划线获得;要求此层面显示左室心尖、二尖瓣口和三尖瓣口中心。

(3)左室短轴位:垂直心尖与二尖瓣中点连线或垂直室间隔定位划线获得;要求自心尖至左室基底部多个切面。

(4)左室流出道(三腔心、双口位):层面经过主动脉瓣口、二尖瓣口及左心室(对肥厚性心肌病病人尤其重要)。

(5)右室二腔心及右室流出道层面:为右心疾病(如室性心律失常、右室心肌发育不良、右房或右室增大查因、肺心病等)备选位置。

(6) 右室二腔心:在四腔心基础上经心尖与三尖瓣中点连线定位划线获得。

(7) 右室流出道:此层面经过右室及肺动脉主干(左、右肺动脉分叉)。

(8) 其他:右室胸部轴面、胸部冠状面、主动脉弓面、主动脉瓣面、肺动脉瓣面。

(二) 推荐序列

1. 平扫序列

(1) 黑血 HASTE 序列:T_2WI、轴位,扫描覆盖范围为主动脉弓上至心脏膈面。

(2) 黑血 TSE 序列:T_1WI、T_1WI-FS、T_2WI、T_2WI-FS 采用双或三反转黑血序列。其中 T_1WI、T_1WI 压脂、T_2WI 只需扫四腔心中心层面一层图像。而 T_2WI 压脂需扫四腔心中心层面 1 层、二腔心中心层面 1 层、短轴位 3 个层面二尖瓣水平、乳头肌水平、心尖部水平(指没有乳头肌但仍然有心腔)。

(3) 电影(亮血)序列:采用 True FISP(平衡稳态自由进动梯度回波序列),分别行标准左室两腔心、四腔心、左室短轴及双口位电影。

1) 标准左室二腔心:中心层面 + 上下各间隔 5mm 共 3 个层面。

2) 标准四腔心:中心层面 + 上下各间隔 5mm 共 3 个层面。

3) 左室短轴位:自心尖至二尖瓣环以 8mm 层厚无间隔连续 6~8 个层面。

2. 增强扫描序列(建议双倍剂量)

(1) 心肌首过灌注成像:采用 Turbo FLASH 序列 +sr 准备脉冲 +iPAT T_1WI 多时相扫描,1min 内连续扫描,3 层短轴 +1 层四腔心层面;对比剂 Gd-DTPA 第一次打药用量 0.1mmol/kg、流速 4~5ml/s,追加 20ml 生理盐水、流速 5ml/s,采集约 60 个心动周期。

(2) 心肌延迟强化成像:采用 psir(相位敏感反转恢复序列) +Turbo FLASH +T_1WI;首过灌注扫完后开始第二次打药:Gd-DTPA 用量 0.1mmol/kg、流速 2ml/s,追加 20ml 生理盐水、流速 2ml/s,10~15min 后进行延迟扫描;扫描层面同电影序列,二腔心 3 层、四腔心 3 层、短轴位 6~8 层。

第二节　心功能分析磁共振检查

一、适应证

心脏疾患需做心功能分析者,包括心肌厚度、心肌容积、心室容积、射血分数、心脏几何和功能评价等。

二、技术要点

检查体位和成像序列基本参照心脏形态学 MR 成像。主要是采用电影白血序列。TR 选择最短,TE 选择最短,激励角 45°,层厚 6~8mm,FOV 280~300mm,矩阵 126~280 × 256~300,每层 25~30 个时相。将整个心动周期的各层短轴位电影图像输入心功能分析软件包,用手动或半自动方法分别在舒张期、收缩期对左右心室的内侧壁勾画轮廓。计算机将生成心功能报告表,内容包括心肌肌块,LV 腔容积,心功能数据(射血分数、每搏输出量、心脏搏出、峰射血率、峰充盈率)、时间数据(收缩期持续时间、舒张期持续时间、峰充盈时间及心率)及舒张末期容积差等。

第三节　心肌活性检测磁共振检查

一、适应证

心肌病变、心内膜病变等。

二、技术要点

检查体位和成像序列基本参照心脏形态学 MR 成像。

1. 心肌灌注成像　现多采用磁化准备梯度回波 T_1WI 灌注序列,一般在两个 R-R 间期完成 4~6 个层面采集,两个方位同时成像,即短轴位 3 层 + 四腔心 1 层。扫描 30~50 个时相,约 50~60s 完成。高压快速团注对比剂 Gd-DTPA,建议按 0.1mmol/kg 体重给药,速率 3~5ml/s,5~8s 内注射完毕,以保证在单次循环内完成造影剂注射。续以 15~20ml 生理盐水冲洗。灌注扫描和注药同时开始。

2. 心肌延迟强化扫描　灌注扫描结束以后,补充注射钆对比剂,一般建议按 0.2mmol/kg 体重给药,注射速率 0.5~1ml/s,注药后在 8~20min 内扫描,采用反转快速梯度回波序列(IR-FGRE)或相位敏感反转梯度回波序列(PSIR),以短轴位和四腔心位主要成像方位,扫描范围包含全心。反转时间(invert time, TI)时间一般在 230~350ms 之间,TI 需根据 TI 预测扫描序列的图像对比度做出及时调整,一般选择心肌信号最黑的图像对应的时间输入 IR-FGRE 序列。如采用 PSIR 序列则无需进行 TI 预测序列扫描。也不需根据心率、对比剂注射后延迟时间进行调节。

3. 图像分析

(1)心肌灌注分析

1)定性分析:通过电影回放的方式从视觉上判断低灌注区。

2)定量分析:与心肌局部功能分析类似,在描记出心内膜和心外膜的分界和以前室沟划分心肌阶段后,测量每个阶段心肌信号随时间变化的曲线,并通过积分方式计算心肌血流速度、血流量、最大增强斜率和造影剂的平均通过时间等心肌灌注参数。

(2)心肌延迟强化分析:通过心肌延迟强化扫描图像,观察心肌强化信号,存在强化高信号的区域,反映局部心肌钆剂渗透延迟及对钆剂的清除力减弱,从而对心肌活力做出诊断。

(胡鹏志　廖云杰　李利丰　陈晶　邬玉芹　张武)

第六章　MR 水成像技术

自 20 世纪 90 年代始用于临床以来,水成像(water hydrography)技术在临床上的应用越来越广泛,目前已经成为临床 MR 成像最常用的技术之一。本章将介绍 MR 水成像的相关知识。

第一节　MR 水成像的原理

水成像技术的原理非常简单,主要是利用水的长 T_2 特性。人体的所有组织中,水样成分(如脑脊液、淋巴液、胆汁、胃肠液、尿液等)的 T_2 值远远大于其他组织。如果采用 T_2 权重很重的 T_2WI 序列,即选择很长的 TE(如 500ms 以上),其他组织的横向磁化矢量几乎完全衰减,因而信号强度很低,甚至几乎没有信号,而水样结构由于 T_2 值很长仍保持较大的横向磁化矢量,所采集图像的信号主要来自于水样结构(图 6-1)。所以该技术称为水成像技术。在水成像的图像中,流速慢或停滞的液体如脑脊液、胆汁、尿液呈现明显高信号,而实质性组织及流速快的血液则呈低信号或无信号,从而达到显示人体内含水管腔形态的目的。

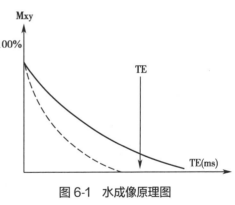

图 6-1　水成像原理图

第二节　MR 水成像的序列及注意事项

一、常用的序列

早期的水成像技术多采用梯度回波类序列,而且前临床上常采用 FSF/TSE 或单次激发 FSF/TSE T_2WI 序列以及 Banlance SSFP 类序列。下面介绍一些目前临床上较为常用的水成像序列。

1. FSE T_2WI　用于水成像的 FSE T_2WI 序列 ETL 一般较长。常见参数如下 TR> 3 000ms 或 2~4 个呼吸周期(呼吸触发技术),TE=500~1 000ms,ETL=20~64。该序列可进行

三维采集,主要用于内耳水成像或MR脊髓造影(MRM)。也可配用呼吸触发技术进行二维或二维采集,主要用于腹部水成像,如MR胆胰管成像(MRCP)或MR尿路成像(MRU)。

2. 单次激发FSE T$_2$WI　是目前MRCP或MRU最常用的序列之一,TR无穷大,TE 500~1 000ms,ETL=128~256,NEX=1,可进行二维或三维采集,可屏气扫描或采用呼吸触发技术。

3. 三维Balance-SSFP序列　三维Balance-SSFP序列如GE公司的FIESTA,西门子公司的True FISP或飞利浦公司的Balance-FFE均可用于水成像,一般TR=3~6ms,TE=1~2ms,矩阵256×(160~512)。主要用于内耳水成像或MRM。但由于该序列对磁敏感效应比较敏感,容易产生条纹伪影,在内耳水成像时也容易出现半规管中断的假象。而双激发的Balance SSFP序列(如西门子公司的CISS或GE公司的FIESTA-C)可较好的解决这一问题,用于内耳水成像效果较好。

二、水成像后处理技术及图像分析注意事项

利用二维或三维技术采集的水成像原始图像需要进行后处理重建。常用的后处理技术包括:最大密度投影(MIP)、容积再现(VR)和仿真内镜(VE)等。

在分析水成像图像上有几点需要注意:①水成像一般不作为单独检查,应该与常规MR图像相结合;②重视原始图像的观察,如果仅观察重建后的图像,将可能遗漏管腔内的小病变,如胆管内小结石或小肿瘤等;③注意一些假病灶的出现。水成像容易出现伪影而造成假病灶。如采用三维True FISP序列进行内耳水成像可能由于磁化率伪影而出现半规管中断的假象。又如MRCP有时由于胆汁流动失相位或血管压迫可能出现假的充盈缺损。

第三节　MR水成像的应用

一、MR胰胆管成像

MR胰胆管成像(MR cholangiopancreatography,MRCP)是目前临床上最常用的水成像技术。主要适应证包括胆道结石、胆道肿瘤、胆道炎症、胰腺肿瘤、慢性胰腺炎、胆胰管变异或畸形等。

在目前新型的核磁共振仪上,常用的MRCP方式有三种。

1. 三维容积采集　多采用长ETL的FSE/TSE序列或SS-FSE/HASTE序列,配合呼吸触发技术进行三维容积采集,获得多层连续的薄层图像,利用MIP进行重建。该方法的优点在于可获得薄层原始图像。后者有助于管腔内小病变的显示;图像可以进行各种后处理,且重建图像效果较好。缺点在于扫描时间相对较长;如果病人呼吸运动不均匀,则图像质量很差。

2. 二维连续薄层扫描　多采用SS FSE/SS-TSE T$_2$WI序列,可加用部分K空间技术以加快采集速度,施加脂肪抑制技术以增加对比。该方法的优点在于可获得薄层原始图像,有助于管腔内小病变的显示;图像可以进行各种后处理及扫描时间较短。缺点在于图像层厚大于三维采集的原始图像;由于屏气不佳或图像变形,层与层之间的图像易出现配准不佳,

从而影响二维重建图像的质量。

　　3. 二维厚层块投射扫描　对厚度为 2~10cm 的容积进行厚层块激发和采集，一次扫描得到一幅厚层块投射图像。该方法的优点在于扫描速度快，一幅图像仅需要 1s 到数秒；管道结构的连续性较好，一般不出现阶梯样伪影。缺点在于图像不能进行后处理；能获得薄层原始图像，容易遗漏小病变。可见上述三种 MRCP 方法各有优缺点在临床检查中，最好两种以上方法结合应用，注意原始薄层图像的观察，并与肝胆胰脾常规 MR 成像相结合（图 6-2）。

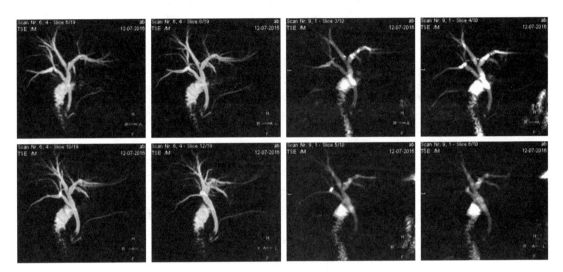

图 6-2　3D MRCP 和 2D 厚块 MRCP

二、MR 尿路成像

　　磁共振尿路成像（magnetic resonance urography，MRU）与其他 MR 水成像技术一样，都是通过重 T_2 加权图像突出显示泌尿收集系统内液体（即尿液），同时抑制周围软组织的信号，在不使用对比剂和逆行插管的情况下就可以显示尿路的情况。

　　MRU 检查仍然会受到腹部运动伪影的影响，但相对于 MRCP 影响要小。目前绝大多数 MRU 在屏气条件下进行，也可采用呼吸门控技术。检查序列与 MRCP 类似。目前多采用 3D FSE/TSE 序列或 SS-FSE HASTE 序列。绝大多数病人，特别是对于泌尿系统有梗阻的病人，检查前只需要适当憋尿即可进行，而对于部分无尿路梗阻或程度较轻者，可考虑使用利尿剂或在腹部使用腹带压迫。正常输尿管尿液存留较少可不显影，利尿药和腹带压迫可增加输尿管内的液体量，有利于输尿管的显示。但检查过程中需注意，长时间憋尿容易增加病人痛苦，部分病人可能因此而不能坚持检查。

　　MRU 对尿路梗阻性病变的梗阻部位、程度的判断有很高的敏感性和特异性，特别是对于因肾功能差造成静脉肾盂造影中尿路不能显影者，具有较高临床应用价值。MRU 对尿路梗阻性病变的定性、确诊有一定帮助，但通常需要结合常规 MR 图像。对于输尿管膀胱入口处梗阻，常需要多方位成像才能更清楚显示梗阻端形态，要避免梗阻部位被充盈的膀胱所掩盖（图 6-3）。

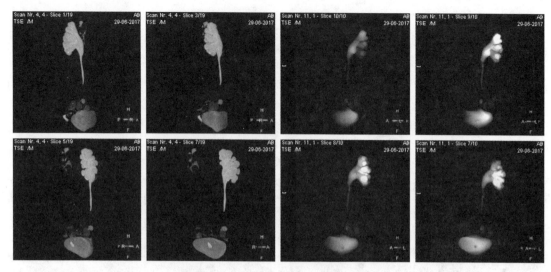

图 6-3　3D MRU 和 2D 厚块 MRU

三、MR 脊髓成像

　　MR 脊髓成像（magnetic resonance myelography，MRM）用 2D 和 3D 傅里叶转换重 T_2 加权 FSE 或 SS-FSE T_2WI。源图像采集冠状位和矢状位。常规运用脂肪抑制技术和长 TE（600ms）可有效抑制背景信号。应用相控阵线圈，降低血管搏动、呼吸及脑脊液流动造成的伪影。

　　MRM 有助于区分神经根出硬脊膜囊时的形态、与脊髓圆锥相连接的状态和马尾空间的解剖关系。可以提供椎间盘、骨赘与神经根袖、马尾之间的解剖关系。确定硬脊膜内、外病变的范围，为手术计划提供有用的信息。可以鉴别脊蛛网膜囊肿与充盈脑脊液的病变，如假性脊膜膨出、神经周围囊肿，但不能对脑脊液病变定性，需结合常规 MR 检查综合评价（图 6-4）。

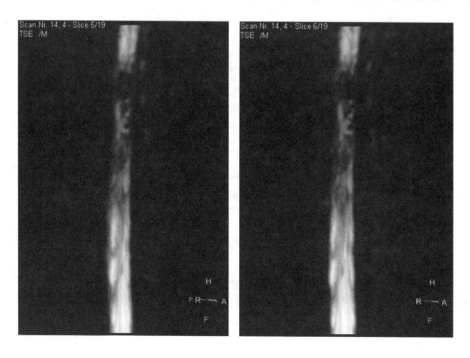

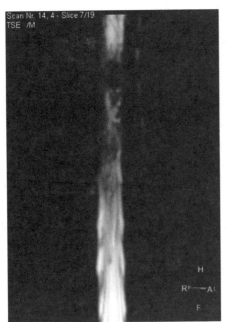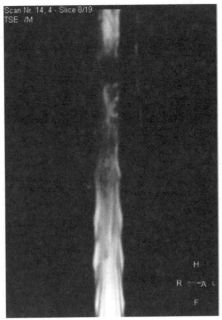

图 6-4　MRM 成像

四、MR 内耳迷路成像

内耳膜迷路由膜半规管、蜗半规管、椭圆囊和球囊组成。其内含有内淋巴液,外有骨迷路包绕,内耳道内充满脑脊液。采用 MR 水成像技术,重 T_2 加权突出膜迷路内淋巴液和内耳道内脑脊液的信号,使之呈高信号而骨性结构如螺旋板、蜗轴则呈低信号,这样可突出膜迷路和内耳道的影像(图 6-5)。经 MIP 三维重组后还可多方向、多角度地观察这些细小复杂的解剖结构。由于内耳本身是微小的结构,因此成像要求进行薄层厚、高空间分辨力的扫描。多采用 FSE/TSF 或双激发 Balance-SSFP 序列进行 3D 采集。磁共振内耳水成像使耳显微外科疾病的诊断更加直观、科学,可以清晰显示内耳膜迷路与内听道的精细结构和解剖位置关系。可显示先天性的发育异常,了解内耳发育不良的程度和部位。如 Michel 畸形、耳蜗导管扩张及耳硬化症等;直接显示内淋巴囊,对迷路炎、迷路积水以及梅尼埃病的诊断有帮助,可在术前为内耳显微外科手术提供可靠的解剖信息。但是因为磁共振本身禁忌的因素,不适合耳蜗移植术后的复查。

五、MR 涎管成像

用 3D 傅里叶转换重 T_2WI FSE、2D FSE T_2WI 或 SS-FSE T_2WI,可显示腺体内外大部分含唾液的管道。高分辨率源图像经 MIP 重建的 2D 图像的分辨率接近普通 X 线涎管造影。旋转显示和多平面重建可以提供理想的主涎管影像。

评价涎管扩张、狭窄、脓腔、创伤性涎管损伤等,可以避免 X 线涎管造影出现的插管失败及并发症,如涎管撕裂、感染及对比剂过敏等。也能评估普通 X 线涎管造影不能评价的受感染腺体及涎管闭塞平面以上部分和涎管开口,其局限性为不能鉴别结石和其他影像,如碎片或血凝块。

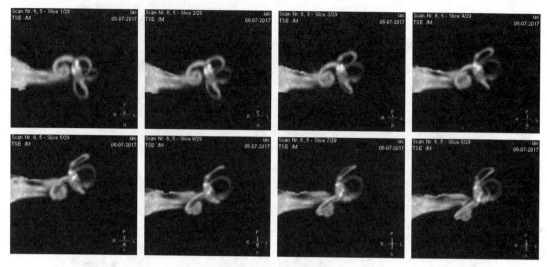

图 6-5　内耳水成像

六、其他水成像技术

水成像技术也可应用于全身其他部位,显示该部位的液体,如应用于头部的脑脊液,显示脑室系统的形态与梗阻情况。可根据具体的部位和疾病合理应用。这样可方便直观地为我们提供很多有帮助的信息。

排泌性腔道 MR 成像技术:胆道及尿路的检查除了可采用常规 MR 成像及水成像技术外,还可进行对比剂排泌性成像。排泌性 MR 成像技术显然不属于水成像的范畴,但是可以作为水成像的补充,有利于胆道及尿路病变的诊断。

1)排泌性 MR 胆管成像:排泌性 MR 胆管成像(secerory MR cholangiography,SMRC)需要注射肝细胞性对比剂,如 Mn-DPDP(泰乐影)和 Gd-BOPTA(莫迪司)。一般作为常规 MR 成像和肝脏增强扫描的一种补充检查,在注射肝细胞特异性对比剂后的肝细胞排泌期进行扫描。所用的序列一般为 3D 超快速扰相 GRE T_1WI 序列(序列及成像参数同 CE MRA),并需要施加脂肪抑制技术,得到的原始薄层图像利用 MIP 等方法进行重建,显示胆道结构的全貌。

水成像 MRCP 技术通常用于胆道梗阻扩张的定位和定性诊断,而对于没有胆道扩张的病例,水成像 MRCP 作用不大。SMRC 却正好相反,在胆道没有梗阻扩张的情况下,依然可以显示胆道结构,因此可以弥补 MRCP 的不足。临床上 SMRC 主要用于术前了解胆道解剖结构,确认有无解剖变异等,有助于制订手术计划,这对于活体肝移植供体和受体的术前检查具有较高的实用价值。

2)排泌性 MR 尿路成像:排泌性尿路 MR 成像(secretory MR urography,SMRU)是利用经肾脏排泄的对比剂进行尿路成像的 MR 技术。细胞外液非特异性对比剂绝大部分经过肾脏进行排泄,在注射对比剂后的肾脏排泌期(一般为 3~8min),对比剂较多的进入肾盂、肾盏及输尿管,利用 3D 超快速扰相 GRE T_1WI 序列(序列和成像参数基本与 CE MRA 一致)进行采集,同时施加脂肪抑制技术,对薄层原始图像进行 MIP、MPR 等重建即可获得 SMRU 图像。也可以对肾盂肾盏区域利用 2D 扰相 GRE 脂肪抑制 T_1WI 序列进行单个厚层块扫描获得一幅 SMRU。

由于进入肾盂肾盏的对比剂浓度很高,容易出现 T_2* 效应而发生信号缺失等现象。以下方法可以减少 T_2* 效应:①选用最短的 TE,同时采用半回波技术及快速梯度模式,可以使最短 TE 更短;②注射呋塞米(速尿),在注射对比剂前 5min 注射速尿 10~20mg,使尿液产生加快,可以在一定程度上稀释对比剂,从而减轻 T_2* 效应。

SMRU 可以在完成肾脏常规 MR 成像和动态增强扫描后进行,因此实际上很容易实现。对于没有尿路梗阻积水的病例,SMRU 的作用优于水成像 MRCP。可以作为常规 MR 成像及水成像 MRU 的补充检查手段。

(胡鹏志　廖云杰　李利丰　杨　光　陈　晶)

第七章 功能性 MR 成像

第一节 MR 灌注加权成像

MR 灌注加权成像（perfusion weighted imaging，PWI）可以描述血流通过组织血管网的情况，通过测量一些血流动力学参数，来无创地评价组织的血流灌注状态。尽管在全身多数脏器都有 PWI 的研究，但目前临床上最常用的是脑部 PWI。本章主要介绍脑部 PWI 技术，其他脏器的 PWI 研究请参阅各系统的相关章节。根据成像原理，PWI 技术主要分为对比剂首过法 PWI 和动脉自旋标记法 PWI。

一、首过法磁共振 PWI 技术

（一）基本原理

首过法 PWI 利用团注顺磁性对比剂，当血-脑屏障完整时，认为首过的对比剂仅位于血管内，不向血管外间隙扩散，符合单室模型。位于血管内的对比剂产生强大的、微观上的磁敏感梯度，引起周围组织局部磁场的短暂变化，这种局部磁场的变化可以通过 MR 图像上信号强度的变化测得。快速的成像技术，如 EPI 和螺旋成像技术，有足够高的时间分辨力，可以准确测量这种团注对比剂造成的组织信号的快速变化。在一定范围内，组织对比剂浓度与 T_2（或 T_2^*）弛豫率的改变大致呈线性关系，应用梯度回波 EPI（GRE-EPI）或自旋回波 EPI（SE-EPI 序列，信号强度与横向弛豫率的改变呈指数关系，通过公式 7-1 可将信号强度时间曲线转化为组织对比剂浓度—时间曲线。

$$C_t(t) = -\kappa \cdot \log\left(\frac{S(t)}{S(t_0)}\right)/TE \qquad \text{（公式 7-1）}$$

式中 $C_t(t)$ 为某时间点上组织中对比剂的浓度，$S(t)$ 为注射对比剂后某时间点上组织的信号强度，$S(t_0)$ 为注射对比剂前组织的信号强度，κ 为常数，TE 为回波时间。

（二）常用序列

团注对比剂经过脑组织的时间很短，通常为 18s 左右，为监测团注对比剂在脑组织中的首过效应，PWI 序列必须足够快速。PWI 可采用 T_1 加权或 T_2（T_2^*）加权序列，临床上脑部 PWI 通常采用 EPI 的 T_2（T_2^*）加权序列。SE-EPI 序列获得的是 T_2 加权对比，GRE-EPI 序列获得的则是 T_2^* 加权对比。SE-EPI 序列能减少脑组织-骨和脑组织-气交界面的伪影，对小血管中(如毛细血管)的顺磁性对比剂引起的信号变化较敏感,但对大血管(如皮质静脉)不敏感,而且 SE-EPI 序列需要更大量的对比剂,通常是标准剂量的 1.5~2 倍,以产生相当于 GRE-EPI 序列中标准计量对比剂所引起的信号变化;GRE-EPI 序列几乎对所有管径血管中的对比剂引起的信号变化均敏感,因此 GRE-EPI T_2^*WI 是目前脑部首过法 PWI 最常用的序列。GRE-EPI T_2^*WI 用于 PWI 时的成像参数一般为:TR ≤ 1 500ms,TE=30~60ms,扫描 10~15 层,层面内分辨力约 1.5mm,层厚 5~6mm;对比剂剂量 0.1~0.2mmol/kg 体重,注射流率 3~7ml/s;扫描持续时间 70~80s。

(三)常用参数

脑部 PWI 常用的参数为脑血容量(CBV)、脑血流量(CBF)和平均通过时间(MTT)(图 7-1),CBV 指的是单位体积脑组织中的血管腔的容积;CBF 指的是单位时间内通过单位体积脑组织的血流量;MTT 指的是血液流过一定体积脑组织的平均时间。从对比剂浓度-时间曲线很容易得到 CBV,只需用积分法求曲线下面积即可。CBF 的测量则需要对成像数据进一步处理,且更容易受图像质量和 MR 信号不稳定的影响。数据处理主要是指对比剂浓度-时间曲线与动脉输入函数(artery inflow function,AIF)去卷积,来获得脑组织内对比剂真正的清除率或脑毛细血管床的平均通过时间(MTT)。CBV 除以 MTT 即可得到 CBF。图像质量和信号稳定度对于可靠地计算出相对 CBF 非常重要,因为去卷积技术可能放大噪声,人为地造成偏倚。准确获得 AIF 对于计算 CBF 也很重要。AIF 可以通过手工选择像素从成像数据中直接获得,也可以用软件自动从浓度-时间曲线中搜索满足动脉特点(如峰值高、到达时间早、通过时间短)的像素来自动获得。用软件自动搜索提高了可重复性,减少人为误差,但是这种自动搜索的方法可能导致 AIF 错误,比如当一侧大脑中动脉狭窄时,由病侧大脑半球得到的 AIF 结果更准确,但健侧大脑半球的浓度-时间曲线在软件自动搜索时更符合动脉特点。

PWI 获得的参数值不仅与团注对比剂的量、速度和对比剂的顺磁性有关,而且还与个体的其他血流动力学参数有关,如全身的血管容量和心排血量。因此,血流动力学参数不能用于不同个体比较;即使同一个体两次检查得到的血流动力学参数也有不同。利用内部参照

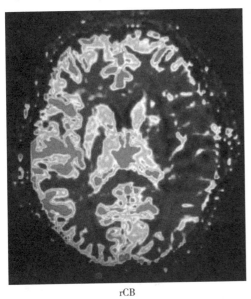

rCB

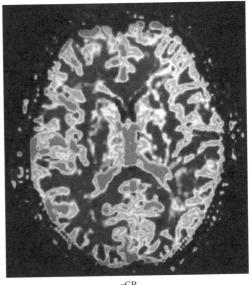

rCB

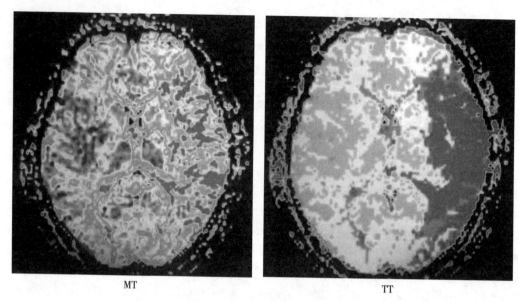

图 7-1 首过法 PWI 得到的参数图(见文末彩插)

如正常区域的灰、白质,获得半定量的相对值,可用于个体内和个体间的比较。但在脑部弥漫性疾病时,内部参照可能也会受影响。因此最好能够获得灌注参数的绝对值,有研究用测量脑的 AIF 的方法试图得到 CBV 和 CBF 的绝对值,但这些方法的准确性仍需进一步研究。随着 PWI SNR 的提高和真正 AIF 测量方法的改进,用磁共振 PWI 方法定量获得 CBV 和 CBF 的绝对值是有可能的。

在血 - 脑屏障严重破坏的区域,灌注参数测量的准确性会很受影响。对比剂如果渗到血管外间隙,则不但不适用单室模型,而且对比剂缩短了组织的 T_1 弛豫时间,也会影响灌注参数测量的准确性。这种情况有以下几种解决办法:①预先给一定剂量的对比剂,饱和掉组织间隙;②应用血池对比剂,使对比剂较少渗漏到血管外间隙;③增加 TR,减小 T_1 的影响,但这增加了扫描时间,降低了时间分辨力;④采用新的计算方法,评估通透性。评估通透性时,用较低剂量的对比剂,通常单倍剂量 0.1mmol/kg,甚至 0.02mmol/kg,注药流率 2ml/s;采用轴位 3D 扰相梯度回波序列在静脉团注对比剂前后进行多次采集,每次重复采集的时间间隔较长,通常每隔 15~26s 采集 1 次,因此整个成像时间较长,需 10~15min;数据分析采用双向两腔模型(公式 7-2)。

$$S_{blood} = A_1 \cdot e^{-b1t} + A_2 \cdot e^{-b2t} \qquad \text{(公式 7-2)}$$

得出 A_1、A_2、b_1 和 b_2,将这 4 个参数代入下列方程:

$S_{tissue} = fBV*[\ A_1 k_1/(b_1-k_2) + A_2 k_1/(b_2-k_2)\ ] \cdot e^{-k2t} + A_1[\ 1-k_1/(b_1-k_2)\ ] \cdot e^{-b1t} + A_2[1-k_1/(b_2-k_2)\ ] \cdot^{-b2t}$

k_1 为从血浆到间质的流出率(通透性),k_2 为从间质返回到血浆的流入率。非线性回归分析得出 fBV、k_1 和 k_2,微血管的通透性 k^{PS} 由 k_1 计算,经红细胞比容纠正,同时算出 k_1、k_2 的和,即总的通透性。

二、动脉自旋标记技术

(一)基本概念

动脉自旋标记(arterial spin labeling,ASL)技术无需引入外源性对比剂,是一种利用血液作为内源性示踪剂的磁共振 PWI 方法。水在血液和组织间自由扩散,血液经动脉血管以一定速度(CBF)流入毛细血管床,假设进入毛细血管的血液中的水为 1,其中一部分水(E)与血管外间隙的组织水交换,剩下的水(1-E)流入毛细血管的静脉端,不与组织水交换;而且组织中的水会与组织大分子发生磁化矢量的交换或称磁化矢量转移。根据这一模型,脑组织水和大分子的纵向磁化可表示为:

$$\frac{dM(t)}{dt} = \frac{M^{eq} - M(t)}{T_1} + E \times f\left[M_a(t) - M_v(t)\right] - k_{for}M(t) + k_{rev}M_m(t)$$

$$\frac{dM_m(t)}{dt} - \frac{M_m^{eq} - M_m(t)}{T_{1m}} = k_{for}M(t) - k_{rev}M_m(t)$$

其中 $M(t)$ 和 $M_m(t)$ 分别为脑组织中水和大分子的磁化,M^{eq} 和 M_m^{eq} 分别为脑组织中水和大分子的平衡磁化。$M_a(t)$ 和 $Mv(t)$ 分别为动脉和静脉中水的磁化,T_1 和 T_{1m} 分别为组织水和大分子纵向弛豫时间,κ_{for} 和 κ_{rev},为组织中水与大分子质子之间的磁化转移率常数,f 为脑血流。ASL 方法中,最基本的问题是要区分流入动脉血液中和感兴趣组织中的水。为此,可以用不同方法改变动脉血液的磁化矢量 $Ma(t)$,动脉血液中质子与组织中质子的磁化矢量交换将引起组织磁化矢量 $M(t)$ 的改变,其改变程度与磁化矢量交换的量成正比,也就是与血流灌注量成正比。不同的 ASL 方法中,根据以上公式可以获得 CBF。ASL 技术需要测量经过标记和未标记的基线图像之间的信号改变,这种信号改变的幅度很小,因此需要进行多次采集、信号平均,经计算方可获得定性或定量的 CBF 图。

ASL 技术中把感兴趣的层面称为扫描层面,而扫描层面的血流上游需要进行流入血液标记的层面被称为标记层面。流入的动脉血可被连续或间断标记,ASL 根据标记方法不同分为两类,连续性 ASL(continuous ASL,CASL)和脉冲式 ASL(pulsed ASL,PASL)。

(二)连续性动脉自旋标记技术

CASL 方法是连续标记感兴趣层面近端的动脉血中的质子,被标记的质子连续流入组织,造成组织磁化矢量的稳态,稳态的状况与灌注量、组织的 T_1 值和标记程度有关。进行颅脑 CASL 时,标记层面通常位于 Willis 环下方,应包括颈内动脉和椎动脉;通常 CASL 只使用一个射频线圈,覆盖扫描层面和标记层面;由于质子是在成像层面的下方(标记层面)用一个射频脉冲来标记的,这个用来标记的射频脉冲对成像层面的水质子来说是偏振脉冲(脉冲的频率偏离水质子的共振频率),但成像层面内大分子中的氢质子共振峰很宽,因此可以被偏振脉冲饱和,这种饱和随后被转移到自由水的氢质子,这就是磁化转移效应。磁化转移效应将引起组织信号的降低,大约会有 60% 的信号损失。这不单造成图像信噪比降低,还造成标记前后的组织信号强度变化的判断错误。针对这个问题有几种解决方法:①由于磁化转移效应在频率上是对称的,为补偿这一效应,可以在基线状态的成像层面上方等距离处施加另一个射频脉冲。②应用不同的线圈来标记和成像,即一个小的表面线圈放在颈部来标记动脉,而用另一个线圈来成像。由于小线圈产生的射频脉冲不影响脑组织,消除了磁化转移造成的脑组织信号降低,因此可获得多层甚至是 3D 采集;应用单独的标记线圈的另一个优点是明显降低了射频能量蓄积,这对在高场设备中应用 CASL 技术尤其重要。但两个线圈的方法需要特殊的硬件,现在应用还不广泛。③应用特殊的标记脉冲,可以很好地控制磁化转移效应,但这种方法的缺点是标记效率低。

(三) 脉冲式动脉自旋标记技术

PASL 方法应用一个选择性的射频脉冲,脉冲式标记成像层面近端的一个厚块中的血液,等一段时间使标记的血与组织充分混合,然后成像。不同于 CASL,PASL 被标记动脉血跟组织发生的磁化矢量交换与动脉血通过组织的时间有关。PASL 又有多种不同的标记方法,不同的 PASL 技术组织中的初始磁化状态也有不同,如采用 EPISTAR(EPI-signal tagging alternating RF)和 QUIPSS(quantitative imaging of perfusion using a single subtraction)技术时组织被饱和;采用 FAIR(flow-sensitive alternating inversion recovery)和 FAIRER(flow sensitive alternating inversion recovery with an extra radiofrequency pulse)技术时,组织的磁化矢量被反转;采用 UNFAIR(un-in-verted flow-sensitive alternating inversion recovery)技术时,组织的磁化矢量处于平衡状态。上述这些技术都是靠测量组织受标记血液灌注后 T_1 时间的变化来计算灌注参数(公式 7-3)。

$$f = \lambda \left(\frac{\Delta M}{M_b^{eq}} \right) \frac{1}{2a_0 exp\left(-\delta/T_{1a} \right)} \times$$

$$\frac{1/T_{1b} - 1/T_{1a}}{\left[exp\left(-(TI-\delta)/T_{1a} \right) - exp\left(-(TI-\delta)/T_{1b} \right) \right]} \qquad \text{(公式 7-3)}$$

式中 α_0 为标记部位的标已率,δ 是血液通过时间,λ 是组织 - 血液分布系数,ΔM 是近端标记后经过 T_1 时间获得的动脉自旋标记图像与基线状态之间组织磁化的差异。从公式可以看出血流与组织最初的磁化状态无关,但与动脉通过时间有关。

PASL 的优点包括:①相较于 CASL,PASL 技术的射频能量蓄积较小,在高场设备上的应用具有一定优势;②组织磁化转移对其影响较小;③ PASL 技术相对比较简单,一些特定的技术已能随 MR 扫描仪作为产品提供给用户。PASL 的缺点也很明显:①覆盖范围小,到目前为止没有一种 PASL 方法能全脑覆盖;② PASL 的另一个缺点标记效率较低,采用同样的标记方式,PASL 技术造成的组织信号改变大约只有 CASL 技术的一半。

(四) 影响 ASL 技术准确性的因素

ASL 技术的准确性主要受两方面影响。首先,由于质子是在成像层面以下用一个射频脉冲来标记,会对成像层面造成磁化转移影响,降低了 SNR。由于磁化转移效应在频率上是对称的,为了补偿这一效应,可以在基线状态的成像层面上方等距离处施加另一个射频脉冲。

另一方面的影响来自于血液从标记层面流入成像层面的过程中,由于 T_1 弛豫造成的信号丢失。为了减少这一影响,可以通过在连续标记后延迟,选到组织磁化的稳态;也可在成像层面很近的下方用间断的脉冲来标记,缩短通过时间,如 EPISTAR,但这种技术仅能提供定性的 CBF 图,同时还有敏感性低的缺点,因此低流速可能难以检测。

除了标记成像层面近端的质子外,还可以应用层面选择性反转恢复技术,直接标记成像层面中的质子。这种情况下,流入动脉血中未标记的质子带有完整的纵向磁化矢量,从而消除了动脉通过时间对信号的影响,因此信号改变与绝对 CBF 更直接相关。通过交替应用全脑的反转恢复脉冲和层面选择脉冲,并比较二者,测量由于流入质子造成的信号增加,计算出 CBF。FAIR 是这种方法的一个例子。

(五) 研究概况

到目前为止,所有 ASL 获得的正常状态下局部脑血流量与其他技术方式获得的血流量一致性很好,也有很好的可重复性。但在缺血引起 CBF 明显降低时,ASL 所测得的结果欠准确,较其他方法测到的 CBF 低,这可能是由于缺血区的动脉通过时间较长,而这种延迟并没有被考虑进去。

ASL 技术通常标记所有流入血,但也可以选择性地标记特定血管,显示其供血区域,目前已有研究标记一侧颈内动脉来评价其供血区域的灌注状态。为了研究视觉皮质的血流变化,可以选择性的标记供应这一区域的血管。最近 ASL 技术应用空间选择性标记脉冲来评价局部灌注,这种局部供血区的研究是 ASL 令人激动并有待于进一步研究的领域。

ASL 技术和应用在持续扩展,除了用于脑部的 PWI 外,还可以应用于肺、肾、心脏、骨骼肌的灌注,最近还有报道把 ASL 技术应用于卵巢和乳腺的研究。

ASL 技术的空间分辨力有待于提高,以减小部分容积效应,区分不同组织。目前两个方面的发展有利于高分辨力的实现:①并行采集技术不但可以加快采集速度,还可提高 ASL 的敏感性;②超高场如 7~9T MR 扫描仪的应用,其优势在于提高了敏感性,并延长了血液的 T_1 值。这样在通过时间内网磁化矢量丢失较少,而使标记前后组织中的信导变化量增加;同时组织 T_1 时间延长,也使得标记更好的蓄积。

ASL 已经是一种研究生理和病理生理状态下血流变化的重要方法。它的特点是能在常规序列了解形态学特征的基础上检测局部血流,完全无创,必要时可重复进行。一些 ASL 序列已可以在临床应用的扫描仪上实现,具有临床广泛应用的潜力。但由于成像时间较长、空间分辨力较低、信噪比较低,目前 ASL 技术的临床应用仍有一定限制。

三、MR 灌注的应用

脑部疾病的灌注成像临床应用研究 PWI 技术已经在脑血管病和一些其他疾病的诊断和治疗中成为很重要的手段,可以用于评价急性卒中后仍有缺血危险的脑组织、肿瘤、变性疾病,还并可用于评价这些疾病的疗效。

(一)脑卒中

在急性脑血管闭塞造成组织坏死后的几分钟至几小时内,评价是否仍有存活、可挽救的脑组织很重要。在慢性但可逆的缺血时,判断其是否为责任病灶对治疗方法的选择至关重要。到目前为止,由于 ASL 扫描时间长的限制,很少被应用于卒中的评价;目前对于脑卒中的评价多采用对比剂首过法 PWI。

在梗死后早期,准确地区分可恢复的及不可逆梗死的脑组织,不仅可以帮助选择最合适的治疗疗法,还可预测病人是否能从晚期再通或神经保护治疗中收到疗效。扩散 - 灌注 MR 成像应用于急性卒中的早期研究中,最振奋人心的一个理论是扩散 - 灌注不匹配,为检出缺血性半暗带提供了一个简单可行的方法。根据扩散 - 灌注不匹配理论,扩散异常代表了核心不可逆梗死的组织,其周围灌注异常但没有扩散异常的区域(不匹配区)代表低灌注但还没有发生进一步的生物能量障碍的区域,即半暗带。但实际上经过研究发现,灌注异常区域包括了良性缺血区,扩散异常区域也可能包括可恢复的组织,因而半暗带的估计并不十分准确。虽然有一些研究试图探索显示半暗带更准确的方法,但目前这种扩散 - 灌注不匹配的方法,仍是临床粗略评估半暗带最快速和简便的方法,在国外许多研究中心已把这种方法作为超急期卒中临床常规检查的一部分,为制订病人个体化治疗方案提供依据。

(二)脑肿瘤

肿瘤的血管特性通常用 CBV 来反应(图 7-2),在肿瘤影像方面 CBF 和 MTT 不如 CBV 研究得多。应用 ASL 的研究较少,但有研究发现 ASL 及对比剂首过法 MR 灌注之间有较强的线性相关,也能估计胶质瘤级别。

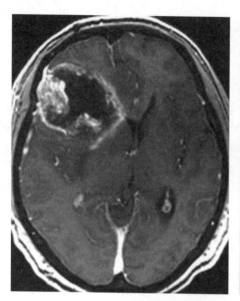
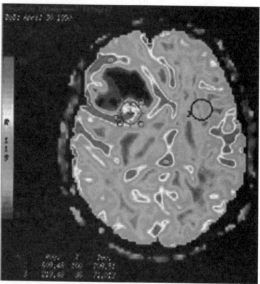
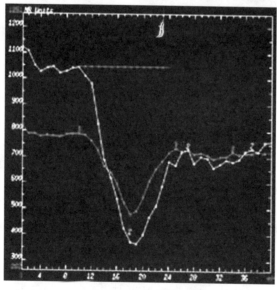

图 7-2　颅脑胶质瘤 PWI(见文末彩插)

MR 灌注可估计胶质瘤的分级。通常高级别胶质瘤较低级别有更高的 CBV 及通透性。但也有例外,少突胶质细胞瘤不管分级如何,均可显示高 CBV 灶。有研究发现应用 SE-EPI 序列的对比剂首过法 MR 灌注,相对脑血容量(relative cerebral blood volume,rCBV)值大于 1.5 代表高级别肿瘤,这一分界点的敏感性和特异性分别为 100% 和 69%。这些研究提示:①完全为低的 rCBV 病变,不会是高级别的;②半数的低级别的少突胶质细胞瘤内有高 CBV

病灶;③与增强程度相比,rCBV 与肿瘤分级间有更好的相关性。也有人用 CBF 来评价肿瘤分级,取得了相似的结果。评估通透性的研究也显示通透性与肿瘤分级之间有良好的相关性。尽管这样,这些研究也发现高、低级别胶质瘤之间灌注变化存在重叠。

MR 灌注有助于指导立体定位活检。CT 引导下立体定位细针穿刺活检,是一种广泛应用的肿瘤诊断方位,它假设肿瘤增强的部分为细胞最具侵袭性的部位。这种方法的问题在于肿瘤增强本身并不能代表肿瘤分级。有研究报道,约 38% 的间变性星形细胞瘤不增强。另有研究报道,根据 CT 增强来指导立体定位活检,与最后的手术病理结果对照,有 25% 的病灶低估了分级。病理标本显示肿瘤最大 rCBV 处与有丝分裂增加和新生血管增多有关,因此最大 CBV 的病灶被认为代表肿瘤的级别。所以 MR 灌注可能是选择活检部位更为准确的方法。有研究发现,PWI 能在高级别胶质瘤的未强化部位提示活检部位,可在术前准确分级。

MR 灌注能较常规 MR 成像更好的显示肿瘤边界,有助于外科手术或放疗计划的制订。有研究发现,异常肿瘤细胞不仅在肿瘤增强区域之外,而且超出其周围异常 T_2 信号区域。在描述肿瘤边界方面,rCBV 图和 MR 波谱有很好的相关性,均较常规 MR 敏感,但 MR 波谱又优于灌注。

MR 灌注还可用于鉴别放射损伤或肿瘤复发,这两者在常规增强 MR 或 CT 上很难鉴别,且二者常同时存在。放疗造成的血 - 脑屏障破坏引起对比剂渗入间质,产生了强化,类似肿瘤复发。有研究认为 rCBV 大于 2.6 通常提示肿瘤复发,rCBV 小于 0.6 通常符合放射性坏死,但两组数据之间有较多的重叠。

目前抗新生血管形成已经成为一种新的肿瘤治疗方法,PWI 可以作为其疗效观察的重要手段。有研究发现,在注射新生血管细胞因子 VEGF 抗体后 24h 内,毛细血管通透性迅速增加。PWI 这种快速反映肿瘤微血管变化的能力有助于加速新的抗新生血管药物的发展与研究。

(三) 脑功能的研究

许多研究应用 ASL 测量神经活动改变引起的局部血流变化。一般来说,ASL 技术检测到的信号变化只有 BOLD 技术的一半,因此大部分脑功能的研究仍应用 BOLD 技术。但 ASL 技术也有一些优点,可以弥补 BOLD 技术的不足:①血流的变化早于 BOLD 信号变化,已有越来越多的研究表明 ASL 方法能更快地反映神经活动;② ASL 技术比 BOLD 技术的定位能力更好,因为 BOLD 对比度中,小静脉的信号起着重要作用,而 ASL 技术可以反映标记的动脉血进入脑组织毛细血管床的情况;③ ASL 的另一用途是测量局部血流,作为 BOLD 信号的补充,因为 BOLD 信号是多因素的组合,包括了氧代谢、脑血流、血容量等信息,ASL 方法得到的脑血流改变可以用来校准 BOLD 信号。最近的一个研究发现,如果 BOLD 阴性,但 ASL 显示灌注下降,可以得出神经活性下降的结论。

(四) 其他应用

PWI 方法还用于评价癫痫、Alzheimer 病(AD)等疾病。研究发现,发作间期颞叶癫痫病人可见内侧颞叶低灌注。还有研究表明,AD 病人的淀粉样斑块会影响血流调节,与此一致的是,ASL 发现 AD 病人在一些淀粉蓄积水平较高的脑区域的血流会下降。

第二节　扩散加权成像及扩散张量成像

一、扩散技术相关的基本概念

扩散加权成像(diffusion weighted imaging,DWI)与传统的 MR 成像技术不同,它主要依赖于水分子的运动而非组织的自旋质子密度、T_1 值或 T_2 值,为组织成像对比提供了一种崭新的技术:组织中水分子扩散是指组织内(包括细胞内和细胞外)水分子的一种随机热运动,扩散的方向与幅度受生物膜和组织中大分子的影响。MR 成像能控制活体组织中水分子的磁化状态,却不影响其扩散过程,因此 MR 成像是目前检测活体组织中水分子扩散运动的最理想方法。本节主要介绍与 DWI 相关的基本概念。

1. 扩散(diffusion)　指由于分子无规律的热运动,即布朗运动(Brownian motion)。在临床 DWI 技术中,扩散一般是指组织中水分子不断随机改变运动方向和位置的现象。

2. 扩散系数(D)　分子扩散运动的速度,是指水分子单位时间内随机扩散运动的范围,单位为 mm^2/s。水分子在不同组织中的扩散系数不同,它依赖于水分子所处的环境。扩散系数与 T_1、T_2 参数一样可以被 MR 成像用来产生组织的对比。在室温下,正常脑组织的 D 值为 $(0.5\sim1.0)\times 10^{-3}mm^2/s$。

3. 表观扩散系数(ADC)　用于描述 DWI 中不同方向的分子扩散运动的速度和范围。由于 MR 图像自身不能区分各种原因(如热梯度、原子间相互作用)引起的信号衰减,因此用 ADC 值来代替 D 值。ADC 值主要根据扩散加权像上信号强度的变化计算出的,公式为 $ADC=(InS_1/S_2)/b_2-b_1$,b_1、b_2 分别为施加的两个扩散敏感因子,S_1、S_2 分别为施加扩散敏感梯度场(b_1、b_2)后同一部位的组织信号强度。

4. 扩散敏感因子(b value)　MR 各成像序列(如 SE、GRE、EPI 序列)对扩散运动表现的敏感程度,是对扩散运动能力检测的指标。单位 s/mm^2,b 值与施加的扩散敏感梯度场强、持续时间和间隔有关(公式 7-4)。

$$b \text{ 值} = \gamma^2 G^2 \delta^2 (\Delta - \delta/3) \qquad (\text{公式 } 7\text{-}4)$$

式中 γ 代表磁旋比;G 代表梯度场强度;δ 代表梯度场持续时间;Δ 代表两个梯度场间隔时间。目前的 MR 设备可提供的 b 值范围 $0\sim10\,000s/mm^2$,MR 中水分子的扩散敏感性随着 b 值的增加而增加,但图像信噪比则相应的下降。目前颅脑 DWI 常用的 b 值约为 $1\,000s/mm^2$。

5. 各向同性扩散(isotropic diffusion)　在理想的环境中,水分子在各个方向的扩散速度均同步时,即扩散系数相同,在一段时间后其运动轨迹处于一个球休内,这种扩散过程称为各向同性扩散。

6. 各向异性扩散(anisotropic diffusion)　在人体组织内,水分子的扩散受到各种因素(如在脑白质纤维中,由于髓鞘的存在,水分子平行于白质纤维时易于扩散,垂直于白质纤维时扩散受限)的影响,在各个方向不相等,在一段时间后其局部环境的影响致扩散运动在各个方向不同步时,这种扩散运动则表现为各向异性。

7. 张量(tensor)　用于表示有一系列三维矢量实体内的张力,此概念源于物理学和工程学。

8. **本征向量与本征值**(eigenvector and eigenvalue，v and λ) 扩散张量加权图像中，用于描述单个体素中纤维束主要走行的方向及相应方向上的扩散幅度。目前主要应用3个本征向量，即 v_1、v_2、v_3，分别表示单个体素内主要纤维束的主要走行方向、主要纤维束的成角走行方向及次要纤维束的交叉走行方向。一般情况下，λ_1 与 λ_2 大小相似，λ_3 远远小于前二者。

9. **平均扩散率**(<D>) MR 成像体素内各方向扩散幅度的均值，代表某一体素内水分子扩散的大小或程度。其计算见公式 7-5。实际情况下，计算 <D> 时，不能将 x、y、z 方向上的扩散系数简单的相加，主要与扩散的各向异性和某一轴向上扩散梯度对其他方向的作用有关。脑脊液的平均扩散率为 3.19mm²/s，锥体束的平均扩散率仅为 0.71mm²/s。

$$<D>=(Dxx+Dyy+Dzz)/3 \qquad (公式 7-5)$$

10. **分数各向异性**(fractional anisotropy，FA) 扩散张量的各向异性成分与整个扩散张量之比。定量测量的单个体素内的各向异性值，其计算见公式 7-6。在完全各向同性的介质中 FA=0，在圆柱状对称的各向异性的介质中，FA 接近于 1，如锥体束的 FA 值为 0.93，脑脊液的 FA 值仅为 0.02。

$$FA=[3(\lambda1-\lambda)2+(\lambda2-\lambda)2+(\lambda3-\lambda)2]1/2/[2(\lambda12+\lambda22+\lambda3)2]1/2 \qquad (公式 7-6)$$

11. **相对各向异性**(relative anisotropy，RA) 本征值的变量与其平均值的比，其计算见公式 7-7。RA 值范围为 0~$\sqrt{2}$，0 表示最大各向同性，$\sqrt{2}$ 表示最大各向异性。对于完全各向同性的介质来说，RA=0。

$$RA=[(\lambda_1-\lambda)^2+(\lambda_2-\lambda)^2+(\lambda_3-\lambda)^2]^{1/2}/(3\lambda)^{1/2} \qquad (公式 7-7)$$

12. **容积比**(volume ratio，VR) 椭球体的体积与半径为平均扩散球体的体积之比，其计算见公式 7-8。VR 的值为 0~1，0 为最大各向异性，1 为完全各向同性。

$$VR=(\lambda_1\lambda_2\lambda_3)/\lambda^3$$
$$\lambda=(\lambda_1+\lambda_2+\lambda_3)/3 \qquad (公式 7-8)$$

二、扩散加权成像技术

(一) 物理基础和脉冲序列

扩散为水分子在介质中的随机运动。当梯度磁场存在时，水分子的扩散引起横向磁化矢量的失相位，引起 MR 信号减低。信号降低的程度依赖于组织类型、结构、物理和生理的状态以及微环境。

DWI 可以观察水分子的扩散特性。为增加扩散的敏感性，需施加扩散敏感梯度。扩散敏感梯度可与任何脉冲序列融合，也括 SE、SE-EPI、RARE(FSE)、STEAM(stimulated echo acquisition mode)、SSFP(steady state free precession free precession)、spiral 和 GRASE。扩散敏感梯度可显著增加序列对水分子布朗运动的敏感性，但它也对其他类型的运动如头部运动十分敏感。为冻结宏观运动，常使用单次激发序列，如 SB-EPI、RARE、螺旋脉冲序列。然而，单次激发的 K 空间矩阵的大小受限(128×128 或更小)，使其空间分辨力较低(2mm 或更差)。多次激发 MR 扩散成像可显著改善图像的空间分辨力，但需施加运动纠正技术，如导航回波。

扩散梯度包括两个扩散敏感梯度场，SF 序列中，两个极性和大小均相同的扩散敏感梯度场位于重聚射频脉冲(1 800 脉冲)的两侧；而在 GRE 序列中，两个扩散敏感梯度场极性相反,当施加扩散敏感梯度时,水分子的扩散引起 MR 信号衰减(图 7-3)。衰减的程度依赖于水分子的表观扩散系数 ADC(mm^2/s)和 b 值的大小(s/mm^2),b 值越高,DWI 对于水分子的运动越敏感,但图像的信噪比亦显著下降,目前常用的 b 值为 500~1 500s/mm^2。如果在 SE 序列 180° 聚焦脉冲的两侧沿某个方向(如层面选择方向)施加一对大小和方向均相同的扩散敏感梯度场,在该方向上的水分子扩散运动将造成质子群失相位,分子运动越快,失相位越明显,相应体素的信号强度则取决于相应 T_2 信号强度与失相位后信号丢失之和,其计算公式见公式 7-9:

$$SI= SI_0 \times \exp(-b \times D)$$ (公式 7-9)

SI 为施加了扩散敏感梯度场后的组织信号强度;SI_0 为未施加扩散敏感梯度场 T_2WI 的信号强度(b=0s/mm^2);b=$\gamma^2 G^2 \delta^2(\triangle-\delta/3)$,$\gamma$ 为磁旋比,G、δ、$\triangle$ 分别代表施加的 2 个扩散敏感梯度场的幅度、持续时间及间隔时间;D 为扩散系数。根据 Fich 定律,真正的扩散运动是由于浓度不同而引起的分子运动,MR 成像并不能区分分子运动的原因:如热梯度、压力梯度以及离子之间的相互作用。因而 DWI 所测量的分子运动只能以表观扩散系数(apparent diffusion coefficient,ADC)来表达,因而将公式 7-9 转化为公式 7-10。

$$SI=SI_0 \exp(-b\ ADC)$$ (公式 7-10)

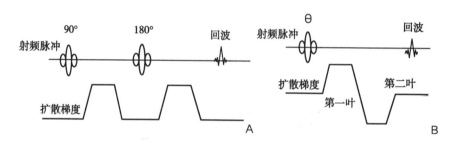

图 7-3　扩散敏感梯度场

脑组织的各向异性扩散可通过施加 3 个方向互相垂直的扩散敏感梯度场的扩散加权像显示。每幅图像的信号强度均取决于 EPI T_2WI 的信号强度及每个方向上施加扩散敏感梯度场而引起的信号变化之差,每个方向施加扩散敏感梯度场后,可同时产生 DWI 和 ADC 图。

公式 7-10 适用于任一方向的扩散敏感梯度,对于某一方向的扩散梯度来说,DWI 的对比与此方向相关,而且随病人体位变化而变化。为去除病人的方向依赖性,可施加 3 个互相垂直的扩散敏感梯度,即 x、y、z 轴方向(相位、频率及层面编码方向)的扩散梯度。相应的各个方向的 MR 弥散加权信号强度见公式 7-11~ 公式 7-13。

$$SIx=SIo \exp(-bxx\ ADCxx)$$ (公式 7-11)
$$SIy=SIo \exp(-byy\ ADCyy)$$ (公式 7-12)
$$SIz=SIo \exp(-bzz\ ADCzz)$$ (公式 7-13)

值得注意的是,任何非零的偏正交轴的因素均不会对上述信号强度产生影响,除非再施加额外的扩散敏感梯度场。如三个方向的 b 值相同,(bxx=byy=bzz=b)公式可转换成,见公式 7-14。

$$SIxyz=SIo \exp(-b\ ADCtrace/3)$$ (公式 7-14)

ADCtrace 为矩阵中正交元素之和,因而 Sxyz 只依赖于病人的方向。

当使用单次激发 EPI 序列时,用于计算出 DWItrace 图像的多个 DWI,可存在不同的图像扭曲,引起计算过程中的吻合误差。为减少此问题,可使用在一个脉冲里呈含 3 个扩散梯度的 3 个扩散加权脉冲采集单个 DWI,虽然相应的 DWI 并不完全等同于 DWItrace,但扩散各向异性效应被显著减少了。

为获得 ADC 图,需采集一系列不同 b 值的 DWI,每个信号代表 3 个 DWI 的几何平均值,以去除病人的方向依赖性。以像素为基础,进行线性拟和后的回归斜率即 ADC。不同像素的 ADC 值可形成一幅 ADC 图。

随着梯度系统性能的提高,回波平面成像(EPI)被应用到 DWI 中,成像时间明显缩短,而且对水分子运动的检测更加敏感。单次激发自旋回波 EPI(SS-SE-EPI)由于采集速度快(<100ms/ 幅)和运动不敏感,是目前最常使用的脉冲序列。此序列中,在 180° 重聚脉冲前后分别施加大小相等的扩散敏感梯度场,施加的方向为三个正交轴方向(即层面选择方向、读出方向及相位方向)。梯度回波序列对微小的运动,如呼吸、动脉搏动等非常敏感,任何小的磁场不均匀均可引起图像的扭曲(如颅底气体 - 骨组织界面),因此限制了 DWI 的进一步应用。刺激回波的 TE 值较短,扩散敏感梯度的间隔长,因此 T_2WI 上信号丢失少,可采用较高 b 值成像;缺点是刺激回波读出时,大部分 T_1WI 由于 TE 时间较短而使组织对比度较差,此序列主要应用于腹部。

随着场强的增加,如 3.0T MR 系统应用于临床,EPI 序列的 SNR 增加,但图像的变形程度和磁敏感伪影也增加,导致了图像的扭曲变形和模糊。并行采集技术可缩短 EPI 的读出持续时间,磁敏感伪影明显减少;相位编码方向上的带宽增加可使图像的几何学扭曲降低。并行成像技术与 EPI 序列联合应用,可显著减少磁敏感和化学位移伪影,并通过减少相位编码的数目而缩短回波链,从而减少相位编码方向上的伪影。

(二) DWI 和 ADC 的图像对比

扩散敏感梯度场分别施加到互相垂直的三个方向(层面选择方向、读出方向及相位方向),相应的图像既含有水分子扩散的方向,还含有水分子扩散的幅度,为建立一幅只与水分子扩散幅度相关的图像,需将三个方向的扩散图像信号强度叠加起来并计算其立方根,即建立一幅去除相应水分子扩散方向的图像,见公式 7-15。

$$S1 \text{ trace} = \sqrt[3]{SIx + SIy + SIz} \tag{公式 7-15}$$

需注意的是,DWI 的信号既存在着 T_2WI 对比,也存在着水分子的扩散信息,为去除 T_2WI 对比的影响,DWI 除去 EPI T_2WI(b=0s/mm²)图像后,便可得出指数幂图像(exponential image),但临床上不常用。ADC 图主要反映水分子扩散的幅度,其黑白度往往与 DWI 相反。

临床应用中,常规观察 DWI、ADC 图及 EPI T_2WI 图像。由于灰、白质的 ADC 值相似,因而在 ADC 图及指数幂图中,灰、白质无明显对比。DWI 上显示的灰、白质对比是由 T_2WI 对比得到的。基于 DWI 的对比特点(包含有 T_2 信号强度,同时施加扩散敏感梯度场后因水质子失相位又造成信号丢失),需结合 ADC 图分析病变的性质。如急性脑梗死时组织 T_2 值延长及水分子扩散运动受限均可引起 DWI 上组织呈现高信号,ADC 图主要的价值在于去除"T_2 效应"。

(三) DWI 的成像参数

1. 5T 的设备上,颅脑 DWI 参数大致如下:采用单次激发 SE EPI 序列,TR=5 000~10 000ms,由系统默认最短 TE,通常为 60~100ms,FOV=24~26cm,层厚 / 层间隔 =5mm/1mm,矩

阵 =128×128,平均次数 1~2 次。b 值一般选择 0 和 1 000s/mm²,扩散梯度场分别施加到相位编码、层面选择、读出方向(频率编码方向)上。

采用并行采集技术可缩短 EPI 的回波链并大大缩短 TE,从而可以大大减轻磁敏感伪影。在 1.5T 的设备上加速因子通常选择 1.5~2.0,在 3.0T 的设备上加速因子可设置为 2~4。

对于 DWI 来说,扩散敏感系数(b 值)的选择非常重要。b 值越高,对水分子扩散运动越敏感,但 b 值增高也带来一些问题:①组织信号衰减越明显,太高的 b 值得到的 DWI 信噪比(SNR)越低;②在机器硬件条件一定的情况下,b 值增高必然延长 TE,进一步降低了图像的 SNR;③即便机器硬件和图像的信噪比许可,梯度脉冲对周围神经的刺激也限制了太高的 b 值。较小的 b 值得到的图像信噪比较高,但对水分子扩散运动的检测不敏感,而且组织信号的衰减受其他运动的影响较大,如组织血流灌注造成水分子运动等,这些运动模式相对水分子的扩散运动来说要明显得多。在 b 值较低时,由于受血流灌注等因素的影响,所测得的 ADC 值偏高。而且 b 值越小,ADC 值越高;一般 b 值 >500s/mm² 方可基本消除血流灌注对 DWI 及 ADC 值测量的影响。因此 b 值的选择对于 DWI 非常重要,但实际上 b 值的合理选择较为困难,在临床上根据设备条件、所选用的序列以及临床目的的不同,应适当调整 b 值。在目前常用的 MR 仪上,脑组织 DWI 的 b 值一般选择在 800~1 500s/mm²。

(四) DWI 的伪影

EPI 序列对微观的扩散运动都很敏感,在活体组织成像中,脉搏搏动、微循环及病人的运动都会引起伪影,主要是相位编码线空间定位错误引起的,同时 EPI 序列还容易产生磁敏感伪影和化学位移伪影。

基于 EPI 序列的 DWI 产生与 EPI 序列相关的伪影,如:①见于额窦和颞骨区域的磁敏感伪影。此伪影即便使用高阶匀场线圈也很难纠正,而且随着场强的增加而呈线性增加,并行采集技术可通过减少回波链长(质子失相位少)而降低磁敏感伪影。②蜗电流。硬件间不匹配也引起 Nyquist 幻影样伪影,现在已有许多技术(如脂肪抑制技术、保持梯度磁场的稳定性、匀场等)补偿这种伪影,使 DWI 质量得到提高。

(五) 扩散加权成像的应用

1. 扩散加权成像在神经系统中的应用 水分子的扩散加权像、扩散张量加权像及 ADC 图像为传统的 SE 或 FSE 序列提供了许多额外的信息,这些额外的信息对病变的诊断、活检部位的确定及评价临床治疗效果均有作用。脑组织中,平行于白质纤维走行的水分子较垂直于其方向的水分子易于扩散,表现为扩散各向异性,虽然机制并不十分明确,目前认为与髓鞘有关。表观扩散系数(ADC)为组织的内在特性,主要反映水分子扩散运动的速度和范围。ADC 值可定量计算水分子的运动信息。不同组织及不同的病理生理过程,组织的 ADC 值也不同。与扩散梯度方向平行的脑白质纤维 ADC 值高,垂直于扩散梯度方向的 ADC 值低,脑脊液 ADC 值最高。灰质结构主要表现为各向同性,且 ADC 值较低。当脑组织出现各种疾病时,其 DWI 表现或 ADC 值可发生改变。

(1)DWI 在脑梗死诊断中的应用

1)鉴别急性和亚急性脑梗死以及评价脑梗死的进程:缺血发生几分钟后,脑组织能量代谢受到破坏。Na⁺-K⁺-ATP 酶和其他离子泵发生衰竭,从而使细胞内外的离子失去平衡,大量细胞外水分子进入细胞内,引起细胞内水分子增加、细胞外水分子减少、细胞外间隙扭曲变形,上述因素均可引起扩散受限。

在脑梗死 30min 后便可在 DWI 上发现扩散受限,ADC 值降低,至 8~32h 达最低,持续 3~5 天。急性期,DWI 上呈现高信号(T₂ 效应及扩散受限效应),ADC 图上呈低信号。ADC 值恢复至基线需 1~4 周,这也反映了脑梗死的演变过程(细胞毒性水肿→血管源性水肿→细胞膜破裂→细胞外水分增加)。亚急性期(1~2 周),随着细胞外水分子的增加及胶质增生,ADC 值逐渐升高,约 2 周,DWI 上呈现等、高信号(取决于 T₂ 加权水分子扩散的程度),ADC 上呈现高信号,此期的病变容易与一些血管源性水肿混淆,常需结合 MR 平扫及增强检查对病变进行鉴别诊断。

MR 扩散成像可鉴别急性和慢性脑梗死,并可随访脑梗死的进程,尤其是 ADC 图,可清楚显示病变的进程(图 7-4)。脑软化灶由于液化性坏死,其性质接近于脑脊液,DWI 表现为低信号,ADC 呈高信号。

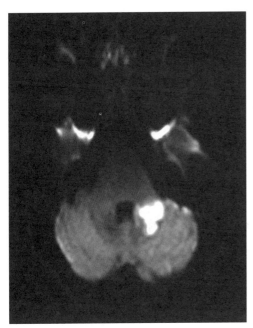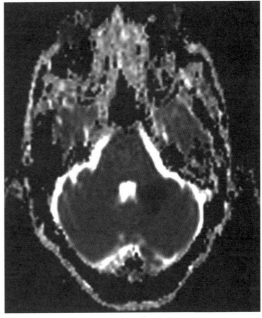

图 7-4　DWI 和 ADC

并非所有的脑梗死都遵循着同样的演变过程,随着早期的再灌注,ADC 假正常化也可发生于梗死后 1~2 天。Nagesh 等证实,虽然 10h 内缺血脑组织多表现为 ADC 值降低,但 ADC 值也可降低、假正常化或升高,ADC 值的变化提示了脑梗死的演变进程。虽然存在这些变异,但 ADC 值降低的组织内均伴有脑梗死。

2)DWI 观察脑急性梗死的可靠性:传统的 CT、MR 均不能早期发现脑梗死,DWI 发现超急性期和急性期的脑梗死的敏感性为 88%~100%,特异性为 86%~100%,DWI 上呈现高信号的区域提示病变为不可逆性脑梗死。对于小的脑干或基底节区腔隙性梗死,首次 DWI 也可能存在假阴性,而随访 DWI 上表现为高信号。因而,对于首次 DWI 的检查为阴性而病人症状持续存在时,随诊 DWI 检查十分重要。DWI 可发现濒临梗死的脑组织,尤其与 MR 灌注成像联合应用,可精确评价缺血半暗带,从而允许早期治疗。

3)DWI 表现与脑梗死愈后的相关性:DWI 可反映临床症状的严重程度,从而可预测病人的愈后,DWI 显示病变范围越大,临床症状相对越严重,这种情况尤其见于皮质梗死的病人,而对于穿动脉闭塞的病人相关性可不一致。病变的位置对于二者的相关性也很重要,如白质纤维束受损引起的临床症状比大面积的皮质梗死的症状更严重。

4)一过性缺血性卒中:约 50% 一过性缺血性卒中的病人具有一过性扩散受限的病灶,病变通常较小,小于 15mm,位于临床怀疑的血管供血区,常提示可逆性范围较大的缺血。研究显示,约 20% 随访 DWI 显示正常(可逆性病变或 T₂WI 呈现正常),早期显示一过性缺血性卒中病人的病灶并探讨可能的机制可明显改善病人的愈后。

5)与临床脑梗死相似的鉴别诊断:①非缺血性病变;②血管源性水肿。两类病变 DWI 和 ADC 上常均呈高信号。前者常见于周围性眩晕、头痛、癫痫(病变常见于双侧海马及颞叶区域,可恢复,病因不明)、痴呆、功能紊乱、淀粉样脑血管病以及代谢性病变。当病人出现上述表现时,脑组织常不经历梗死,也无需抗凝治疗和随访。可逆性血管源性水肿包括高灌注脑病(常累及皮质下弓形纤维,病变可逆)、环磷酰胺中毒性脑病、静脉性血栓(需结合 MRV 检查,观察静脉系统有无闭塞)及 AIDS 相关脑病等,病人的临床表现可与缺血性卒中相似。传统的 MR 不能鉴别血管源性水肿和细胞毒性水肿(急性脑梗死);而 DWI 能可靠的对两者进行鉴别诊断,前者于 DWI 上表现为高信号,而后者可表现为等或低信号(细胞外水分子增加,而其扩散运动增加)或高信号(T₂ 效应或扩散增加)。当血管源性水肿在 DWI 上表现为高信号时,可与动脉性脑梗死的信号相似,但细胞毒性水肿在 ADC 图上呈低信号,而血管源性水肿在 ADC 图上呈高信号,正确对两者进行鉴别诊断可显著改善病人的预后。一些脑肿瘤,尤其是低度恶性星形细胞瘤,常规 MR 上与脑梗死表现类似,但前者于 DWI 上可表现为等或稍高信号,ADC 上呈显著高信号,而急性脑梗死 ADC 呈低信号,DWI 与 ADC 联合能够对二者进行可靠的鉴别诊断。

(2)DWI 用于颅内环状强化病变的鉴别诊断:常见的颅内环状强化的病变包括脑脓肿、胶质瘤、转移瘤、淋巴瘤、脑囊虫、结核、血肿吸收期、多发性硬化等,单个环状强化病灶的鉴别诊断较为困难。DWI 可反映病变的扩散状况,为鉴别诊断提供信息。脑脓肿和胶质瘤、转移瘤中心坏死的病理生理机制不同;脓肿中心是由细菌、炎性细胞、黏蛋白、细胞碎屑组成的黏稠酸性液体,这些成分均限制了水分子的扩散,因此在 DWI 上呈高信号,ADC 值较低;脑肿瘤坏死或囊变时,中心部位主要为出血、囊变、肿瘤的坏死组织及少量炎性细胞,黏稠性较低,液体清晰,细胞成分少,因此在 DWI 上呈低信号,ADC 值较高,略低于脑脊液,与脓肿中心部位的 ADC 值有显著不同。

(3)DWI 在脑肿瘤诊断中的应用:胶质瘤、转移瘤以及脑膜瘤的 DWI 表现各异,部分病变于 DWI 上呈高信号,ADC 呈低信号(细胞外间隙减少)或高信号(细胞结构疏松的部分)。ADC 值的大小取决于肿瘤细胞的密度。DWI 不能鉴别原发性和继发性脑肿瘤。对于原发性脑肿瘤,如胶质瘤,DWI 不能鉴别瘤周水肿区和肿瘤的实性成分(肿瘤细胞沿着神经束、血管周围生长,而不破坏相应的血-脑屏障),无法真正区分胶质瘤的边界,DWI 亦不能鉴别胶质瘤、脑膜瘤的良、恶性,但 DWI 能够鉴别不典型部位的脑梗死和脑肿瘤。大部分转移瘤的 DWI 表现与胶质瘤类似,但小部分肿瘤也可在 DWI 上表现为高信号,ADC 呈高或低信号,文献报道此种情况最常见于鳞癌、乳腺癌脑转移。淋巴瘤由于肿瘤密度较高,核浆比较大,细胞外含水量较少,其在 DWI 上呈显著高信号,ADC 呈低信号(扩散受限),结合 MR 其他序列的表现,DWI 能够可靠的鉴别淋巴瘤与其他性质的肿瘤。

(4) DWI 在颅脑囊性病变鉴别诊断中的价值：颅内囊性病变主要包括蛛网膜囊肿、表皮样囊肿、皮样囊肿和胶样囊肿。传统的 MR 扫描只能鉴别囊性病变和实性病变，对于囊性病变之间的鉴别诊断较为困难，如表皮样囊肿和蛛网膜囊肿(颅内最常见的囊肿)。而 DWI 和 ADC 图可在传统序列的基础上提供额外的信息。表皮样囊肿因囊内含有角质蛋白和胆固醇，呈白色蜡样结构，多为囊性，也可为实性，DWI 上其内容物多呈现高信号，ADC 值与脑实质接近。蛛网膜囊肿则为脑脊液包裹于蛛网膜与软脑膜之间的囊袋样结构的囊肿，DWI 上与静止的水信号一致，ADC 值亦与脑脊液相似。

(5) DWI 在评价脑炎和散发型海绵状脑病中的价值：克 - 雅氏病(creutzfe LSt-Jakob disease,CJD)是蛋白粒子病中最常见的一种临床类型，以往曾有皮质 - 纹状体 - 脊椎变形、海绵状脑病等名称，临床上分为散发型(sporadic CJD,sCJD)、家族遗传型(familial CJD, fCJD)、医源型(iatrogenic CJD,iCJD)和变异型(variant CJD,vCJD)，其中 sCJD 占 90% 以上。sCJD 为一种少见的、致命性病变，由朊病毒感染所致，病变诊断困难，只有 25% 的病人临床上出现进行性痴呆、肌阵挛、EEG 周期性尖波出现，而且有 25% 的病人图像学表观正常，DWI 能够早期发现病变、随访病变的进程。CJD 的病理表现为：微泡状海绵状变性、神经胶质增生、神经元丢失，从而引起水分子的运动变化。DWI 上表现为皮质、基底节区(尾状核头、壳核、苍白球、丘脑)彩带样异常高信号，ADC 正常或稍升高，提示 sCJD 的诊断。

需与 CJD 鉴别诊断的病变包括：进行性多灶性脑白质病、亚急性硬化性脑病、某些病毒性脑炎。前两者除上述部位受累外，还存在脑白质的病灶，而 CJD 脑白质基本不受累。一些病毒性脑炎的 DWI 表现与 CJD 类似，也可表现为大脑皮质以及基底节区的 DWI 高信号，ADC 呈等或低信号，此时需结合临床并随访图像学表现，另一些病毒性脑炎与脑梗死鉴别困难(细胞毒性水肿)需随访，并根据病人的病史进行鉴别，后者常急性发病。其他鉴别诊断的病变包括肿瘤、水肿等。DWI 价值较大，肿瘤和水肿的 DWI 和 ADC 均表现为高信号(T_2 效应和细胞外水分子较多)，而脑炎的病变常表现为扩散受限。

(6) DWI 在脱髓鞘病变诊断中的价值：多发性硬化的 DWI 表现与病程的进展密切相关。早期由于急性乏氧引起脱髓鞘、炎性细胞和巨噬细胞浸润，水分子扩散受限，DWI 表现为高信号，ADC 呈低信号。随着病程的进展，髓鞘崩解，细胞外水分子增加，ADC 亦显著增加，DWI 表现为等或低信号，因而 DWI 能够对病变的性质进行鉴别(活动期或静止期)。

(7) DWI 在评价弥漫性轴索损伤中的价值：弥漫性轴索损伤的 DWI 表现分为三种。① DWI 和 ADC 均表现为高信号提示病变为血管源性水肿,细胞外水分子增多,此种病灶可以恢复;② DWI 呈高信号,ADC 呈低信号提示病变为细胞毒性水肿(外伤后神经元乏氧、缺血),此种病灶恢复困难;③ DWI、ADC 表现各异,病变为各种不同时期的出血。由于各种血红蛋白的存在,DWI 表现复杂。DWI 能够早期发现病变,并能够对病人的预后进行随访,需要注意的是,颅底部位常发生磁敏感伪影,外伤容易累及此部位,观察颅底部位的 DWI 表现时需结合平扫检查。不同的 DWI 表现,其预后不同,①和②表现预后较好,而③由于出血灶的存在,其预后较差。

DWI 和 ADC 图除能够观察早期急性脑梗死外,对于鉴别脑梗死和脑肿瘤、脑炎以及脑水肿性病变起着十分重要的作用。DWI 还可早期显示弥漫性轴索损伤、多发性硬化、CJD 等,并可随访病变的进程。

三、扩散加权成像在体部的临床应用

DWI 在临床上最初用于颅脑疾病的诊断和研究,随着 MR 软硬件技术的进步,目前 DWI 已经在全身得到较为广泛的应用,在某些疾病的诊断中体现了其独特的优势,但也存在一定的限度。在本节笔者将简要介绍 DWI 技术在体部的应用。

与颅脑相比,体部 DWI 的质量往往较低。首先,体部多数组织的 T_2 值较脑组织短,所获 DWI 的信噪比较低;其次,在脏器与气体的界面上有明显的磁敏感伪影,如肝脏与肺的界面,肝胆胰脾与含气肠道的界面等,这些磁敏感伪影会使组织严重变形,甚至无法观察。随着多通道相控阵线圈、并行采集等技术的应用,体部 DWI 的磁敏感伪影明显减少,目前在配置较高的新型 1.5T 设备上,70% 以上的体部 DWI 的图像质量可以满足临床诊断需求。体部 DWI 目前仍多采用单次激发 SE-EPI 序列。b 值的选择非常重要,较低的 b 值可以获得较高的信噪比,但 ADC 值受血流灌注的影响较大;较高的 b 值所获得的 ADC 值比较接近于 DC 值,但图像的信噪比明显降低,且磁敏感伪影也会进一步加大。一般情况下,体部 DWI 的 b 值建议选择 500~1 000s/mm²。

1. DWI 在肝胆胰脾疾病诊断中的应用 DWI 可以通过检测组织内水分子的运动状态来间接反映组织的结构特点,因此具有提高肝胆胰脾局灶病变检出率的潜力;不同的病变可能有不同的组织结构特点,DWI 可能从微观水平为病变的鉴别诊断提供信息(图 7-5)。

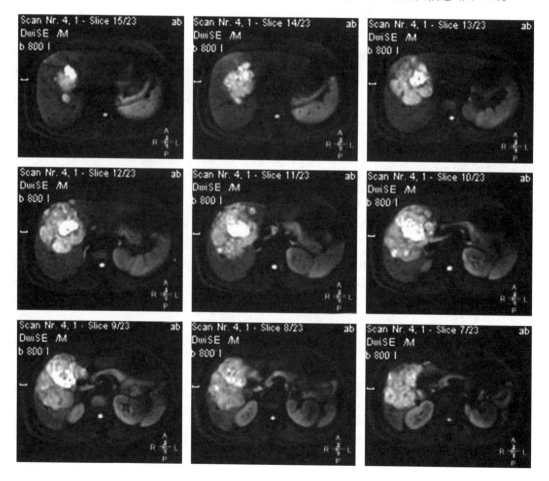

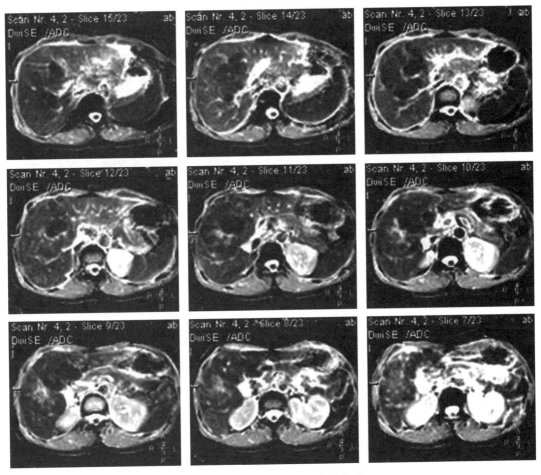

图 7-5　DWI 在肝脏肿瘤中的应用

（1）肝胆胰脾 DWI 技术参数：1.5T 设备肝胆胰脾 DWI 的推荐参数为扩散敏感梯度 b_1=0s/mm^2，b_2=600~1 000s/mm^2，TR=2 500~4 000ms，TE 选择最小，NEX=4，层厚 =8~10mm，层间距 =1~2mm，FOV=36~40cm，短阵 =128 × 128，扩散方向 =3，采用并行采集技术，加速因子 =2。

（2）DWI 对于肝脏局灶性病变检出的价值：DWI 可以较为均匀的抑制肝脏背景信号，有利于肝脏实性局灶性病变的检查，特别有助于在肝硬化背景下检出小肝癌病灶。与 FSE（TSE）T$_2$WI 及扰相 GRE T$_1$WI 相比，DWI 可以检出更多的小肝癌病灶和转移瘤病灶。但如果进行了规范的肝脏平扫及增强扫描，则 DWI 并不能发现更多的病变，有人曾对 77 例肝细胞癌和 134 例肝脏转移瘤作了 DWI 和常规 MR 成像的比较研究，发现尽管 DWI 发现了一些平扫没有检出的小肝细胞癌灶和转移瘤病灶，但与平扫 + 动态增强相比，DWI 并未能发现更多的病灶。

（3）DWI 对于肝脏局灶性病变鉴别诊断的价值和限度：通过对肝脏 DWI 的临床研究，笔者认为，DWI 对于肝脏局灶病变的鉴别诊断有一定价值。①区分是实性病灶（肝细胞癌、转移瘤、局灶性结节性增生、肝细胞腺瘤等）还是富水病灶（通常为血管瘤或囊肿），实性病变在 DWI 上通常呈较明显的高信号，其 ADC 值也明显低于富水病灶。②囊性病变的鉴别诊断。

脓腔在 DWI 上呈现高信号,而囊肿、肿瘤坏死腔等病变在 DWI 上一般呈现低信号。③鉴别肝囊肿与海绵状血管瘤。需要指出的是,DWI 对于肝脏实性病变的鉴别价值有限,肝脏的良性实性病变,如局灶性结节性增生等在 DWI 上也常呈现高信号,其 ADC 值与肝细胞癌也相似。

(4) 低 b 值 DWI 反映肝脏局灶病变的血供:尽管低 b 值及小 b 值差 DWI 所测得的 ADC 值稳定比较差,但可在一定程度上反映肝脏局灶病变的血供,笔者根据 CT 和 / 或 MR 动态增强动脉期的表现将 68 个可测量的肝脏恶性实性肿瘤分为富血供和乏血供两组,并利用单次激发 SE-EPI 序列进行的 DWI,b 低 =1.6s/mm^2、b 高 =55s/mm^2,结果富血供病灶的平均 ADC 值为 3.49×10^{-3}mm^2/s,明显高于乏血供病变(2.41×10^{-3}mm^2/s,$p<0.01$)。部分病人病灶内血供不均匀,在 b 值为 55s/mm^2 的 DWI 上可见血供丰富的区域信号下降较少血供区明显。

(5) DWI 对于肝纤维化、肝硬化的评价:Namimoto 等发现肝硬化的肝脏组织 ADC 值略低于正常肝组织。Amano 等对 10 例正常志愿者和 10 例肝硬化病人进行 DWI 对照研究,结果是肝硬化的 ADC 值明显小于正常肝组织,作者认为肝硬化组织 ADC 值下降与肝内纤维增生造成水分子活动受限有关。

笔者对 47 例肝硬化及 50 例正常志愿者进行 DWI 和 ADC 值的测量,并对犬半肝肝硬化模型进行阻断肝脏血流前后的 DWI 实验研究,认为 DWI 和 ADC 值测量并非诊断肝硬化和肝纤维化的敏感方法,肝硬化的 ADC 值下降虽与肝内纤维化有关,但其机制可能不是纤维增生限制了水分子的热运动,而可能是增生的纤维破坏了微循环,造成肝实质血流灌注下降所致。

(6) 关于肝脏病变 ADC 值的说明:由于肝脏 DWI 发展还不甚成熟,文献报道所用的成像方法和成像参数差别很大,所得到的 ADC 值也有很大的差别,因此笔者在本节中并未给肝脏局灶病变的 ADC 值。

(7) DWI 在胰腺的应用:DWI 对胰腺囊性病变的鉴别诊断有一定作用。胰腺导管内乳头状黏液肿瘤(IPMT)可产生大量黏液,积聚在胰管内造成胰管扩张。有文献报道,IPMT 扩张胰管的 ADC 值较低,在 DWI 上可表现为高信号,与慢性胰腺炎造成的胰管扩张存在明显差别。

有些特殊的慢性胰腺炎如自身免疫性胰腺炎可表现为全胰或局部胰腺的肿大,形态改变与胰腺癌类似,有时鉴别诊断存在困难。对 12 例自身免疫性胰腺炎和 26 例胰腺癌病例的对比研究发现,多数胰腺癌在 DWI 上呈现不同程度的高信号,而自身免疫性胰腺炎在 DWI 上呈现等或略低信号;自身免疫性胰腺炎的 ADC 值明显大于胰腺癌。

2. DWI 在乳腺疾病诊断中的应用　随着技术的进步,DWI 在乳腺的应用越来越多。1.5T 设备乳腺 DWI 推荐成像参数:扩散敏感梯度 b$_1$=0s/mm^2、b$_2$=1 000s/mm^2、TR=2 500~3 000ms、TE 选择最小,NEX=4~8,层厚 =5mm,层间距 =1mm,FOV=36~40cm,矩阵 =128 × 128,扩散方向 =3。

乳腺癌由于细胞密度较大,在 DWI 上通常呈现较高信号,其平均 ADC 值高于乳腺良性病变如纤维腺瘤、小叶增生等。关于乳腺癌与良性病变鉴别的 ADC 值临界值,文献报道不一。临界值多为 $1.0~1.3 \times 10^{-3}$mm^2/s,低于临界值多考虑乳腺癌,高于临界值多考虑良性病变。但需要指出的是,乳腺癌的 ADC 值与良性病变之间有重叠,目前单靠 ADC 值来鉴别乳腺癌与良性病变,特异性还不高,另外 DWI 及 ADC 值测量还可用于评价乳腺癌化疗的疗效。

3. DWI 在胃肠道的应用　1.5T 设备胃 DWI 推荐成像参数:扩散敏感梯度 b_1=0s/mm^2、b_2= 1 000s/mm^2、TR=2 750ms,TE 选择最小,NEX=4,层厚 =5mm,层间距 =1mm,FOV=36~40cm,矩阵 =128×128,扩散方向 =3。结合分次屏气技术,视病人耐受情况,分 2~3 次屏气完成,保持每次屏气基线位于同一水平。

1.5T 设备直肠 DWI 推荐成像参数:b1=0s/mm^2、b2=1 000s/mm^2、TR/TE=3 000~5 000ms,NEX=8,层厚 =5mm,层间距 =1mm,FOV=36~42cm,矩阵 =128×128,扩散方向 =3。直肠 DWI 无需屏气,扫描时间允许长一些。

目前胃肠道 DWI 多用于胃癌及直肠肿瘤的评价。肿瘤组织在 DWI 上呈现明显高信号,DWI 可以提高癌肿病变与周围组织的对比,有利于病变范围的确定。DWI 还可用于胃肠肿瘤的疗效评价。

4. DWI 在前列腺的应用　前列腺受呼吸运动的影响较小,可以适当延长扫描时间,提高 DWI 的质量。1.5T 设备前列腺 DWI 推荐成像参数:b1=0s/mm^2、b2=600~1 000s/mm^2、TR=3 000~5 000ms,TE 选择最短,NFX=6~8,层厚 =4~5mm,层间距 =1mm,FOV=36~42cm,矩阵 =128×128,扩散方向 =3。

DWI 有助于前列腺癌的诊断、分期、鉴别诊断及疗效评价,多数前列腺癌病灶在高 b 值 DWI 呈现高信号,而前列腺炎多呈现等信号,前列腺癌的平均 ADC 值高于前列腺炎(图 7-6)。另外前列腺癌的转移淋巴结及骨转移灶在 DWI 上均可表现为明显高信号。

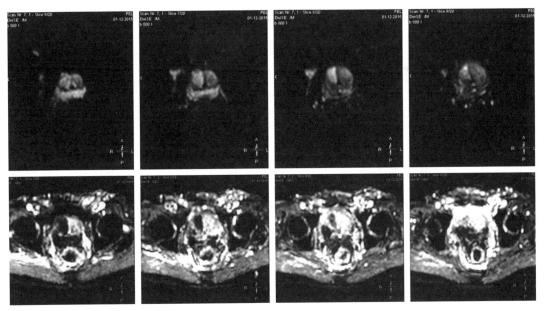

图 7-6　DWI 在前列腺癌鉴别诊断中的应用

5. 全身 DWI 技术　随着 MR 技术的进步,近年来全身 DWI 技术逐渐在临床上得到应用,并成为近年来 MR 技术的研究热点之一。

全身 DWI 需要进行全身或体部全长的横断面或冠状面扫描,通常采用 IR 技术进行背景脂肪信号的抑制,最后对图像进行三维重组,并采用图像翻转技术(黑白互换),最后的图像肉眼观有点像 PET（正电子发射体层摄影），因此也被称为"类 PET"技术（图 7-7）。

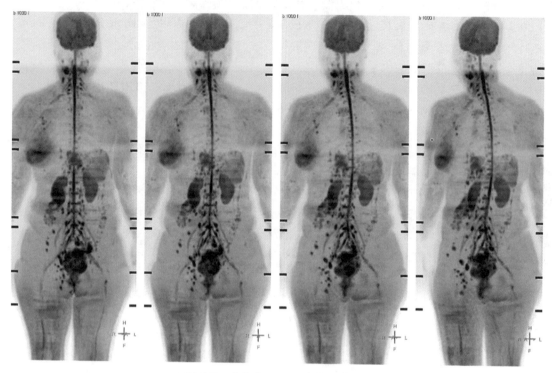

图 7-7 全身类 PET 扩散加权成像

全身 DWI 需要进行多段扫描，扫描一段后，床自动移到下一段进行扫描，在配有 Tim 技术的西门子设备上，全身 DWl 可以采用 Tim 相控阵线圈采集信号，而在 GE 公司和飞利浦公司的设备上，全身 DWI 通常采用线圈采集信号。全身 DWI 扫描时有几点需要注意：①各段扫描时，其层厚、层间距、FOV、视野、矩阵、TR、TE、b 值等应该保持一致；②为保证重建图像的连续性，相邻的两段之间应该有一定的重叠；③各段预扫描时最好能手动把各段的中心频率设为同一数值，这样各段图像之间的配准较好，有利于提高三维重建图像的质量。

目前全身 DWI 主要用于血液系统肿瘤的评价及恶性肿瘤的全身评价。血液系统恶性肿瘤在全身 DWI 上可表现为骨髓弥漫性水分子活动受限；全身 DWI 有助于晚期恶性肿瘤全身转移灶的发现；全身 DWI 还可用于血液恶性肿瘤及全身转移瘤的疗效评价。

四、扩散张量成像技术

（一）基本原理

扩散张量成像（diffusion tensor imaging, DTI）是一种用于描述水分子扩散方向特征的 MR 技术。扩散张量成像中，最主要的成像参数为本征向量 γ 和本征值 λ，每个本征向量对应一个本征值，如果一个方向上的本征值远远大于其他 2 个方向的本征值，则该向量为主要的扩散方向（图 7-8）。本征值已知时，便可计算出扩散张量的成像参数，如 FA、RA、VR 等。FA 比 RA 敏感，因而临床较为常用（图 7-9）。

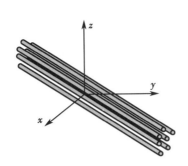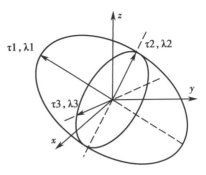

图 7-8 扩散椭球体

通常使用的矢量具有 3 个成分(x、y、z),而张量则具有 9 个成分($xx,xy,xz,yx,yy,yz,zx,zy,zz$),因此张量可以被排列成为一个矩阵:

xx,xy,xz

yx,yy,yz

zx,zy,zz

其中 xx 被视为在 x 方向的运动,xy 则被视为 x 方向相对于 y 方向的运动,其他成分均以此类推,事实上,矢量即为 xy,xz,yx,yz,zx,zy 6 个成分均为非零的张量,矢量具体的大小和方向由 x,y,z 三方向的值来确定。由于张量具有 9 个成分,因此其通常被用来描述更为复杂的运动,对水分子的扩散运动进行更加精确的描述。要采集张量的数据就需要对人体进行扩散张量成像(diffusion tensor imaging,DTI)。

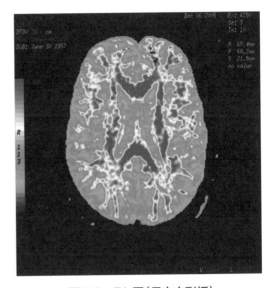

图 7-9 FA 图(见文末彩插)

扩散张量加权成像指在 DWI 的基础上,施加 6~55 个(理论上还可更多)非线性方向的梯度场获取扩散张量图像,在 180° 脉冲前后于相应的 Gx、Gy、Gz 3 个梯度通道上施加 2 个对称的斜方形扩散敏感梯度场,同时于相应的 6 个方向序贯施加扩散梯度,并对基础 T_2WI-EPI 像及 DWI-EPI 像进行 5 次采集,最后将 5 次采集的图像进行信号平均,从而能够获得较高信噪比的扩散张量加权像。与 ADC 测量相似,扩散张量的计算至少需要两个 b 值;与 ADC 不同的是,扩散梯度需在 6 个非线性、非同一平面内变换方向,而且 b 值为非零,因而扩散张量的图像数目为 7:b 等于零为一组,其余 6 组 b 值非零的图像分别为 S1、S2、S3、S4、S5、S6。

(二)DTI 的成像参数

采用单次激发自旋回波 - 回波平面序列(spin echo-echo plane image,SE-EPI)进行扫描参数为:TR=5 000~10 000ms,TE 系统自动设置为最短;层厚 3~4mm,一般层间距设置为 0mm,FOV=24cm,NEX=2,矩阵 =128×128,b 值 =1 000~1 500s/mm²,扩散敏感梯度场施加方向一般选择 13~25 个即可。

(三)评价参数

将所获得的数据经计算机后处理后转换成以下参数图像,包括平均扩散系数(average diffusion coefficient,DCavg)、分数各向异性(fractional anisotropy,FA)、相对各向异性(relative anisotropy,RA)、容积比(volume ratio,VR)等。根据各个梯度方向的水分子运动信息,可观察脑白质纤维束的走行、完整性和方向性。因此,应用 FA、RA、VR 值和 FA、RA、VR 图可以对每个体素水分子的扩散运动进行量化,又可描述大多数水分子的扩散方向。

(四)白质纤维束示踪成像技术

应用 DTI 数据选择专用的软件可以建立扩散示踪图(diffusion tractography),来描述白质纤维束的行走形态。扩散示踪图的基本原理是通过第一个体素主本征向量的方向寻找下一个主本征向量与其最接近的体素,将这些体素连接起来达到显示白质纤维束的目的。目前各主要设备厂家的设备上均可选配白质纤维束示踪成像的专用软件。

第三节　MRS 技术

一、MRS 的原理

(一)基本原理

磁共振波谱(magnetic resonance spectroscopy,MRS)是目前唯一能无创性观察活体组织代谢及生化变化的技术。它与磁共振成像(MRI)的基本原理一样,都遵循 Larmor 定律,即具有奇数核子的原子核,具有不同的旋磁比,在外加静磁场中,其进动频率是不同的。如 ^1H、^{31}P、^{13}C、^7Li、^{19}F、^{23}Na 等均可以产生 MRS 信号,在特定的静磁场中,它们发射的电磁波在完全不同的频率段,因此很容易区分。由于氢质子(^1H)的旋磁比最大(42.58MHz/T),在生物体中的自然丰度也最大,因此产生的 MRS 信号最强,且与常规 MRI 所用的激发及接收频率一致,因此临床应用技术最成熟,应用也最方便、最广泛。其他原子核的成像(MRI/MRS)需要相应共振频率的发射 / 接收硬件装置及相应软件。MRS 在所需信号的激发、空间定位、探测采集等技术上均与 MRI 类似,但其最终的表现形式不同,MRS 是将按时间域(time domain)分布的函数转变成按频率域(frequency domain)分布的谱线。

在特定的均匀外加静磁场中,同一原子核位于不同的化学结构中时,其进动频率也有差别。因为环绕原子核运动的电子云的结构及运动方式不同,产生不同的局部磁场强度,引起该原子核的进动频率发生变化,MRS 可探测到这种变化。这种在相同环境条件(温度、pH 值、均匀外磁场等)下,由于所处的分子结构不同所致的同一原子核进动频率出现差异的现象被称为化学位移现象。化学位移是 MRS 的基础,正是由于不同化合物之间存在着频率差别,MRS 才可能将不同的化合物分辨开来。在不同的静磁场中,化合物之间的频率差是不同的(具有场强依赖性),如水分子与脂肪间的频率差在静磁场为 1.5T 时是 225Hz,而在静磁场为 3.0T 时是 450Hz。不同化合物频率之间的绝对差值难以记忆,且因外加静磁场的不同而不同,实际意义并不直观,而当以"百万分之几"来表示时,则化合物之间的频率差别是恒定的(无场强依赖)。以氢质子为例,位于水分子中的氢质子与位于长链脂肪酸中的氢质子的共振频率相差 3.5×10^{-6},在任何外加磁场中均是如此。这有助于 MRS 谱线的显示。

(二) MRS 谱线

MRS 谱线的横轴代表化学位移,即频率,所能探测到的化合物表现为在一个或几个特定频率上的峰(图 7-10)。纵轴是化合物的信号强度,其峰高度或峰下面积与该化合物的浓度成正比。化合物最大峰高一半处的谱线宽度称为线宽(line width),亦称为半高全宽(full width at half maximum,FWHM),它与化合物的 T_2^* 弛豫时间和磁场的均匀度有关,它决定谱线的频率分辨力。如果原子核之间存在共价键,其自旋磁矩之间的相互作用形成自旋 - 自旋耦联(spin spin coupling),亦称为 J 耦联,耦联常数为 J,J 值越大,耦合越强,波分离越宽。这种化合物的特定化学结构会造成其表现为特定形态的峰(如乳酸双峰、β/γ-Glx 多峰等)。

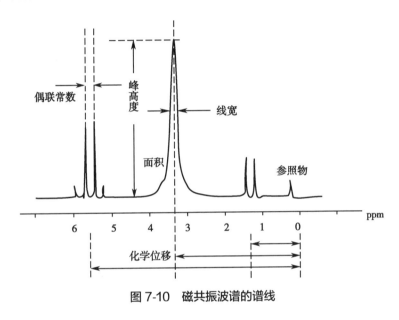

图 7-10 磁共振波谱的谱线

与 MRI 类似,MRS 的信噪比(SNR)也非常重要,它是决定谱线质量的重要因素。MRS 的 SNR 通常在频率域定义为最大代谢物的峰高除以无信号区噪声振幅的均方根。SNR 在时间域还可定义为零点时的信号振幅除以自由信号衰减(free induced decay,FID)末端噪声的信号。MRS 的噪声来自于活体组织中随机运动的带电粒子,造成了谱线的波动起伏。MRS 技术上的诸多因素,如静磁场的空间均匀性、硬件指标的稳定性(如射频)、选择的序列、TE 时间、TR 时间、采集次数、体素的大小及位置等均会影响谱线的质量及代谢物的比值。为保证 MRS 的质量,采集时需充分予以考虑。在目前技术条件下,SNR 是限制 MRS 广泛应用的主要因素,其限度表现在采集体素的体积不能小于 1ml,代谢物的浓度必须大于 1mmol,才有可能得出可判读的在体 MRS 谱线。

(三) MRS 特点

尽管 MRS 与 MRI 基于相同的基本原理,但两者之间仍存在许多不同之处。MRS 具有以下特点:①得到的是代谢产物的信息,通常以谱线及数值来表示,而非解剖图像;②对磁场的强度及磁场均匀度有着更高的要求;③外加磁场强度升高不仅有助于提高 MRS 的质量,提高 SNR,而且由于各种代谢物的化学位移增大,可更好区分各种代谢物;④信号较弱,常需要多次平均才能获得足够的 SNR,因此检查时间相对较长;⑤得到的代谢产物含量是相对的,通常用两种或两种以上的代谢物含量比来反映组织的代谢变化;⑥对于某一特定的原子核,需要选择一种比较稳定的化学物质作为其相关代谢物进动频率的参照标准物,如 ^{1}H-MRS 选择三甲基硅烷(Trimethylsilane),^{31}P-MRS 采用磷酸肌酸(PCr)作为参照物,它们频率设定为 0。

二、MRS 扫描方法

(一) 空间定位技术

准确的空间定位技术,即准确采集感兴趣容积(volume of interest,VOI)体素内的信号,而不被 VOI 以外的信号污染,是 MRS 成功的关键前提。在体磁共振波谱的空间定位技术一般分为单体素技术和多体素技术。

1. 单体素技术 磁共振波谱的单体素空间定位技术的基本原理通常是应用三个互相垂直的层面选择脉冲,而采集的仅为与三个层面均相交的点(或体素)内回波信号。常用的单体素(single voxel,SV)的空间定位采集技术有以下几种:

(1) 活体影像选择波谱(image selected in-vivo spectroscopy,ISIS):ISIS 是先采用三个 180° 的层面选择反转脉冲,然后运用一个 90° 脉冲"读出" z 轴磁化矢量,随后采集数据(图 7-11)。所选择的体素是经过 8 个步骤,通过三个相交层面选择的反转脉冲的开/闭,进行叠加-叠减完成的。反转脉冲适用于射频场不均匀的表面线圈,且其磁化量全部反映在 z 轴上,T_2 弛豫丢失很少,有利于短 T_2 的核,常用 ^{31}P-MRS。此序列的缺点是费时,对运动伪影敏感。

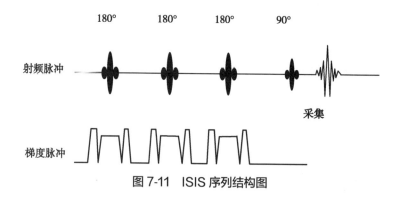

图 7-11 ISIS 序列结构图

(2) 激励回波采集模式(stimulated echo acquisition mode,STEAM):STEAM 序列是连续运用三个互相垂直的 90° 脉冲,采集三个脉冲相交的激发区域的回波,而其他回波信号由一个大的打击梯度(crusher gradient)去相位将信号去除,这个打击梯度施加在混合时间内(mixing time,MT)(图 7-12)。它的优点是一次激发就可采集,不需要相位再循环(phase-recycling);水抑制充分(施加在 TM 内);缺点是有近 50% 的信号丢失,造成信噪比较低。STEAM 主要应用于 ^{1}H-MRS。

(3) 点分辨波谱(point resolved spectroscopy,PRESS):PRESS 序列是运用一个 90° 脉冲,两个重聚的 180° 脉冲,产生一个自旋回波的 VOI,而相应的打击梯度(通常是一对梯度)伴随在 180° 脉冲的两旁(图 7-13)。PRESS 序列主要是运用了重聚相位 180° 脉冲,减少了 STEAM 序列的信号丢失,但在 PRESS 序列选择长回波时间时(TE>50ms)会导致短 T_2 代谢物的丢失,导致信噪比下降。

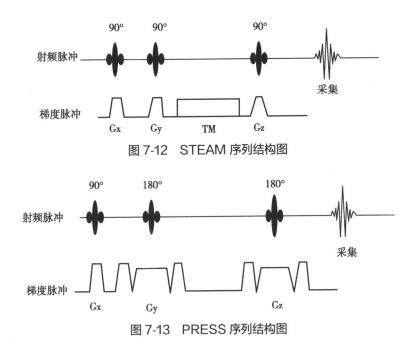

图 7-12 STEAM 序列结构图

图 7-13 PRESS 序列结构图

此外,在单体素 PRESS 采集技术中还有一些编辑 TE 的序列,虽然其信噪比低于常规 PRESS 序列,但可消除一些不需要的代谢物峰,有利于观察低浓度且与其他化合物重叠的代谢物峰(如 Glx、GABA 等)。

2. **多体素技术** 多体素采集技术又称为化学位移成像(chemical shift imaging,CST)或磁共振波谱成像(magnetic resonance spectroscopy imaging,MRSI),可分为二维及三维的多体素采集。其优点是一次采集覆盖的范围较大,在选定的空间分布中,可以得到多个体素的代谢物谱线(图 7-14),因此比单体素的方法效率更高。如果对某一代谢物的空间分布感兴趣,还可通过计算机软件的计算,将感兴趣代谢物的 MRS 信号变化标记到相应的 MRI 图像上,重建出在选定范围内的代谢物分布图,较直观地显示代谢物的分布变化。

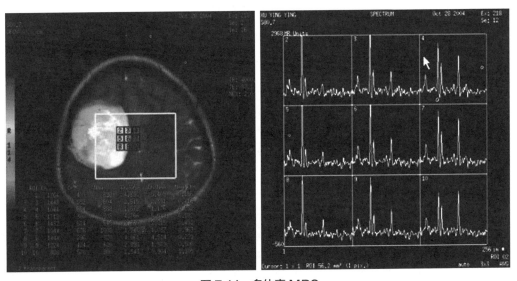

图 7-14 多体素 MRS

但是多体素波谱技术对硬件及软件的技术要求就更高,首先需要用较大的相位梯度进行空间定位编码,而为了保留波谱的信息,通常在没有任何梯度的情况下采集 MRI 信号,这样在 CSI 上每一个体素形状的控制不如单体素技术,也就是说多体素波谱技术容易受到体素外信号的影响或污染。采集过程需要重复许多遍,为获得足够的空间分辨力,需要分别在两个方向上施加梯度,而且代谢物的影像需要在空间和谱线两个领域内进行傅里叶转换。多体素波谱采集不仅要获得足够的信噪比,而且需要完成所有不同的相位编码步骤,因此比单体素采集费时。再者,由于采集范围大,CSI 比单体素技术更容易受到磁场不均匀的影响,因此谱线的质量及稳定性不如单体素技术可靠,谱线的校正、拟和也更复杂。

(二)谱线后处理

单体素采集的谱线后处理在 MR 设备的后台即可进行,数据采集后经设定的程序进行后处理,自动生成已处理完成的拟和谱线。多体素采集的谱线则需要用相应的后处理软件进行操作,这些软件的界面一般较简单,易掌握。而实际上,这个谱线后处理的过程是复杂的,受生物体生化系统内在复杂性以及磁共振设备硬件技术等诸多因素的影响,会明显影响 MRS 结果的准确性。从研究的角度,应该对整个过程有比较清楚的了解。

MRS 的数据处理与 MRI 的数据处理不同,主要的原因是 MRS 的数据含有多个代谢物的信号,MRI 通常只需要一个灰阶值,是来自组织中的水,而 MRS 的数据必须去卷积,计算出每一种代谢物的信号强度,这也就决定了 MRS 数据处理的复杂性。对 MRS 数据进行处理的目的主要是消除各种噪声信号的干扰,提高感兴趣代谢物的信噪比,其最终结果是尽量准确地进行各代谢物的定量分析,以进行临床定性分析。其基本的步骤包括:①时间域的预处理,包括"涡"电流校正(eddy-current correction)、去除残存水的信号、截趾处理(apodization),过滤(filtering)以及对 FID 数据的添零填充(zero-filling)等,对 FID 直接作一些处理,使 FID 在傅里叶转换前更加符合标准函数线形,比如 Lorentzian 或 Gaussian 曲线,这样可以提高波谱的分辨力或者 SNR,还可以消除某些影响感兴趣波峰的非兴趣谱线;②对 FID 进行傅里叶转换,使数据从时间域转变到频率域,将原始数据转变成谱线;③频率域的预处理,包括相位校正、基线校正;④谱线的定量计算,利用以往非在体化学波谱分析已有的代谢物谱线,使用模型函数对频率函数进行整和(integration)、拟和(fitting),优化代谢物峰及峰面积的算法,最终对代谢物的含量(浓度)进行计算。

在定量计算上分为相对定量与绝对定量。临床上相对定量比较方便实用,通常的方法是以可测量的一种代谢物峰作为浓度标准,在 ^{1}H-MRS 的中枢神经系统的应用中,是以总肌酸(Cr)的峰为参照物,利用其他各代谢物峰的高度或峰下面积与之比较的比值进行定量分析。这种方法虽然简单,但是结果常不确定,所示结果是两种代谢物的信号强度比值,因此在解释比值的变化时,要注意有可能是其中的一种代谢物浓度升高,或是另一种代谢物浓度降低,还可能是其中两种代谢物的浓度都发生了变化。此外,有时运用比值的方法不易检出一些微弱的变化。绝对定量当然是比较理想的结果,目前常用的方法有几种,如运用内源性的水作为参照物,或者运用独立的外源性标准浓度的物质,再者运用互惠原理(the reciprocity principle),即射频线圈发射和接收的参数完全相同,其结果就可以进行比较。进行接收信号校正的方法等均可进行绝对定量,但是这些方法都有可能出现较大的系统误差,需要反复验证以保持结果的稳定性,再者,在体波谱绝对定量的拟和及算法上也没得到普遍公开和完全认同,许多拟和模型及算法尚值得推敲。

值得注意的是,谱线后处理的方式有多种,不同的处理方法所得的结果不尽相同。因此,不同方法处理的数据不具可比性,不能直接进行比较。在进行 MRS 研究前应明确谱线后处理选择的软件、方法及步骤,一经确定就不能随意更改。目前可选择的 MRS 谱线后处理软件包括:SAGE 软件包、LC Model 软件包、MRUI 软件包等。

(三) MRS 伪影

MRS 伪影是个容易令人困惑的问题,一些因素对 MRS 造成的影响与我们熟悉的 MRI 伪影不同。MRI 伪影比较容易识别,而 MRS 伪影肉眼不易识别,即使是专家,也有可能在最终的谱线上无法确定是何种原因。硬件的问题会最先影响到 MRS,谱线的质量和可重复性很大程度上依赖于硬件的优化程度和稳定性,如匀场的效果、涡电流(eddy current)的消除、射频的均匀性和稳定性、放大器的线性,以及外源性噪声源的控制等,定期的水模测定及正常人的测定是质量控制的保证。MRS 主要有以下几类伪影:

1. 化学位移伪影 MRS 的化学位移伪影通常只影响单体素采集。有两种类型的 MRS 化学位移伪影:①化学位移偏移,发生在谱线后处理拟和算法不正确时,标记错误。如误将 Cr 标记为 Cho,随之将 NAA 误认为 Glx;因此通常选择从右向左观察谱线的方式,以减少这种错误;②激发的化学位移伪影,出现在应用选层脉冲或读出梯度时,选层时需要应用一个频率选择的脉冲和一个梯度场,不同的体素大小是通过不同带宽的射频加恒定的梯度或是恒定带宽的射频加上不同的梯度强度来实现的,不同物质由于化学位移不同有不同的共振频率,因此在应用选层脉冲时会出现某些化学位移的代谢物信号并不是出自同一个体素,体素的位置会有轻度偏移,造成代谢物峰增大或变小。根据化学位移的范围和选择梯度的大小,采集体素的位置偏移可以是几毫米甚至几厘米。在进行左右比较的 MRS(如两侧的颞叶海马 MRS)的研究中应注意这种化学位移伪影,由于 ROI 的移动在两侧脑内造成的化学位移伪影是在同一方向上,会造成谱线的不对称,因此在左右比较的 MRS 研究中,在采集第二个谱线前应将选层梯度方向反转后再进行,以保证谱线采集的真正对称。

2. 磁敏感性伪影 磁敏感性伪影是最容易观察到的 MRS 伪影,通常出现在 3.5×10^{-6} ~ 4.0×10^{-6} 区域。通常被称为鬼影(ghost),这是由于 FID 的远端出现假回波造成的。另一类相关的伪影是涡电流伪影,常在谱线的 1.0×10^{-6} ~ 2.0×10^{-6} 出现一个尖锐的下降。这类伪影通常与体素外的磁敏感性物质有关,如颅底的鼻旁窦、骨质结构、出血等均可对采集体素造成影响,而靠近颅骨含有大量脂肪的区域会导致体素外脂肪干扰谱线出现伪影。在多体素化学位移成像时,脂肪干扰也会出现在靠近颅骨的激发区域。

3. 运动伪影 MRS 有几种形式的运动伪影:①大部分头部运动对谱线的影响不太容易观察,常造成谱线线宽增宽,导致谱线的分辨力降低,这与匀场不好导致的线宽增加不易鉴别;②文献报道,最明显的运动伪影是代谢物在谱线上呈分裂的峰,这种情况多见于病人的头在两个不同位置上来回移动,例如 Parkinson 病病人的震颤,可以用头带尽量固定病人的头部以减少此类运动伪影;③还有一种形式的运动伪影是病人在波谱采集定位后病人移动,导致采集的体素并非设定的体素,从而影响了定量分析的准确性,如头部灰质单体素波谱采集,病人在定位后移动头部,导致采集体素大部位于白质区域,影响定量分析的准确性,因此应尽量确保 MRS 采集时病人的配合,在定位之后首先进行 MRS 采集,减少由于病人移动造成谱线结果不准确。当然,准确的做法是在 MRS 采集后再进行体素位置的确认,确定病人没有移动。

三、MRS 的应用

(一)氢质子波谱技术在神经系统的临床应用

1. 与 ¹H-MRS 相关的脑代谢特点 脑组织细胞的正常生理活动需要能量较多,人体组织可以直接利用的能量物质是三磷酸腺苷(ATP)。组织细胞无法直接利用大分子所携带的能量,糖类或是脂类、蛋白质等大分子分解释放出的能量,其中一部分以 ATP 的形式保存起来。ATP 的形成和消耗都是在细胞内进行的,组织细胞利用氧的生物氧化过程被称为细胞呼吸或组织呼吸。生物组织细胞的氧化是以脱氢(失去电子)的方式来实现的,脱落的氢质子经各种传递体,最后传给经氧化酶活化的氧(O_2),产生 H_2O,这一连串的反应被称为呼吸链。最终生物氧化消耗了 O_2,产生 H_2O 和 CO_2(经脱羧形成),这点与呼吸作用一样。生物氧化是在充满水分的细胞里,温度不超过 37℃,pH 在 7.4 左右等条件下逐步发生的,因此它不会像燃烧那样而产生高温。从糖类到 ATP 需要经过 4 个步骤:糖酵解、三羧酸循环(亦称为 Krebs Cycle)、电子转运系统转运电子、ADP 经氧化磷酸化形成 ATP。其他大分子物质,如氨基酸、脂肪酸等都是先经过分解,代谢为乙酰辅酶 A(Acetyl Co-A)进入三羧酸循环。

实际上,能产生 MRS 信号的代谢化合物只是一小部分组织内可移动的分子,而分子量大于几千道尔顿的分子或结合在大分子上的小分子均不能产生可探测的 MRS 信号。¹H-MRS 在脑内所能探测到的代谢物,都与三羧酸循环和 / 或能量代谢有关。

脑组织的 ¹H-MRS 谱线中,能探测到的主要代谢物如下,各种代谢物各有其病理生理意义:

(1)N- 乙酰天门冬氨酸(N-acetyl aspar-tate,NAA):主要位于 2.02×10^{-6},正常浓度 6.5~9.7mmol,平均 7.8mmol,是正常神经元的标志物,仅见于神经组织,存在于神经元胞体及其轴索中,其确切的生理作用不明;升高少见,仅见于 Canavan 病;降低常见于非特异的神经元脱失或功能异常,包括缺血、创伤、炎症、感染、肿瘤、痴呆、胶质增生等。

(2)胆碱化合物(choline,Cho):位于 3.20×10^{-6},正常浓度 0.8~1.6mmol,平均 1.3mmol,主要是自由胆碱,是细胞膜翻转(turnover)的标志物,在白质中其含量高于灰质;升高见于肿瘤、炎症、慢性缺氧;降低见于卒中、脑病(肝性脑病、AIDS)等。

(3)肌酸 / 磷酸肌酸(creatine,Cr):主要位于 3.5×10^{-6},正常浓度 3.4~5.5mmol,平均 4.5mmol,是能量利用、储存的重要化合物,标志着细胞的能量状态。肌酸在肝脏、胰腺、肾脏中合成,经血液转运到骨骼肌、心肌、大脑等需要利用磷酸肌酸的组织,在这些组织中经磷酸化生成磷酸肌酸。婴儿含量低,随年龄增长而升高;病理性升高见于创伤、高渗状态;降低见于缺氧、卒中、肿瘤等。

(4)肌醇(myo-inositol,mI):主要位于 3.56×10^{-6}(仅在短 TE 序列可见),正常浓度 2.2~6.8mmol,平均 3.8mmol,为戊糖,参与肌醇 - 三磷酸 - 细胞内第二信使循环,是胶质细胞的标志物,反映渗透压的异常。在婴儿含量高,升高见于新生儿,阿尔茨海默(Alzheimer)病、糖尿病、脑病恢复期、低分级胶质瘤、高渗状态;降低见于恶性肿瘤、慢性肝性脑病、卒中等。

(5)谷氨酸类化合物(glutanlate.glu/glutamine,Gln,称为 Glx)(仅在短 TE 序列可见):正常浓度 Glu 10mmol,GLn 5mmol,Glu 与 Gln 存在复合重叠的 J 耦联共振,常难以分开。β、γ-Glx 位于 2.1×10^{-6}~2.4×10^{-6},α-Glx 位于 3.65×10^{-6}~3.8×10^{-6}。Glu 为兴奋性神经递质,Gln 为抑制性神经递质;升高见于肝性脑病、严重缺氧等。

（6）乳酸（Lactate，Lac）：位于 $1.33 \times 10^{-6} \sim 1.35 \times 10^{-6}$（为双峰，耦联常数为 7.35Hz，双峰间距 0.12×10^{-6}），正常脑组织中不可见，为无氧呼吸的终产物，也可能是许多脑代谢的能量底物，当其在体素中的浓度接近 1mmol 时可探测到，在泡沫状巨噬细胞中升高。升高见于缺血、先天性代谢异常（特别是呼吸链缺损）、各级别的肿瘤、脓肿、炎症等。

（7）移动脂肪（lipids）：位于 $0.9 \times 10^{-6} \sim 1.3 \times 10^{-6}$（见于短 TE 序列，显著升高时方可见于长 TE 序列），正常脑组织中不可见，细胞膜崩解时脂滴形成，其出现可能早于组织学所能观察到的坏死。升高见于高分级的肿瘤、脓肿、急性炎症、急性卒中等。

（8）琥珀酸盐（sumlinate）位于 2.5×10^{-6}，醋酸盐（acetate）位于 1.92×10^{-6}，氨基酸（aminno acid）包括亮氨酸（leucine）、异亮氨酸（iso-leucine）和缬氨酸（valine），位于 0.9×10^{-6}，正常不可探测，为细菌代谢的产物，见于化脓性脓肿。

（9）丙氨酸（alanine）：位于 1.47×10^{-6}，为双峰，见于脑膜瘤、脓肿。

（10）乙酰乙酸（acetoacetate）、丙酮（acetone）：是中间代谢物，先天性障碍（inborn error）时病理性升高，见于先天性代谢异常。

（11）甘露醇（mannitol）：位于 3.8×10^{-6}，乙醇（ethanol）在 ¹H-MRS 谱线的多个频率上出现其代谢物峰，主要位于 1.16×10^{-6}，呈三峰。

2. 受检者的训练，准备和体位　进行中枢系统的 MRS 检查，与头部 MRI 检查一样，受检者取仰卧位，头部尽量在线圈中放正，告知受检者在检查时要保持头部的位置不动。运动伪影对于 MRS 同样是致命的，会导致谱线质量下降，使谱线无法判读，不具诊断价值。因此，对于需要进行 MRS 检查的病人，可以在定位后先进行 MRS 采集再行其他 MRI 序列的采集，病人在检查初始时常能够良好配合检查，有助于获得较好的效果。为利于病人随诊时采集的体素位置保持前后一致，可在摆位时测量并记录病人下颌尖至胸骨切迹的距离，以保证每次检查定位一致。

3. 脑 ¹H-MRS 常用序列及参数

（1）单体素 ¹H-MRS：单体素 ¹H-MRS 的成像步骤及成像参数具体步骤。

1）在进行 MRS 采集之前，需行一个正轴位的成像序列（通常选择 FSE T_2WI 或 T_2 FLAIR），层厚 5mm，无间隔，作为 MRS 的定位像，用于最终 MRS 体素的定位显示。

2）然后针对所要观察的区域进行单体素谱采集。采集常用的参数通常选择为：TR=2 000ms，TE=35ms，NEX=8，voxel=2cm×2cm×2cm，采集次数 =128，对于 STEAM 序列还需设定 TM 时间，通常为 13.7ms。

目前临床应用较广的单体素 ¹H-MRS 序列主要是 STEAM 和 PRESS，两者有些类似，但还有些区别，主要在于以下几个方面：①体素边缘的锐利程度 STEAM 优于 PRESS，也就是说 STEAM 的空间定位准确性更好，这是由于 90° 脉冲比 180° 脉冲更易得到锐利的层面；②信噪比：在相同大小体素、相同采集参数条件下（相同的 TR、TE、平均采集次数等），PRESS 的信噪比大约是 STEAM 的 2 倍；③最小 TE：STEAM 比 PRESS 可以获得更小的 TE，这主要是由于 90° 脉冲比 180° 脉冲时间短；④水抑制技术：STEAM 优于 PRESS，这是由于水抑制脉冲可施加在 TM 时间内，而 PRESS 序列没有 TM 时间，无法施加充足的水抑制脉冲而不影响总体扫描时间，而且 90° 脉冲比 180° 脉冲获得的水信号更少；⑤耦联自旋系统和零量子干扰：这种复杂现象见于具有耦联自旋系统的代谢物（如乳酸、谷氨酸等），在这两个序列上都会影响回波信号，但相对而言，STEAM 的 90° 脉冲更易受影响。

采集参数的不同会影响 ¹H-MRS 的结果。首先,选择序列的不同,各代谢物的比值明显不同。同一序列,TR、TE、voxel 等的不同均会明显影响各代谢物的比值,其中体素(voxel)的位置及大小会明显影响谱线信噪比。

(2)多体素 ¹H-MRS 常选择 PRESS 序列,因为 PRESS 序列的信噪比较好。常用的参数为:TR=1 500ms,TE=35ms,层厚 =10mm,矩阵 =16×16,采集时间 4min2s。对于肿瘤边界的研究,可以选择 TE=144ms 的长回波序列,谱线的基线较平,不易受脂肪的影响,主要研究的代谢物 NAA、Cr、Cho 均可显示,但需要注意其比值与短回波序列的结果不同。

4. 脑 ¹H-MRS 技术选择原则

(1)设备的选择:由于磁共振波谱技术是场强依赖性的技术,静磁场越高,理论上 MRS 的信噪比和分辨力越好。目前在体磁共振波谱只能在 1.5T 及其以上场强的磁共振成像设备上实现,且常需要有常规 MRI 以外的硬件及软件的支持。

(2)线圈的选择:目前的技术发展水平下,通常考虑选择标准正交头线圈进行 MRS 采集的稳定性最好,且可同时进行单体素 MRS、多体素 MRS 采集及其谱线后处理。目前已有用多通道线圈进行多体素 MRS 采集成像的技术,但谱线后处理方法各公司各不相同,尚无公认的标准。

(3)受检者的状况对检查的影响:受检者机体的许多情况会影响 MRS 结果。①年龄的差别会造成各代谢物浓度的明显差别,研究表明 2 岁以前的儿童 NAA 浓度随月龄升高,到 2 岁时接近成人的比例,40 岁以后 NAA 随年龄增加而逐步下降;②采集部位的不同,代谢物浓度及比值也会明显有差别,如大脑白质中胆碱的浓度明显高于大脑灰质,造成白质 Cho/Cr 值高于灰质的 Cho/Cr 值,此外,幕下(脑桥、小脑)与幕上(基底节区)的各不同部位各代谢物比值也不同,岛叶皮质及下丘脑的 Cho 水平较高,枕叶视皮质的 Cho 水平通常较低,桥脑的 NAA 和 Cho 水平较高,Cr 较低,可能与纤维束密度较高有关,小脑 Cho 与 Cr 的水平比幕上高,颞叶的 NAA 水平相对较低;③温度会明显影响 MRS 结果,当温度低时,进动频率慢,谱线会向右漂移。因此,如果温度设置错误时,容易误判代谢物峰的位置而造成 MRS 结果错误,应注意在测试水模时将温度设置为室温,而在临床工作时,我们在进行 MRS 采集前要对受检者进行温度设定,通常正常人设定为 37℃,应正确设定病人体温以保证 MRS 结果不出现偏差,高热的病人不适于行 MRS 检查(同样不适合行 MRI 检查);④体内某些重要脏器的功能,如肝、肾功能亦会对中枢 ¹H-MRS 造成明显影响。肝病时 Cr 的合成下降,肾病、糖尿病、渗透压异常、移植后、甚至输液均会影响 ¹H-MRS 结果;⑤值得提出的是,国外研究表明 Gd-DTPA 不会影响 ¹H-MRS 的结果,因此可以在进行 MRI 增强检查之后进行 ¹H-MRS 检查,有助于有效体素位置的合理选择。

(4)谱线的判读:在体 MRS 谱线的解释与高分辨力的 MRI 结构图像亦不同,MRS 通常需要利用代谢物定量分析的信息(绝对定量或相对定量),同时必须与 MRI 结合分析判断。我们不仅要观察谱线,还必须明确谱线采集的体素位置,因此谱线必须配合其空间定位相同时显示。在分析谱线之前,需要先肉眼观察谱线,判断其质量,拟合是否准确、是否有伪影出现等,应描述在报告中。氢质子谱线判读通常是由谱线的右侧向左侧依次观察各代谢物在特定频率上的一个或几个峰。低频率的代谢物位于谱线右侧,高频率的代谢物位于谱线左侧。首先用肉眼观察谱线形态,初步判断谱线的正常与异常。正常谱线形式中 Hunter 角呈上升方向,异常谱线 Hunter 角呈下降方向。需要注意的是,同样是 ¹H-MRS 的谱线,选择相同的序列采集,其谱线形态在 1.5T 与 3.0T 上还是有差别的,这主要表现在 Glx 与 mI 等短 T_2 代谢物峰的形态差别。此外,1.5T MR 设备上,STEAM 与 PRESS 的谱线在 Glx 的形态上亦有区别。因此,在需要观察短 T_2 代谢物(如 Glx)时,应尽量选择高场强的磁共振设备;如果是 1.5T 的设备,则尽可能选择 STEAM 序列,否则会影响结果的准确性。

5. 脑部临床应用注意事项

(1)在颅内肿瘤等占位性病变的 ¹H-MRS 的应用中,应先选择短回波时间的单体素采集,体素应尽量设置在肿瘤的实性部分以帮助定性,然后可采用 2D 多体素采集,了解病变范围及边缘情况(图 7-15)。在病变内及紧邻常规 MRI 可视的病变外缘外方行单体素 MRS 采集,有助于鉴别原发脑内肿瘤与转移瘤,转移瘤在病变外采集的谱线即为正常,而脑内原发肿瘤由于其病理上没有明确的边界,可视的病变边界外谱线也有异常。

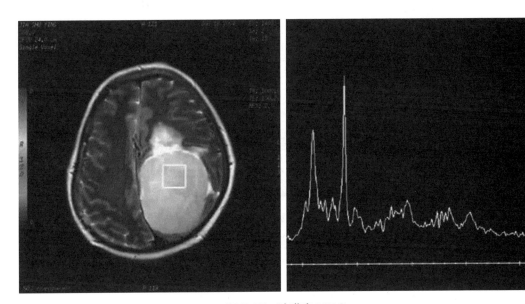

图 7-15 脑膜瘤 MRS

(2)囊性病变的 ¹H-MRS,若考虑为囊性肿瘤应在肿瘤边缘的区域行 MRS 采集,囊性区域为液化坏死物质,一般没有可探查的代谢物;而对于怀疑是脑脓肿的囊性病变,由于其脓液中含有细菌代谢的特殊蛋白质成分,像琥珀酸盐、醋酸盐、丙胺酸、亮氨酸、异亮氨酸和缬氨酸等,因此体素要放在液性区域,容易检出特征性谱线。

(3)在内侧颞叶癫痫的 ¹H-MRS 研究中,应选择在正冠状位上定位,双侧体素放置应保持对称,体素大小可选择层面内 15mm × 15mm,层厚 20~30mm,FWHM 应小于 7,采集第二个谱线前应将选层梯度方向反转后再进行,以保证谱线采集的真正对称,采集次数一般选择 128,必要时可选择 256,以保证谱线的质量,但是这样会增加采集时间,增加病人在检查过程中头动的可能性。

(4)代谢性脑病、缺血缺氧性脑病、Alzheimer 病等出现脑弥漫改变的研究中,¹H-MRS 采集可选择固定的位置、标准的体素大小及参数进行谱线采集,如后扣带回、侧脑室后角旁白质区、前扣带回、侧脑室前角旁白质等,可以与相同年龄组、相同部位、在相同参数采集条件下所得的正常值进行比较。

(5)某些特殊部位的 ^{1}H-MRS 采集。①基底节区,由于一般有铁的沉积,会造成局部磁场不均匀,明显影响 ^{1}H-MRS 谱线,体素大小可选择层面内 13mm×15mm,层厚 15mm,应尽量放置在 T_2 信号高的区域,且应避免脑室脑脊液的影响,采集次数可选择 256,FWHM 应小于 10;②中脑,由于靠近颅底,受到不均匀场的影响,且解剖结构较小,采集体素亦可选择层面内 15mm×15mm,层厚 20~30mm,在各方向上加饱和带减少颅底不均匀场的影响,要注意中脑 Cho/Cr 值较高,在 1.5T 上 TR=1 500ms,TE=35ms,128 次采集条件下,Cho/Cr 为 1.14~1.46;③脑室内脑脊液。脑脊液内一般无可探测的代谢物,多是在病理条件下可以探测的乳酸。在需要了解脑内缺氧及无氧酵解的程度时,可以采集脑脊液的谱线观察乳酸峰的情况。一般体素放置在侧脑室,如双侧脑室体的前部,在侧脑室没有明显扩张的情况下,标准大小体素或 15mm×15mm×20mm 的体素均会有部分容积效应的影响,即脑室周围的脑组织也进入采集体素内,所得的谱线内可见到 NAA、Cr、Cho、mI 等代谢物。

(二)氢质子波谱技术在前列腺的临床应用研究

前列腺癌为欧美国家老年男性病人最常见的恶性肿瘤,其病死率仅次于肺癌,居第二位。在亚洲和非洲各国前列腺癌发病率相对较低。随着男性平均寿命的提高,临床检查方法的改进,尤其是前列腺特异抗原(PSA)普查的应用,其发病率也逐渐增高,成为危害老年男性健康的常见恶性肿瘤之一。

早期发现、准确分期和选择恰当的治疗方法是前列腺癌临床诊治的要点。前列腺癌常用的临床检查方法包括直肠指诊、PSA、超声、CT 及 MR。MR 的主要优势是 T_2WI 能区分前列腺各带,能较好地显示外周带肿瘤与周围正常组织间的对比,特别是可清晰地显示前列腺的包膜,对前列腺癌的包膜外侵犯显示最佳。随着 MRI 新方法和新技术的不断开发应用,尤其是 FSE T_2 加权序列和直肠内表面线圈的应用,使前列腺癌 MR 诊断的准确率由体线圈 SE T_2 加权序列时期的 57% 提高到 82%~88%,成为较其他检查方法更准确、敏感的检查方法。

MR 诊断前列腺癌是基于 T_2WI 在正常前列腺高信号的外周带内出现低信号区,因此有其难以克服的局限:①前列腺外周带的癌只占 70%~75%,25%~30% 的癌位于中央腺体,后者在 T_2WI 亦呈低信号,无法与癌鉴别;②前列腺外周带的炎症、含纤维成分较多的前列腺增生(BPH)亦可呈低信号,无法与癌鉴别;③在内分泌、放疗、冷冻等治疗后,正常外周带信号也减低,与癌之间的对比减小以至消失,影响对疗效的观察和判断;④穿刺活检后的出血在 T_2WI 可呈低信号,影响对肿瘤的观察和分期的准确性;⑤无法区分侵袭性癌和相对静止癌,这在制订临床治疗计划中至关重要,前者需要尽早发现,尽可能行手术根治等积极治疗,而后者往往只需要保守治疗或随诊观察。磁共振波谱技术正是在此背景下,随着直肠内表面线圈的应用从实验室(in vitro)进入临床(in clinic),是前列腺 MR 诊断技术的又一较大进步。

前列腺癌的 MRS 研究最早开始于 20 世纪 80 年代末,早期的都是在实验室以前列腺手术后的提取物或实验动物在高场强(5~7T)MR 设备上进行体外 MRS 研究,并初步证实了 MRS 在前列腺的应用价值。随着高场强 MR 设备的出现,特别是直肠内表面线圈的开发应用,前列腺的 MRS 研究逐渐从实验室研究进入临床应用阶段。1996 年 Kurhanewicz 等最早报道了 3D MRS 的前列腺癌临床研究,其特点是将 3D MRS 的结果叠加于 MRI T_2 加权图像上,在显示病变代谢信息的同时显示病变的解剖位置,显示病变的空间分布、体积大小和浸润范围,并能在工作站上以图像颜色的深浅表示代谢物浓度的高低,使病变显示更直观准确。

1. 前列腺癌的代谢变化

(1) 枸橼酸盐(citrate,Cit):Cit 是活体细胞线粒体内三羧酸循环的重要代谢产物,为精液的组成成分。正常和增生前列腺组织的分泌细胞可分泌 Cit,其腺管有浓缩 Cit 等分泌液的能力,因此在正常和增生前列腺组织内 Cit 的浓度较高(约 1.2mmol),为其他软组织的 3~10倍。前列腺分泌液中 Cit 的浓度则达 24~130mmol,为血浆浓度的 240~1 300 倍。正常前列腺外周带(PZ)含有较多的腺管,因此外周带 Cit 的水平显著高于中央腺体。前列腺癌组织不同程度减少或丧失分泌和浓缩 Cit 的能力,无法分化形成能储存高浓度 Cit 的腺管,因此在前列腺癌组织内 Cit 的浓度很低。切除标本显示正常 PZ 的 Cit 绝对浓度是前列腺癌的10 倍。Cornel 等发现 Cit 水平与提取前列腺癌组织中的腺泡结构百分比一致,提示 Cit 水平可能与前列腺癌的分化有关,因此可以 Cit 的含量为标准来鉴别癌和非癌组织。由于缺乏绝对数值标准,临床上常测量 Cit 与相关代谢物(胆碱 + 肌酸)的比率。在 MRS 谱线上,Cit 峰位于 2.6×10^{-6}~2.7×10^{-6} 处。

(2) 总胆碱(total choline,tCho):Cho 化合物包括胆碱(choline)、磷酸胆碱(phosphocholine,PC)、甘油磷酸胆碱(glycerophosphocholine,GPC)、乙醇胺(ethanolamine)、磷酸乙醇胺(phosphoethanolamine)等,均与细胞膜的合成与降解有关。有研究表明,Cho 化合物是由细胞膜降解释放的。前列腺癌和 BPH 细胞的增殖速率加快,导致 Cho 的水平上升,因此在前列腺和 BPH 组织内 Cho 的浓度升高。但 Kurhancwicz 等在一项前列腺癌冷冻外科治疗后的 MRS 研究中观察到术后 Cho 的水平是下降而不是随着细胞的坏死和细胞膜的降解而升高,因此对这一理论提出疑问,尚有待进一步研究。Ackerstaff 等最新的研究则表明,Cho 的升高是由于磷脂(phospholipid)代谢的改变,不仅是简单的细胞密度增加、倍增时间和其他的非特异效果所造成。在 MRS 谱线上,Cho 峰位于 3.2×10^{-6} 处。

(3) 肌酸(creatine,Cre):肌酸包括肌酸和磷酸肌酸,参与体内的能量代谢。文献报道 Cre的浓度在前列腺癌、BPH 和正常前列腺组织中无显著差异。目前在 1.5T 扫描仪上,前列腺MRS 的化学位移共振峰(位于 3.0×10^{-6})与 Cho 共振峰(位于 3.2×10^{-6})部分重叠,不易分离,往往与 Cho 合并计算。

(4) 其他:在活体前列腺 MRS 上可分辨的其他代谢物波峰有脂质(lipid,lip)、肌醇(myoinositol,MI)和多胺(polyamine,POL)。脂质的共振峰位于 0.5×10^{-6}~2.2×10^{-6},如果扫描时不进行脂肪抑制,或脂肪抑制效果不好,在 MRS 上为最显著的波峰。MI 的共振峰位于 3.6×10^{-6}~3.7×10^{-6},可能在肿瘤的鉴别中有一定的价值。2D J 耦合技术能从 Cho 和 Cre 信号中分辨出叠加在其中的 Pol 共振峰,Pol 对细胞的分化与增殖,DNA、RNA 和蛋白质的合成以及细胞膜和细胞支架结构的稳定至关重要。健康外周带组织和腺体 BPH 均存在高浓度的 Pol,相反在外周带恶性肿瘤和基质 BPH 中 Pol 浓度下降,可能会成为另一个观察前列腺病变的代谢标志物。

2. 前列腺 MRS 检查的原理和技术

(1) ^{1}H-MRS 原理:MRS 形成的原理有化学位移和 J 耦合两种物理现象。化学位移现象是指同一种原子核在不同的化合物分子,由于周围电子云的结构、分布和运动状态的不同,对其产生不同的屏蔽作用(称磁屏蔽或化学环境),从而引起原子核局部磁场 B 的改变,此时 $B=(1-\delta) \times B_0$(δ 为屏蔽常数)。原子核的进动频率 $\omega=\gamma \times \beta=\gamma(1-\delta)B_0$。因此即使在同一均匀的磁场中,不同化合物由于其所处化学环境不同,其周围磁场强度会有细微的变化,同一原子核的共振频率会因此有差别,从而产生不同的共振峰。J 耦合现象是原子核之间存在共价键的自旋磁矩相互作用形成自旋耦合,以 J 为常数,J 值越大耦合越强,波谱分离越宽。自旋耦合的强度与场强无关,与共价键的多少有关;化学位移则随着 MR 场强的变化而变化,高的场强可以将很小的差异突出出来。前列腺 MRS 临床应用以化学位移的方法较多,技术也较为成熟。

不同的化合物可以根据其在 MRS 共振峰的位置不同来区别。共振峰的面积与共振原子核的数目成正比,反映化合物的浓度,因此可以用于定量分析。定量分析的方法有三种:绝对定量、半定量和相对半定量。绝对定量法为将已知含量的化合物作为外标准,内标准多用内生水来计算代谢产物的浓度,用其峰下面积计算出代谢产物含量的绝对值。此方法受磁共振设备和生物体自身有关因素的影响,准确绝对定量分析是很困难的。半定量是直接测量峰下面积,实际工作中常计算代谢物的相对含量,即某一化合物与另一不变的化合物含量之比。

MRS 检测信号的敏感性与所测组织内核的浓度、自然丰度和固有敏感性成正比。检测活体组织时,化合物的浓度必须达到波谱仪所能检测的最低信号强度。目前可用在医学领域波谱研究的原子核有 ^{31}P、^1H、^{23}Na、^{19}F、^7Li、^{13}C 等。临床常用的是 ^{31}P 和 ^1H,其中 ^{31}P 最早用于前列腺的离体标本 MRS 研究,在实验室高场强(5~7T)的条件下,取得了极佳的效果。但在同一均匀的场强下,^{31}P 的敏感性只有 ^1H 的 6.6%,在临床较低场强(1~2T)在体前列腺 MRS 研究时,必须通过加大感兴趣区(ROI)、增加采集次数来提高信噪比。因此有其难以克服的缺陷:一是成像时间过长(>30min),病人很难在如此长的检查时间保持体位不动,而轻微的移动往往会对 MRS 的采集产生较大影响;二是采集的像素过大(至少 8ml),这往往造成外周带与中央腺体、病变组织和正常组织的混合,影响 ^{31}P-MRS 的准确性。而 ^1H 的自然丰度和敏感度均较高,最容易检测,因此可以大大减少采集时间,缩小 VOI,同时大大提高信噪比,最新的前列腺 3D ^1H-MRS 研究的采集时间 8~17min,采集像素大小为 0.24~0.50ml,所获图像的信噪比较好。因此从 1993 年以后,临床前列腺的在体 MRS 研究采用的原子核均为 ^1H。

(2)^1H-MRS 的检查技术:传统的 MRS 检查包括 MRS 容积选择的序列、定位技术、感兴趣区大小的选择、体素匀场、水脂抑制、资料采集和后处理。

1)MRS 容积选择的序列:为选择相应的体素而非单一层面,MRS 采用的序列均激励三个相互垂直的层面,只有同时位于这三个方向的组织才能形成回波。常用的方法有两种:①激励回波法(stimulated echo acquisition method,STEAM),使用三个相互垂直的射频脉冲,90°rf pulse~TE/2~90°rf pulse~TM~90°rf pulse~TE/2acqisition。这个序列的选择性很慢,可以达到单数据采集。因其 TE 时间短,常为 20~30ms,适合于观察短 T_2 的代谢产物如肌醇等。但这一序列只有在扫描的后半段时间用于数据采集,因而信噪比较低,对运动更敏感。②点分辨选择波谱法(point resolved selective spectroscopy,PRESS),使用一个 90° 脉冲后给予两个 180° 脉冲从而选择兴趣区。与 STFAM 序列相比,该序列的选样性也很强,同时在扫描的全过程都采集数据,故信噪比较高,对运动不敏感,对匀场和水抑制的要求不如 STEAM 严格,但是此序列的 TE 时间较长(一般为 135~270ms),难以发现短 T_2 的代谢产物。Kurhanewicz 等分别以两种技术对健康志愿者进行检查,发现两种技术采集的前列腺 MRS 质量无显著差异,Cho+Cre/Cit 的比率无论在正常组织或肿瘤组织均无显著差异,只是 PRESS 组的多胺(polyamine)和脂质共振峰较低、Cho 共振峰较高。

2)定位技术:前列腺体积小、位置深,为更集中地采集到病变所在部位的病理生理信息,精确定位技术非常关键。体线圈分辨力低、与前列腺距离远,目前尚无法进行有效的前列腺 MRS 检查。直肠线圈（endorectal coil，ERC）出现之前有研究者将特制的表面线圈置于直肠内成功地获得了有诊断价值的前列腺 MRS。目前，在临床应用的有 ERC 和特制的 PPA。一般先做 MR 扫描，然后根据所得到的图像进行空间定位波谱检查。① ERC：ERC 是放置于直肠内的一个只接收信号的线圈，与体线圈相比，可得到显示野更小、层厚更薄的图像，图像的分辨力较体线圈 MR 高。最早有关 ERC 的文献报道是 1988 年，以后各种更实用的线圈逐渐出现。ERC 放置在一个可扩张的球囊内，球囊的前面是凹面，和前列腺的形态相适应。所有病人肌内注射胰高血糖素（glucagon）lmg 以减少直肠不自主运动所造成的伪影。ERC 在直肠内的放置位置要求比较严格，通常要求先做矢状面 T_2 加权定位像扫描核实线圈的位置，必要时重新置放。放置完毕，通过注射器向覆盖线圈表面的可膨胀乳胶球囊内注入 50~100ml 空气，以固定线圈。球囊不能过度充气，否则线圈会上移。线圈也不能扭转，否则就不能很好地接收前列腺信号。以体线圈发射 RF，ERC 结合盆腔相控阵线圈接收信号。②体外表面线圈（external body surface coil，EBSC）：一般认为常规 EBSC 的前列腺 MRS 在技术上是不可行的，因为前列腺的体积小、位置深无法获得好的信噪比，但最近几组报道以商用表面线圈或盆腔相控阵线圈成功地获得了人体前列腺体积选择质子波谱，其 Cit 波谱可与直肠线圈获得的波谱相比拟，并有操作便利、无需考虑病人能否耐受、不需灌肠的优点，但其准确性如何，尚无大规模临床实验的验证报道。

3）感兴趣区的设置：VOI 的选择应适当，尽可能避开直肠空气伪影、周围脂肪和其他组织的干扰。VOI 越小，相应所获的 SNR 越低，扫描所需时间越长；VOI 过大，则易受所选容积之外的组织、脂肪等污染，使谱线变形。根据 VOI 的大小，MRS 可分为三种：①单体素前列腺 MRS，早期受机器条件的限制，前列腺的 MRS 均为单体素，在 MRI T_2WI 轴位图像选取"癌肿区"，正常外周带和中央区分别采集 MRS。这种单体素谱只能显示体素内代谢物的变化，无法显示病变向周围的浸润范围。②多体素前列腺 MRS，选取需要观测的兴趣层面，以 2~4 排 4~8 格的栅格覆盖整个外周带和病变区，通过多体素波谱矩阵显示病变与周围组织代谢物的分布，可在平面内显示肿瘤的大小和浸润范围。③ 3D 前列腺 MRS，1996 年，Kurhanewicz 等首先将多体素前列腺 MRS 应用于临床，其特点是将多排矩阵叠加于前列腺的双侧外周带区。覆盖整个前列腺的外周带、肿瘤和部分中央腺体，因此通过整个前列腺代谢物的分布图，可立体地显示肿瘤的体积、空间分布和浸润范围。

4）水脂抑制：前列腺 MRS 采集前必须先进行水抑制。因为波谱的信号强度与所测物质的浓度成正比，水的浓度是其他代谢产物的 10 000~100 000 倍，因此在 MRS 检查时如果不采用水抑制，其他代谢产物的共振峰会被淹没。脂肪抑制的目的是在多体素或全容积采集时，尽量包括整个外周带，避免周围脂肪信号的影响。水和脂肪抑制不充分可导致波谱基线变形、脂肪污染和波谱强度估计不准确。MRS 常用的水抑制方法为化学位移选择饱和脉冲（chemical shift selective saturation pulse，CHESS），是利用化合物与水的共振频率不同，在激发化合物信号之前先用一个脉冲选择性地饱和水信号。MRS 脂肪抑制的常用方法为短时间反转恢复序列（short time inversion recovery，STIR）：利用预脉冲和间隔时间（TI）的调节，选择性地抑制脂肪信号。但 CHESS 和 STIR 对局部 T_1 和磁场的 B_1 较敏感，局部水、脂 T_1 的变化和 B_1 的不均匀可导致水和脂肪的抑制不够充分，因此典型的 PRESS 容积需仔细地选择，确认其位于前列腺内，这往往影响对肿瘤范围的判断，特别是影响对包膜外侵犯的观察。前列腺 MRS 多以扰相梯度频带选择反转恢复（band-selective inversion with gra dienl dephasing,BASING)行水脂抑制。方法是以频率选择的 RF 结合反向的损毁梯度去除停止频带(stopband)的共振,减少旁频(sideband)代谢物的影响。其对局部水、脂 T_1 的变化和 B_1 的不均匀不敏感,效果显著优于传统的 CHESS 或 STIR,同时与检出前列腺癌有关的代谢物 SNR 没有显著降低。PRESS 容积可包括整个前列腺,可对前列腺癌的范围有准确评价,尤其是对包膜外侵犯的诊断有帮助。

5)匀场:波谱的信噪比和分辨力部分取决于谱线线宽,谱线线宽受原子核的自然线宽及磁场均匀度的影响。内磁场的均匀度越高,线宽越小,基线越平整光滑。由于 ^1H 代谢产物的化学位移范围较窄,故对匀场的要求较高。首先在病人进入磁场之前要进行较大范围匀场,当确定 VOI 后再进一步对 VOI 匀场。方法是通过逐步调整 x、y、z 三个方向的梯度线圈内的电流使 FID 衰减达到最慢来实现。^1H-MRS 用水峰的半高全宽来检测磁场的均匀性。新一代的磁共振机都有自动匀场和抑水功能。

6)资料采集和后处理:MRS 原始资料采集后,所有资料要用工作站的 MRS 专用软件进行处理。波谱资料以专用软件进行倍频、时间领域和三维空间领域的傅里叶转换。频率、相位和基线校准后,计算出 Cho、Cre 和 Cit 等代谢物共振峰的面积和相关代谢物共振峰值面积的比率。将 MRS 的结果叠加于高分辨的 MRI T_2 加权图像上,在显示病变代谢信息的同时显示病变的解剖位置、空间分布、体积大小和浸润范围(图 7-16),并能在工作站上以图像内颜色的深浅表示代谢物浓度的高低,红色代表信号最高,代谢物的含量亦最多,以使病变显示更直观准确。

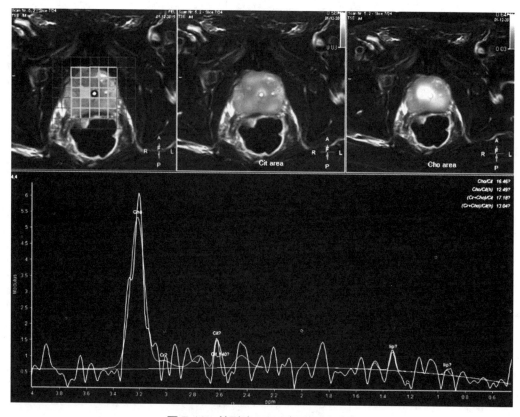

图 7-16　前列腺 MRS(见文末彩插)

3. 前列腺 ¹H-MRS 的扫描流程　在行前列腺 MRS 扫描前,需先完成前列腺常规 MR 检查,然后才能行 MRS 检查,MRI 平扫是 MRS 检查的基础。不同的 MR 设备上前列腺波谱的扫描方法大同小异。下面就以 GE 公司 1.5T MR 扫描仪为例介绍前列腺波谱的扫描流程。

(1)检查前肠道准备:因检查时要使用直肠内线圈,所以要进行肠道准备。病人检查前 1 天进食少渣饮食并口服缓泻药,以保证直肠内清洁。具体方法可参照本单位行直肠镜检查或钡灌肠的要求。

(2)线圈放置:盆腔 MRI 检查用腹部相控阵线圈(TORSOPA)。将腹部相控阵线圈放置于病人的前后盆壁,使前后线圈的中心一致。盆壁前方的线圈外面用绷带固定以尽量减少呼吸运动对图像的影响。前列腺 3D MRS 检查时,将直肠内线圈和腹部相控阵线圈联合使用(ENDATD)。置入直肠内线圈时嘱病人张口呼吸,腹部放松,将线圈缓慢置入直肠内。确认位置合适后向球囊内注入 30~100ml 空气,使线圈紧贴在前列腺后方。

(3)3D MRS 扫描:先以 ATDTORSO 线圈行三平面定位像扫描,检查直肠内线圈的位置,必要时重新调整。再以直肠线圈行 FSE T₂WI 扫描(FOV=13~16cm;TR/TE=3 500/85 ;ETL=19 ;层厚 =3mm;层距 =0mm;NEX=4 ;矩阵 =320×256,相位编码方向设为左右)作为 3D MRS 检查的定位像和代谢图叠加的解剖图。以 PROSE 序列行 3D MRS 检查(TR=1 000ms,TE=130ms,FOV=11cm,NEX=1 ;矩阵 =16×8),扫描时间 17~19min,扫描方向为轴位,3D 矩形兴趣区平面内的范围和上下界应尽量包括全部前列腺组织而尽量少包括前列腺周围脂肪和直肠内气体。轴位上在兴趣区边缘加饱和带以消除矩形兴趣区内前列腺周围脂肪的影响。必要时可在矢状定位像上兴趣区的前、后部加饱和带以消除前列腺前方脂肪及后方直肠内气体的影响。采集 MRS 数据前进行常规自动预扫描,包括自动匀场和抑水,通常情况下要求线宽小于 15,方可进行 MRS 数据采集。

(4)数据分析:MRS 扫描结果在图像上表现为"邮戳图",不能直接分析,必须在 MR 扫描仪上以 functool 2 软件对扫描数据进行自动后处理。对前列腺 MRS 的数据分析可定性和半定量。定性分析为评价谱线中 Cit 峰与(Cho+Cre)峰的相对高低,主观性强,较粗略。半定量分析为计算 Cit 峰与(Cho+Cre)峰之峰下面积的比值,较客观,为常用评价方法。无论是定性评价还是半定量评价,都需要先对谱线进行质量评估,在半定量计算时,根据作者的经验与文献回顾,推荐可用体素的标准是:75% 以上位于外周带或中央带,没有受到水和脂肪信号的污染,主要代谢物波谱的信噪比大于 5。如不符合上述标准,则只宜行定性评价。尿道周围的体素,受到高浓度 Cho 的影响,也不宜与其他位置的体素一同进行评价。当然在不同的研究中,可用体素的标准可以有差别,但无论何时,在半定量评价之前进行谱线的质量评价是必需的。

(三)氢质子波谱技术在乳腺的临床应用

乳腺癌的死亡率在欧美国家居女性恶性肿瘤首位,近年来其在我国的发病率也逐年升高,且发病年龄呈年轻化趋势。早期发现、早期诊断和早期治疗是改善乳腺癌预后的重要因素。早期乳腺原发癌(TO 癌、微小癌、原位癌及早期浸润癌)诊断时,病变主要局限在乳腺局部,较少发生远处转移,通过现代综合治疗后,远期疗效甚好。随着数字化影像学检查的广泛应用,乳腺癌的早期检出及早期诊断水平有了很大的提高,但对乳腺癌的早期诊断仍有一定困难。

MRI 始于 20 世纪 70 年代末,近年发展迅速,采用 T₂ 脂肪抑制成像、动态增强扫描、扩散加权成像、磁共振波谱等技术,能发现钼靶、B 超及临床检查阴性的乳腺癌,敏感性和特异性均大幅提高。磁共振波谱技术作为目前能够进行活体组织内化学物质定量检测的唯一方法,在乳腺肿瘤中的应用越来越受到关注,在鉴别肿瘤良恶性、指导治疗方案的制订及对治疗效果进行监测显示出独到优势。目前波谱分析软件包与高场强磁共振成像系统配套使用进入了临床研究阶段,成为常规乳腺 MR 检查的补充手段。

1. 乳腺癌的代谢特点 用 ^{1}H-MRS 观察乳腺癌的特征性代谢物为胆碱。胆碱是细胞膜代谢产物之一。它包括磷酸胆碱、磷脂胆碱和磷酸甘油胆碱。胆碱主要功能是参与细胞膜运输及扩散,胆碱参与细胞和组织的多种代谢途径,透过细胞膜的能力亦与膜所含脂类及其他物质有关。多项研究结果表明,许多恶性肿瘤区域胆碱峰值均显著升高,与细胞增生活跃有关,所以胆碱通常被认为是恶性肿瘤的标志物。

乳腺中的胆碱及其代谢产物的含量主要取决于乳腺上皮细胞的代谢水平,发生恶变的人类乳腺上皮细胞的胆碱磷脂代谢发生改变。胆碱激酶活性增加以及磷脂酶 C 介导的分解代谢增加,导致磷酸胆碱增加,磷酸胆碱 / 甘油磷酸胆碱比值升高等。癌细胞的迅速生长和增殖,加速细胞膜的合成是造成这种变化的主要原因。癌细胞的胆碱含量可较正常组织高出 10 余倍。另外,乳腺腺体内含有较多的脂肪组织,在 MRS 谱线上可见到高而宽大的波峰,可作为对照的波峰。

2. 扫描技术 在完成乳腺常规 MR 检查的基础上,可进行 MRS 数据的采集。目前在商用高场 MR 扫描仪上,多以乳腺相控阵线圈进行数据采集,行单体素 MRS 扫描。为保证足够的信噪比,体素的体积不宜过小,通常不小于 2cm × 2cm × 2cm。在不同厂家的扫描仪上,后处理过程不完全相同,可自动或手动处理。

在 GE1.5T MR 扫描仪上,乳腺 MRS 扫描过程如下:先进行乳腺常规 MR 扫描,扫描序列包括轴位 STIR、轴位 T_1、矢状 T_2 脂肪抑制序列、动态增强扫描,以体线圈为射频发射线圈,以乳腺相控阵线圈为接收线圈。单体素扫描定位于可疑病灶的区域和相对正常的区域各一处。扫描序列为 Probe-P,参数如下:TR=1 500ms,层厚 =20mm,层距 =20mm,FOV=20cm,NEX=2,矩阵 =1 × 1。行预扫描,匀场和抑水满意后开始采集 MRS 信号。

在行乳腺 MRS 检查时,要注意一些因素可使信噪比降低,如活检后出血可造成局部磁场不均匀;病人身体移动造成使病灶受到周围脂肪组织的影响导致取样误差;病灶体积较小,不能产生可探测到的胆碱峰等。

行乳腺的 MRS 检查应与常规及动态增强联合应用,但对实行时间的选择尚存在不同观点。有研究者认为,在动态增强后行波谱检查,能更精确地对病变定位。有研究发现采用这种方案,比单独使用动态增强诊断特异度增加 25%。另有研究者在增强前、后分行 MRS 检查,发现出现的假阳性病例数和假阴性病例数相等。但其研究显示增强后代谢物的信号会发生一些改变,尤其可能会造成胆碱信号的丢失;另外,增强后的波谱上胆碱峰增宽,会导致与其他物质重叠,增加分辨的难度。故在各个单位尚无公认一致的方案。笔者认为,如果平扫和 DWI 能发现明确病变的话,则应在增强前行 MRS,如果上述方法不能发现明确病灶,则宜在增强后行 MRS 检查。当然,随着 MRS 技术的进步,多体素乳腺 MRS 成为可能后,扫描方案还有可能进一步优化。

3. 临床应用简介 大宗临床病例研究的结果显示,^{1}H-MRS 在鉴别乳腺良恶性肿瘤方面的敏感性可达 83%,特异性可达 85%,在排除检查技术的影响因索之后,其诊断价值可高达 92%,因此认为 MRS 有助于鉴别乳腺肿瘤的良恶性。并在此基础上帮助制订治疗计划和监测疗效。但是应注意的是,乳腺 MRS 提供的代谢信息受到病变大小的影响。如病变较小,则 MRS 谱线不能反映病灶的实际情况。因此对 MRS 结果的判读必须结合常规 T_1WI、T_2WI 及增强检查的信息,对病变进行综合分析。

虽然乳腺 MRS 为乳腺癌的诊断提供了一定的帮助,但是目前所做的多为探索性研究,缺乏大样本的研究结论,尚无统一的诊断标准,有待于积累资料进一步研究总结,达到统一认识和诊断规范化的目的。

(四)活体磁共振磷谱技术及其应用

MRS 是唯一能测定人体内化学物质的无伤性技术。近年来,随着技术的进步,MRS 从动物实验阶段逐渐进入临床应用阶段。目前可作为医学领域波谱研究的原子核有 ^1H、^{31}P、^{13}C、^{19}F、^7Li、^{23}Na 等。^{31}P 谱是最早应用于人体的波谱学技术,在生物体内大多数分子都含有 ^{31}P,含磷化合物(如 PCr、ATP 及 Pi)参与细胞能量代谢与生物膜有关的磷脂代谢,因此 ^{31}P 波谱被广泛应用于研究组织能量代谢和生化改变。但是由于 ^{31}P 的自然丰度低,其敏感度仅有 ^1H-MRS 的 6.6%,扫描时需要特殊的软、硬件,故尚未广泛地在临床应用。

1. 扫描和后处理过程简介

(1)在 GE1.5T MR 扫描仪上对骨骼肌行 ^{31}P-MRS 扫描的过程 尽管在不同的 MR 设备上进行 ^{31}P-MRS 的扫描界面存在差别,但方法和流程基本相似。笔者所用的为 GE 1.5T MR 扫描仪,就以此机型为例简要介绍骨骼肌 ^{31}P-MRS 的扫描过程。

先进行预扫描以增加匀场的效果。以体线圈为射频发射线圈,以 TORSOPA(相控阵线圈)为接收线圈。行右股骨中段的标准轴位 FSE T_2WI 预扫描,参数如下:TR/TE=4 000/85ms,ETL=19,层厚 =20mm,层距 =20mm,FOV=20cm,NEX=4,矩阵 =320×256。预扫描完成后行 ^{31}P-MRS 扫描。以体线圈为射频发射线圈,以专用 ^{31}P 柔软线圈为接收线圈。扫描位置与 FSE T_2WI 预扫描的位置完全平行,VOI 置于右股四头肌中。扫描序列为 Spin Echo MRS,参数如下:TR=4 000ms,Flip agle=60°,层厚 =20mm,层距 =20mm,FOV=20cm,NEX=2,矩阵 =1×1,spectral width=2 500,number of points=1 024,toal number of scans=64,rfpulse=hard。行波谱预扫描(spectro prescan),观察 FID 信号满意后开始采集 MRS 信号。扫描时间为 4min32s。

(2)^{31}P-MRS 数据处理:在 ADW4.0 工作站上以 SAGE 软件进行数据后处理。各种代谢指标的计算如下:

1)计算谱线中无机磷(Pi)、磷酸肌酸(PCr)及 α-、β-、γ- 三磷酸腺苷(ATP)的峰下面积。记录 Pi/PCr、PCr/ATP、Pi/ATP 的比值。假设静息状态下细胞内 ATP 的深度为 8.2mmol/L,计算 PCr 和 Pi 的浓度。

2)计算细胞内的 pH 值:pH=6.75+log(Q−3.27)/(5.69−Q),Q 为 Pi 与 PCr 之间的距离。

3)计算细胞内 ADP 的浓度[ADP]=[ATP]×[PCr]/[Cr]×[H]×Keq(μmol/L),其中 Keq=1.66×10×9/M(38℃,pH=7),[PCr]+[Cr]=42.5mmol/L。

4)计算磷酸化能力(phospho rylmion potential,PP)1/PP(×10 000 000),PP=[ATP]/[ADP]×[Pi]。

2. ^{31}P-MRS 谱线的识别和意义 通常情况下,人体大多数部位的 ^{31}P-MRS 波谱可见到 7 个代谢产物的共振峰,从右向左依次是:PME(单磷酸苷油酯,phosphomonoesters)、Pi、PDE(二磷酸苷油酯,phosphodiesters)、PCr、γ-、α- 和 β-ATP。各代谢物的峰下面积与一定体积肌肉组织中该代谢物的浓度成正比。通常认为肌肉组织中 ATP 浓度是恒定不变的,以其浓度 8.2mmol/L 为标准,通过测量各峰峰下面积的比值来计算各化合物的浓度。通常测量波谱谱线中 Pi 峰到 PCr 峰的距离可计算细胞内的 pH 值。ATP 是能量代谢过程中的直接供能物。PCr 是高能磷酸盐的形式储存,其含量的多少代表组织的能量状态。Pi 是无机磷酸盐,其浓度不随年龄的改变而改变。PDE 与细胞膜的降解有关,PMF 与细胞膜的合成有关。PP 是判断线粒体呼吸功能的重要指标,PP 值越高,细胞内 ATP 水解提供的能量越多。

3. ^{31}P-MRS 的临床应用

(1)骨骼肌的代谢:^{31}P-MRS 可无创性地反映脂质代谢性肌肉病的代谢情况。^{31}P-MRS 改变了人们对神经肌肉疾病的生化研究一直依赖于肌肉活检的现状。对研究骨骼肌在静息状态和运动时的能量代谢改变有重要意义,适用于研究原发性肌肉病如线粒体肌病和影响肌肉代谢等系统性疾病的病理生理学过程。这种检查方法易于重复,对于观察疾病的进展情况和评价疗效有很大帮助。研究表明,脂质代谢性肌肉病病人 PCr 和 PCr/ATP 较对照组明显降低,而 Pi/ATP 与对照组无明显差异,故其根本原因为 PCr 浓度降低。PCr 浓度降低的原因可能为萎缩肌肉内含磷化合物减少或 PCr 分解增多。病人 PP 值较对照组明显降低,提示线粒体功能受损。部分病人进行了治疗前、后的 MR 和 ^{31}P-MRS 检查,经肉毒碱治疗后临床症状有好转的病人,虽然 MR 表现未见明显变化,但 ^{31}P-MRS 的谱线有非常显著的变化,说明 ^{31}P-MRS 对于评价疗效可能是有帮助的,其变化规律尚有待进一步研究。

(2)心肌的代谢:在体心脏 ^{31}P-MRS 可以显示 PDE、Pi、PCr、α-ATP、β-ATP 及 γ-ATP 等,通过上述峰的变化可测定磷代谢物的相对浓度,以此来确定细胞的能量状态,同时可计算细胞内 pH 值。目前 ^{31}P-MRS 研究涉及心脏能量的临床应用有:心肌缺血、心肌梗死、心肌再灌注损伤、心肌病、心肌保护、移植物保藏和肌酸肌酶反应的动力学等,其应用前景非常广泛。

(3)肝脏的代谢:应用 ^{31}P-MRS 分析可以在活体无创地检测人肝脏中含磷化合物的浓度,通过某些化合物浓度的差异及浓度比率的不同用于正常、硬化及癌变的肝细胞诊断和鉴别诊断,对于胆道系统疾病、糖原储积性疾病和酒精性肝病等也可用肝细胞代谢的改变进行评价。

(4)肿瘤的代谢:^{31}P-MRS 可无损伤地研究肿瘤细胞及动物和人的体内肿瘤,与 MR 结合可监测肿瘤病人的治疗效果,肿瘤的 ^{31}P-MRS 具有典型的特征,与正常组织相比较,磷脂类代谢物的量增多,细胞内 pH 偏碱性。这些特征虽然不是肿瘤所特有,但在适当的临床条件下仍具有诊断意义。某些代谢特征可作为预后指数,并与治疗效果有相关。

第四节　磁敏感成像技术

磁敏感加权成像(susceptibility weigh-ted imaging,SWI)是一个较新近发展起来的成像技术。实质上,SWI 是一个三维采集、完全流动补偿、高分辨力、薄层重建的梯度回波序列,它所形成的影像对比有别于传统的 T_1 加权像、T_2 加权像及质子加权像,可充分显示组织之间内在的磁敏感特性的差别,如显示静脉血、出血(红细胞不同时期的降解成分)、铁离子等的沉积等。目前主要应用于中枢神经系统。

一、SWI 基本原理

与传统的梯度回波采集技术不同,SWI 运用了分别采集强度数据(magnitude data)和相位数据(phase data)的方式,并在此基础上进行数据后处理,可将处理后的相位信息叠加到强度信息上,更加强调组织间的磁敏感性差异,形成最终的 SWI 图像。

与 SWI 相关的组织磁敏感性特点 物质的磁敏感性是物质的基本特性之一,可用磁化率表示,磁化率越大,物质的磁敏感性越大。某种物质的磁化率是指该物质进入外磁场后的磁化强度与外磁场的比率。反磁性物质的磁化率为负值,顺磁性物质的磁化率为正值,但一般较低,铁磁性物质的磁化率为正值,比较高。

(1)血红蛋白及其降解产物的磁敏感性:血液以其氧合程度的不同,表现出不同的磁特性,完全氧饱和的血液呈反磁性,而静脉血呈顺磁性,这与血红蛋白的结构有关。血红蛋白是血氧的主要携带者,由四个蛋白亚单位(球蛋白)组成,每一个蛋白亚单位内含一个亚铁(Fe^{2+})血红素分子,周围环以卟啉环。当 Fe^{2+} 与氧结合时,没有不成对的电子存在,因此氧合血红蛋白为反磁性;当氧从血红蛋白上解离形成去氧血红蛋白(deoxyhe moglobin)时,其分子构象发生变化,周围的水分子无法接近亚铁原子,因此去氧血红蛋白带有 4 个不成对的电子,表现为顺磁性;血红蛋白的第三种状态是正铁血红蛋白(methemoglobin),为去氧血红蛋白进一步氧化成 Fe^{3+} 时形成的,含 5 个不成对的电子,正铁血红蛋白的分子构象进一步变化,水分子可以与血红素的铁原子相互作用,形成蛋白 - 电子双偶极子 - 双偶极子作用,正铁血红蛋白具有较强的顺磁性,其磁敏感性较弱,主要缩短 T_1 弛豫时间,在 T_1 加权像上显示明显,血红蛋白降解的最后产物是含铁血黄素(hemosiderin),具有高度顺磁性。在血红蛋白的四种状态中,去氧血红蛋白和含铁血黄素表现的磁敏感性较强。

(2)非血红蛋白铁及钙化的磁敏感性:组织中另一个能引起明显磁敏感性改变的来源是非血红素铁。铁在体内不同的代谢过程中可以有不同的表现形式,以铁蛋白(ferritin)常见,为高顺磁性。正常人随着年龄的增长,铁在脑内的沉积增加,但在某些神经变性疾病中,如帕金森病、亨廷顿病及阿尔茨海默病等,铁的异常沉积被认为与疾病的病理机制有关。

无论是顺磁性还是反磁性物质,只要能改变局部磁场,导致周围空间相位的改变,就能产生信号的去相位,造成 T_2^* 减小。去相位的结果不取决于物质是顺磁性还是反磁性,而取决于物质在一个体素内能多大程度地改变磁场。如钙在脑内的结合状态是弱反磁性物质,但大多数情况下它可以产生局部磁场,导致信号去相位,造成 T_2^* 缩短,信号减低。

(3)SWI 的影像对比:文献报道,在吸入空气、纯氧及碳合气($95\%O_2+5\%CO_2$)时,SWI 上小血管与周围组织结构之间的影像对比明显不同。吸入碳合气时,脑血管扩张,血液灌注增加,因此增加了静脉血的氧合程度,去氧血红蛋白量相对减少,因此其所造成的血管内外之间的相位位移(phase shift)变小,在 SWI 上显示小静脉与周围组织结构之间的对比明显降低,小血管显示不清,而非血红素铁在基底节的沉积,与外源性对比剂无关,信号强度没有明显变化;吸入纯氧时导致脑血管收缩,血液灌注减少,静脉血中的去氧血红蛋白略有减少,SWI 上显示的静脉与周围组织结构之间的对比略有下降,与吸入空气时的 SWI 影像对比相似。该研究表明,SWI 上小血管与周围组织间的影像对比主要与血中去氧血红蛋白的含量明显相关,去氧血红蛋白含量越高,血氧水平越低,相位变化越大,影像对比越好。说明 SWI 主要反映组织间磁敏感性的差异。

顺磁性去氧化静脉血导致磁场不均匀的原因主要有两条:①缩短血液的 T_2^*;②增加血管与周围结构的相位变化。这两个效应共同形成血氧水平依赖(blood oxygen level dependent,BOLD)成像的基础。研究表明 SWI 的影像对比主要是反映小血管中的 BOLD

效应,而受脑血流变化的影响较小。因此有学者认为 SWI 可应用于反映脑功能定位的 fMRI 研究中,可以提高 BOLD 效应的显示。

二、SWI 扫描方法及注意事项

1. SWI 序列的采集处理及参数设置 SWI 采用三维采集,空间分辨力明显提高;选择薄层采集,明显降低了背景场 T_2* 噪声的影响;在所有方向上进行了完全的流动补偿,去除小动脉的影响。在采集原始数据时,将强度的数据与相位的数据分开重新排列,采集结束时可得到两组图像,即强度图像和相位图像。此后可在工作站上进行数据的进一步后处理,对相位数据进行高通(high-pass)滤波,中心矩阵常选择 64×64 或 32×32,形成校正的相位图像,用校正的相位图像作为相位加权因子,亦称为相位蒙片(phase mask),叠加在强度数据上(如进行 4 次加权),形成最终的 SWI 图像(图 7-17),更加强调组织间的磁敏感性差异。

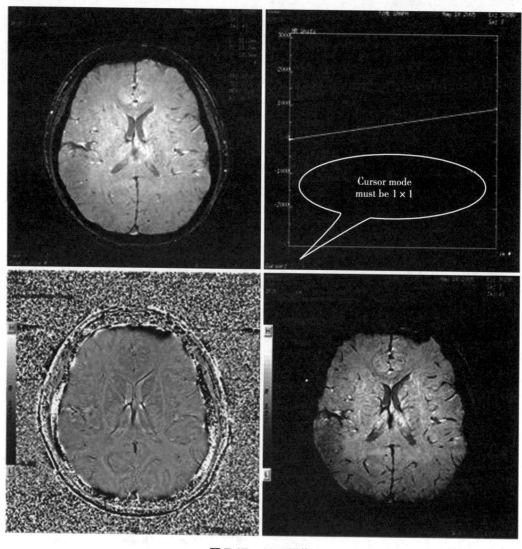

图 7-17 SWI 图像

我们知道,外磁场越大,磁化率伪影越重,同样 SWI 所形成的对比也是场强依赖性的。目前 SWI 可在 1.5T 及 3.0T 的磁共振成像系统上实现。3.0T 上所获得的 SWI 的对比好于 1.5T。由于外磁场强度的不同,SWI 在 1.5T 与 3.0T 上所选用的成像参数有所不同。在 1.5T 磁共振成像系统上,为强调组织间的 T_2^* 对比,TE 要选择到 30~50ms,而在 3.0T 上,由于其信噪比和磁敏感效应的增强,TE 时间可以缩短到 10~20ms,这样采集时间可以缩短,图像的信噪比也会提高。SWI 本质上还是梯度回波序列,其 TR 及 TE 值的选择会影响最终影像的 T_1 或 T_2 权重。选择短 TE 时,会有组织间的 T_1 对比参与形成影像的对比,如脑脊液信号降低,但图像的信噪比较好,成像时间也相应较短;而选择相对长 TE 时,影像的 T_2^* 对比好,脑脊液信号及软化灶的信号升高,影像更好地反映组织间的磁敏感性差异,但采集时间延长,且易受运动影响,信噪比降低。因此,需要根据不同的成像目的具体调整成像参数。一些设备的 SWI 推荐参数详见表 7-1,不同厂家之间在 SWI 的成像参数上没有明显差别。

SWI 还可进行定量分析,在其校正的相位图像上,可以进行相位位移(phase shift)值的测量,该值与组织的磁敏感性成正比。

表 7-1 不同场强及厂家磁共振设备中 SWI 的推荐参数

设备	序号	层厚 /mm	TR/TE/ms	偏转角 /°	矩阵	带宽 /pixel
西门子 1.5T	3D FLASH	2	48/40	20	256×512	78
西门子 3T	3D FLASH	1~2	28/20	15	384×448	120
GE1.5T	3D SPGR	2	40/31	20	384×448	70
GE3.0T	3D SPGR	1~2	33~41/20~30	15	384×448	56

2. 脑 SWI 技术选择的注意事项

(1)设备的选择:由于 SWI 为场强依赖性技术,外加静磁场越高的磁共振成像设备,理论上 SWI 的信噪比和分辨力越好。目前临床上 SWI 只能在 1.5T 及其以上场强的磁共振成像设备上实现,且需要有特殊的软件支持,包括序列的设计和后处理软件。

(2)线圈的选择:正交头线圈及多通道相控振线圈均可用 SWI,相应的后处理算法有所不同。与正交头线圈采集相比,采集相同层厚及范围的 SWI,多通道相控振线圈获得的数据量大,图像后处理所需时间长。

(3)受检者的情况:与常规头部 MR 检查要求一致,病人在成像过程中要保持头部不动。病人头部的金属异物会严重影响图像质量,造成图像扭曲变形。

(4)成像方位与相位编码方向:采用横断面采集,可选择矩形 FOV 或正方形 FOV。相位编码方向一般选择左右方向。由于 SWI 为三维采集,可以进行最小密度投影(minimum intensity projection,MinIP)重建以显示脑部整体的小静脉情况。

(5)层厚及范围的选择:在神经核团的结构观察上,应首先考虑更好的空间分辨力,可选择更薄的层厚(如选择 1~1.5mm 层厚),其他病变的检出均应更多地考虑充分的覆盖范围,因此在层厚与层数及采集时间上需要具体做权衡选择(可选择 2.5~3mm 层厚)。

三、SWI 的临床应用

由于 SWI 对去氧血红蛋白等顺磁性成分敏感,因此在小静脉的显示上有其独到的优势。

其主要的临床应用包括:脑创伤的检查、血管畸形,尤其是小血管及静脉畸形的 MR 检查、脑血管病、退行性神经变性病以及脑肿瘤的血管评价等。

1. 脑创伤　脑外伤容易并发弥漫性轴索损伤(diffuse axonal injury,DAI)。通常是由于颅脑受到钝性撞击伤后,脑灰质与白质的惯性加速度不同,形成剪切力造成的,常引起小血管撕裂,造成小灶性出血(图 7-18)。其好发部位为灰白质交界、胼胝体、脑干背外侧、小脑上脚、内囊等处。临床上轻者出现脑震荡,重者则出现严重昏迷,呈植物人状态。研究表明,轴索损伤的程度范围与病人的预后密切相关。SWI 可较好地检出 DAI 伴发的小血管出血。

2. 小血管畸形　SWI 在显示含静脉血的小血管上有独到之处,如毛细血管扩张症、静脉瘤、海绵状血管瘤及脑三叉神经血管瘤病(斯特奇 - 韦伯综合征)等病变的检出,明显优于常规 MR 序列(图 7-19)。但是与其他的 T_2^* 技术一样,SWI 的缺陷是很难把小静脉与小出血灶或血栓区分开来,因为这些结构的信号特点相似。分析注射对比剂前后的 SWI 有助于区别上述不同,因为对比剂的进入会造成血管信号的改变,而稳定的出血灶的信号不会发生变化。此外,进行相位分析也有助于区分血管与出血灶。

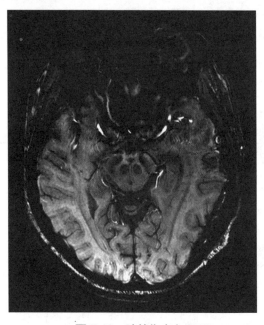

图 7-18　脑外伤病人 SWI

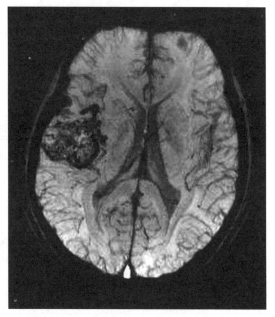

图 7-19　脑动静脉畸形 SWI

3. 脑血管病　SWI 可以更好地显示脑梗死伴发的出血及梗死区域小静脉的情况。确定脑梗死是否合并出血对于其治疗方案的确定有意义,合并出血的脑梗死在治疗上更棘手。SWI 对临床上的无症状多发小灶性脑出血的检出很有意义(图 7-20)。脑实质的出血可以由小血管的病变,包括淀粉样变血管病、微动脉瘤(如 Charcot-Bouchard 粟粒样动脉瘤)、纤维性动脉炎等造成,这些血管病可能加重高血压,也可能不合并明显的高血压表现,而先表现为出血。如脑血管淀粉样变多见于血压正常的老年人,病理上表现为脑皮质表面和软脑膜的小血管或中等大小血管的中层和外层出现淀粉样沉积,血管丧失弹性,脆性增加,形成纤维样变性及微小血管瘤,易再发出血。其治疗不同于高血压脑病,不能用

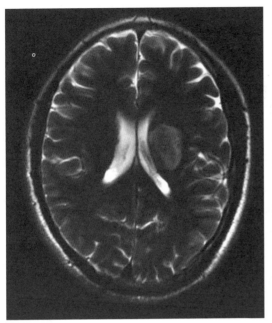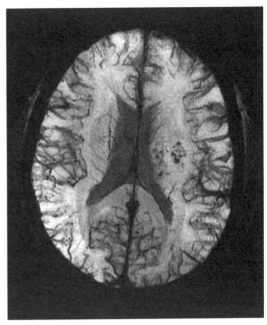

图 7-20 脑梗死伴发出血 SWI

阿司匹林。因此,影像学检查除外靠近脑表面的多发小血管瘤和 / 或多发小灶出血是很有意义的。

4. **退行性神经变性病** 一些退行性神经变性病在病理上表现为某些神经核团中铁的沉积异常增加,如亨廷顿病(Huntington disease,HD)、帕金森病(Parkinson disease,PD)、多系统萎缩、阿尔茨海默病(Alzheimer disease,AD)、多发硬化(multiple sclerosis,MS)、肌萎缩侧索硬化(amyotrophic lateral sclerosis,ALS)以及某些血液系统疾病等(图 7-21)。测量脑内非血红素铁的含量不仅可以更好地了解疾病的进程,而且有助于预后的判断。SWI成为检测脑内矿物质沉积的敏感方法,纹状体神经核团中的铁沉积可增强 SWI 图像上这些组织的对比度。有研究表明,组织中的铁与 SWI 图像上的相位信息直接相关,在滤波校正后的相位影像上,可测量相位位移值以定量反映组织中铁的沉积。SWI 在这些疾病中的应用值得进一步观察研究。

5. **脑肿瘤** 肿瘤的内部结构在对比增强的 T_1 加权像上和在 SWI 上明显不同,对比增强的 T_1 加权像主要显示肿瘤是否有坏死囊变以及肿瘤的边界和边缘是否有破坏血 - 脑屏障的情况,而 SWI 主要提供的是肿瘤内静脉血管及合并出血的信息。大量资

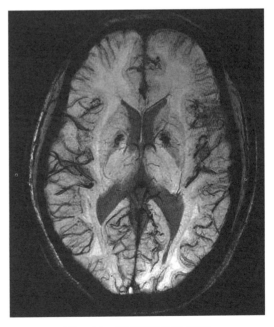

图 7-21 肝豆状核变性 SWI

料表明,实体肿瘤的生长依赖于肿瘤性血管的生成,而且高级别的肿瘤常常伴发出血。因此,SWI 可作为脑肿瘤 MR 的一个有用补充序列,用以观察肿瘤的静脉引流、肿瘤内微血管形成及合并微出血情况,有助于肿瘤分期。

第五节　脑功能磁共振成像

一、BOLD 效应的基本概念及原理

(一) 基本概念

从广义上讲,脑功能磁共振成像包含很多技术,本章所介绍的是基于血氧水平依赖(blood oxygenation level dependent effect,BOLD)效应的脑功能磁共振成像(functional MRI,fMRI)技术。

血液中的脱氧血红蛋白(deoxyhemoglobin)具有顺磁性(paramagnetic),可以缩短组织的 T_2 或 T_2^* 值,血液中脱氧血红蛋白增多将导致相应组织在 T_2WI 或 T_2^*WI 上信号强度降低;氧合血红蛋白中则具有轻度反磁性(diamagnetic),可延长组织的 T_2 或 T_2^* 值,血液中氧合血红蛋白增多将导致相应组织在 T_2WI 或 T_2^*WI 上信号强度增高。在其他因素不变的前提下,T_2WI 或 T_2^*WI 上组织的信号强度取决于其血液中氧合血红蛋白与脱氧血红蛋白的比例,该比例越高,则组织的信号强度越高,这就是 BOLD 效应。

基于 BOLD 效应的 fMRI 是利用脑组织中血氧饱和度的变化来制造对比的 MRI 技术。当大脑某区域被激活时,该区域脑组织的耗氧量增多,脱氧血红蛋白随之增多,但相应区域脑组织内的血流灌注量也同时增多,带来更多的氧合血红蛋白,最后的结果是氧合血红蛋白与脱氧血红蛋白的比例增高,导致 T_2WI 或 T_2^*WI 上相应区域脑组织的信号强度增高。一般认为,脑组织被激活时其信号强度增高,而脑组织活动被抑制时其信号强度降低。通过比较执行某个刺激或任务前后脑组织信号强度的变化,从而获得 BOLD 对比,这就是基于 BOLD 效应 fMRI 的技术原理。

大脑活动(可以是感觉外界刺激,也可以是对肢体的某一部分发出指令)并不是全脑都参与,而是其中某一个区域或某几个区域参与。我们可以利用 BOLD 技术对大脑活动时产生的血流动力学和代谢改变进行测量,从而对功能区进行定位。尽管功能性磁共振技术(fMRI)的空间分辨力受到一定限制,但是它还是可以提供大量有用的功能性信息。BOLD 效应与神经元活性之间的空间一致性很好,相比之下,由于神经活性是在几十到几百毫秒内发生的,而 fMRI 反映的是以秒为单位的血流动力学变化,所以 fMRI 的时间分辨力相对更低。

(二) BOLD fMRI 的脉冲序列及其信号

1. BOLD fMRI 技术所用的脉冲序列　尽管多种脉冲序列已经被用于 BOLD fMRI 技术,但目前最常用的脉冲序列还是单次激发 GRE-EPI(或称 FID-EPI)T_2^*WI 序列。

2. 脑活性状态下的 MRI 信号变化　单脉冲序列采集到的 MRI 信号可以简单的用公式 7-16 表示:

$$S=M(T_1^*) \cdot A(T_2^*) \tag{公式 7-16}$$

式中 S 为信号强度;M 是初始磁化矢量,即回波时间为 0 时的信号强度,M 的大小是

由 T_1^*(T_1 with inflow)决定,也依赖于与 T_1 弛豫相关的磁共振信号采集方法;A 为信号衰减(signal attenuation),是平面内磁场的 T_2^* 衰减。BOLD 效应对 T_2^* 衰减过程的信号变化有影响。毛细血管床内的水通过毛细血管壁比 T_1 值和血液通过毛细血管床的时间要短得多。因此,血液和组织中的水纵向磁化矢量可以起来看作是一个整体。毛细血管内及其以远的静脉血则与组织水有着相似的磁化矢量。而 T_2^* 的衰减则比水的交换速度快得多,这样血液和组织对 A 有着不同的影响。当在毛细血管中有了由于大脑被激活而产生的 MRI 信号改变时,这种信号的变化是 M(由 T_1^* 产生)和 A(由 T_2^* 产生)的改变的和,表示如公式 7-17 :

$$\Delta S/S = \Delta M/M + \Delta A/A \qquad \text{(公式 7-17)}$$

3. 红细胞诱导的磁敏感效应 红细胞的磁敏感性变化改变了红细胞内外的磁场漂移。血液中,水分子在血浆中扩散及在跨红细胞膜运动过程中的速度比回波时间要快很多,而水在跨血管壁的运动中的速度很慢,血管外的组织水受到的磁场漂移要比血管内的慢。这样,就产生了血管内外信号强度的不同。

4. 血管内外的 BOLD 信号分布 由于血管内外的 T_2^* 衰减率是不同的,因此我们可以把 T_2^* 的衰减 A 分解成两部分,如公式 7-18 所示:

$$A = [f \cdot A(T_2^*)]blood + [f \cdot A(T_2^*)]tissue \qquad \text{(公式 7-18)}$$

在这里,f 是某一块组织内的体积分数(volume fraction)。总体上来说,血液组织的 T_2^* 衰减率的磁敏感依赖部分要大于周围组织当中的相应部分。而血液的体积分数 f_{blood} 要比组织的体积分数 f_{tissue} 小得多。

在一项动手指实验中,当在 1.5T 的磁场中加入一个较小的双极扩散梯度(dipole diffuse gradient)(b 值为 $42s/mm^2$)时,绝大多数运动皮质的 BOLD 信号都消失了。在这种情况下,血流速度在几毫米每秒的血管(非毛细血管)内的信号则会变得比较强。这说明这些信号都是来自于血管内,而且主要来自于非毛细血管。在较高的磁场强度下(如 3T 或 4T),即使双极扩散梯度为 $b=400s/mm^2$,BOLD fMRI 信号仍然存在。这说明在高场下,血管外的 BOLD 信号变得更加明显。由于在静息状态和激活状态下血液本身的 T_2^* 衰减与周围组织的 T_2^* 衰减相比是很小的,所以在高场下,血管内的信号主要与回波时间有关。因此,在回波时间较长的情况下,尽管血管内的血液对磁敏感性变化较敏感,但这并不会对整个 BOLD 信号产生明显的影响。

(三)大脑血氧代谢率与脑血流量改变之间的失耦联

血液中脱氧血红蛋白的含量主要取决于组织中氧的需求和供给。静脉血中氧合水平与大脑的血氧代谢率(cerebral metabolic rate of oxygen comsumption,$CMRO_2$)及脑血流量(cerebral blod flow,CBF)相关。CRF 和 $CMRO_2$ 的任何改变都会影响静脉血的氧合水平 Y,见公式 7-19、公式 7-20 :

$$\text{氧释放分数} = CMRO_2/(CBF \cdot Ch) = (1-Y) \qquad \text{(公式 7-19)}$$

$$[(\Delta CMRO_2/CMRO_2)+1]/[(\Delta CBF/CBF)+1] = -\Delta Y/(1-Y)+1 \qquad \text{(公式 7-20)}$$

Ch 是亚铁血红素浓度(heme concentration),动脉血的氧合水平为 1,即 100%。当依赖静脉血氧水平的 BOLD 信号已知时,我们可以通过公式 7-20 计算出 $\Delta CMRO_2/CMRO_2$ BOLD 和 $\Delta CBF/CBF$,我们也可以通过已知的 $\Delta CBF/CBF$ 和 $\Delta CBV/CBV$ 之间的关系来估计 ΔY。在活体组织对 $\Delta CMRO_2/CMRO_2$ 进行空间定位很难,那么在脑内特定的功能区定位方面,BOLD 和 CBF 的测量将会很有价值。

大脑在静息状态下 $CMRO_2$ 与 CBF 是完全耦联的,即 $\Delta CMRO_2/CMRO_2 = \Delta CBF/CBF$,那么在公式 7-20 中的 ΔY 为"0",也就是说磁敏感性的变化并不伴随着 CBF 的增加而增加。而在激活状态下,$CMRO_2$ 的变化则比 CBF 的变化小得多(失耦联),这就是 BOLD fMRl 的基础。

(四) BOLD 对神经元活性的反应

对于 BOLD fMRI 来说,一个重要的问题就是 BOLD 反应与神经元活性之间的相关性。BOLD 信号与 CBF 的变化有着明显相关性,而 CBF 与脑功能活性紧密相关,那么可以认为空间上 BOLD 信号的变化就反映了脑激活位点。然而,BOLD 信号的变化是多种因素(如代谢的变化和血流动力学的变化)共同作用的结果。

在实验中,初级视觉中枢(V1)对所给予的闪光刺激的频率敏感,在光刺激频率为 8Hz 的时候反应达到最强。在一项采用 FAIR 技术(flow-sensitive alternating inversion recovery technique)的研究中,给予每一受试者不同闪烁频率(2Hz、4Hz、6Hz、8Hz)的闪光刺激,用 4T 的磁共振系统同时对 BOLD 和 CBF 信号进行采集,对每一个受试者的不同频率刺激后同一脑区的反应进行分析,结果是在 BOLD 和 CBF 之间有着较好的相关性。这就验证了如下的假设:与微血管系统相关的 BOLD 信号改变与反映神经元活性变化的 CBF 信号的改变之间有着很好的一致性。然而,由于大脑内不同区域之间的血管形态与血流动力学存在着较大的差异,所以在比较不同脑区时,上述的关系不一定成立。

动物实验也证明了 CBF 和 BOLD 信号之间的紧密关系。这说明 BOLD 信号可以定量反映神经元活性。

(五) BOLD fMRI 的空间特异性

总体来说,BOLD fMRI 得到的激活区与由 PFT 和灌注磁共振技术得到的以 CBF 为基础的功能区是比较吻合的。然而,fMRI 得到的激活区空间特异性以及这个"激活区"是否真正代表了脑激活部位则仍然有争议。因为在 fMRI,甚至是 PET,对功能区的定位并不是直接观察神经元的活动,而是通过间接测量继发神经元代谢和血流动力学变化来显示的。

这样我们就需要有一个足够小的结构激活来证明 BOLD fMRI 有着足够的空间特异性。外侧膝状体核(lateral geniculate nucleus,LGN)就是一个非常好的结构。大家都知道 LGN 在视觉通路上的中继作用,视网膜通过视束与 LGN 相联系,之后 LGN 又投射到初级视觉中枢 V1。所以,当给予视觉刺激时 LGN 是一定会兴奋的。人们在实验中确实发现了 LGN 与 V1 同时激活。通过这个实验基本可以认为 fMRI 的空间特异性是比较好的。

脑功能磁共振成像的空间分辨力主要取决于视野(field of view,FOV)、矩阵大小(matrix size)、层厚(slice thickness)和层数(slice number)。例如,FOV=240mm × 240mm,矩阵 =64 × 64,那么每一个像素的面积为 3.75mm × 3.75mm。扫描的层数取决于所要覆盖的脑区大小。如果要覆盖全脑,以 4mm 为层厚,成人需要 30~40 个层面。

(六) BOLD fMRI 的时间特异性

脑功能磁共振成像的时间分辨力主要取决于血流动力学反应函数(hemodynamic response function,HRF)。通常我们可以在 2~3s(重复时间,repetition time,TR)内采集一卷(volume)全脑的图像。尽管这个速度不是很快,但血流动力学反应较之更慢。例如,当我们给受试者呈现一幅恐惧情绪表情的图片时,脑的某些与情绪相关的区域(比如杏仁核)的 BOLD 信号开始从基线上升,大约在第 6s 时达到最大值,然后 BOLD 信号开始下降,大约在第 12s 时回到基线。在随后的第 12~24s,BOLD 信号继续下降到略低于基线的水平,然后再回到基线。尽管血流动力反应学与实验的内容以及脑的不同区域有关,但速度不会太快。相对于我们认知加工的速度(通常短于 1s 或更短),这个血流动力学反应速度实在是太慢了。因此,这对于脑功能磁共振成像实验的设计是一个挑战。

(七) BOLD 技术的优缺点

BOLD 技术有着如下的优点:①这项技术是完全无创的;②功能性的对比噪声比(functional contrast-to-noise ratio)至少是灌注成像方法的 2~4 倍,即 BOLD 的噪声较小;③由于 BOLD 技术只要求梯度回波的 TE 在 30~40ms,所以技术上很容易实现;④很容易实现覆盖全脑的平面回波成像(echo planar imaging,EPI)。以上只要求 TR 时间足够长,可以满足覆盖全脑的扫描。如果 TE 为 40ms,那么采集一层单次激发平面回波图像的总时间为 60~100ms,那么我们就可以在 1s 内采集 10~16 层图像。那么如果较少的层面就足够研究需要的话,我们就可以采用非常短的 TR,这样 BOLD 技术的时间分辨力就会提高。

当然,BOLD 技术也有很多缺点:① BOLD 信号的生理学机制十分复杂,包括灌注、$CMRO_2$ 和血容量改变之间的相互作用以及血管构型的不均匀性和在时间和空间上的神经 - 血管耦联机制,这些问题对 BOLD 信号的定位、强度、线性以及动态性的解释都有一定影响;②与灌注和血容量测量不同,BOLD 中 T_2^* 和 T_2 时间由周围组织类型决定,故没有基态的血氧水平信息;③磁敏感效应同样可以在 BOLD 效应中造成伪影。这些伪影包括组织交界处和颅底的信号丢失,信号丢失在高场磁共振系统尤为明显。

二、BOLD 效应的磁共振技术

执行任务前后,BOLD 信号的改变非常轻微,仅有 1%~5%,这其中还包括热噪声、生理波动、头动伪影以及系统不稳定等造成的干扰。因此,只有做好 MRI 技术才能充分利用 BOLD 信号,提高 fMRI 的研究水平,本节主要介绍 BOLD fMRI 的关键技术。

(一) 优化 fMRI 信号对比

对于 BOLD 对比来说,人们经常采用梯度回波序列或非对称的自旋回波序列,因为这样可以使激活诱导的信号变化最大。在给予 RF 脉冲后,梯度回波图像在信号的自由感应衰减期间采集。这种信号衰减可以用一个以 $R2^*=1/T_2^*$ 为衰减率的指数方程来表示。在激活期间,$R2^*$ 会有轻微的降低(即 T_2^* 轻微的增加)。

对比最优化的 TE,就是使激活态与静息态衰减率的差值最大化的 TE 值。当采用梯度回波功能性磁共振成像时,这个最适的 TE ≈ 静息态的 T_2^*。当采用自旋回波时,由于我们观察到的是 T_2 改变而不是 T_2^* 的改变,所以最适的 TE ≈ 静息态的 T_2。在非对称的自旋回波序列中,BOLD 对比的产生是在图像采集的时刻 τ。为了使 BOLD 对比最强,τ 应该近似等于组织的 T_2^*。

(二) 信号最大化

1. **场强和序列参数**(field strength and sequence parameters) 在高场中进行成像,可以提高解剖像的信噪比以及功能像的信号变化幅度。由于净磁化率(net magnetization)或质子磁场向量(proton magnetic moment)随着场强的增加而增加,所以 MRI 信噪比随着场强增高而呈线性增加。BOLD 信号改变的幅度在某种程度上与场强有着线性关系。BOLD 对比在 TE ≈ 灰质的 T_2^* 时最大。在 1.5T 时,T_2^* 为 50~60ms;3T 时,T_2^* 为 30~40ms。激活

诱导的 T_2^* 改变与场强呈线性关系。值得注意的是,高场中磁敏感伪影也更加显著,如颅底区的磁敏感伪影。

TR 的选择通常受脉冲偏转角、扫描层数及机器性能(如场强、扫描速度等)的影响。较长的 TR 会使信号增加,但会减少一定时间内的采样次数。而当 TR 小于 500ms 时,功能性对比会显著降低。因此,TR 的选择也至关重要。在使用 90° 的射频脉冲时,当 $TR/T_1 \approx 1.5$ 时,单位时间内的平均信噪比最大。所以,在不使用小偏转角的情况下,TR 应该大于 1.5 倍的 T_1。1.5T 时,白质和灰质的 T_1 值分别大约为 700ms 和 1 200ms;3T 时,灰质和白质的 T_1 值都会相应增加 20%。因此,对于灰质来说,TR 值在 1.5T 时至少应该是 1.5s;3T 时,至少应该是 2s。扫描层数也会影响 TR,每个容积扫描内每增加一层,则需要相应增加 40~45ms。一般的来说,大部分实验,如视觉刺激、听觉刺激或动手指等组块设计(block design)实验,TR 可以设为 2s 或 3s,某些特殊的组块设计实验中,TR 可以设为 5s(这样就需要对每个容积扫描中的每个采样点进行时间上的"配准",否则处理出的结果偏差会比较大)。对于事件相关(event-related)实验,可以把 TR 设得比较短,如 250ms 或 500ms。

2. 射频线圈(radio frequency coils,RF)　RF 线圈既被用来作脉冲激发也被用来作信号接收。对于接收信号来说,大线圈和小线圈各有其优缺点:RF 线圈越小,会有较高的信噪比,但覆盖脑部的范围较小;大线圈覆盖的范围较大,但是信噪比则较低。对于信号的激发来说,RF 线圈越大,则所激发出的射频场分布越均匀。这对保持对比的均匀性来说是很重要。用小线圈来获得均匀的激发分布通常需要使用特殊的 RF 脉冲。最好的解决方案就是使用大线圈来进行信号的激励,另外使用一个单独的小线圈进行信号接收。现在较新型的核磁共振仪都会有多通道线圈以供选择,多个小线圈既可以单独的作为多个接收线圈,也可以作为一个整体的大激励线圈使用。在进行全脑 fMRI 扫描时,可采用正交颅脑线圈或颅脑相控阵线圈。

3. 体素大小(voxel size)　MR 图像的信噪比与体素大小直接相关。功能像的对比噪声比的优化可以通过对激活区和体素大小进行匹配而获得。通过这种匹配使部分容积效应降低,而使信噪比增加。由于不同功能区的大小很难确定,而且功能区会随着激活区位置及实验的不同而不同,那么规定一个最适的体素大小是很难的。最近一研究表明,最适的体素大小是 1.5mm × 1.5mm × 1.5mm。通常,也可以把体素的大小设为皮质的厚度(约 3mm)。

(三)减少生理波动对 BLOD 技术的影响

实验时,多种因素都会对实验造成影响。如心脏大血管的搏动会传到头部使头部产生轻微的运动。同样,呼吸运动也会对头部产生影响。这些都是我们需要在实验中去除的因素。

1. 滤波(filtering)　滤除与生理过程相关的频率波可以减少时间上的波动,或者至少使这些波动的噪声分布更接近于高斯分布(Gaussian distribution),这样我们可以进行标准的参数统计检验。滤波是相对容易的后处理过程。值得注意的是,如果这些波的频率并不和血流动力学脉冲反应方程的频率谱相重叠,那么它们对于数据质量来说并不重要,也没必要去除,特别是在进行回归分析或相关分析的时候。

滤波的原则就是应以二倍于最高生理波动的频率来进行采集。这样的话,滤除心脏跳动所带来的影响就较困难。因为,一般的心动周期为 0.8s,那么它的频率就为 1.25Hz。那么为了滤除心跳的影响,TR 至少应为 0.4s(频率为 2.5Hz)。这样短的 TR 在大部分实验中是无法接受的。在通常的实验中,采用的 TR 时间为 2s(仅 0.5Hz),那么仅分析 MRI 数据本身并不能去除心脏的影响。如果想要去除心脏运动导致的伪影最好采用心电门控技术。利用滤波技术去除呼吸运动造成的影响相对容易,因为呼吸的频率比较慢。

2. **脉冲序列**(pulse sequence strategies) 标准的多次激发技术比 EPI 技术及单次或多次激发螺旋采集技术的生理伪影多。这是因为标准的多次激发技术需要数秒进行数据采集,在这段时间内,会有很多生理伪影产生。因此 fMRI 一般采用单次激发 GRE-EPI 序列。

3. **门控技术**(gating) 心电门控技术能较好去除心脏跳动产生的伪影。心电门控技术要求在心动周期的特定时相触发扫描,这一点对数据处理有利,因为生理伪影的产生就是因为在心动周期的不同时相进行数据采集,在相同时相采集就可以消除这种伪影,同时还可以提高 fMRI 的空间分辨力。问题是如果在采集时受试者的心率是变化的,那么会产生更大的伪影。不过,这个问题已经得到了比较好的解决。门控技术对于那些接近颅底的激活区的检出很有用,因为颅底区是受到心脏跳动影响最大的区域。

(四) 进一步提高 fMRI 的质量

1. **设备的准备** 研究用 MR 设备与临床型 MR 设备有很多方面是不同的。临床 MR 很少会对一个病人扫描 256 幅以上的图像。一个单独的序列也很少超过 128 个单独的图像。而对于一项时间为 10min 的 fMRI 扫描来说,就会产生 2 500 幅以上的图像。这就要求 MR 设备有着很好的信号稳定性,3T 设备上,一般要求 30min 内 EPI 序列的信号峰值间变异小于 1%。当然,还需要设备具有强大的数据处理能力,包括数据采集、数据重建、数据传输及数据存储。

自动匀场(automated shimming)对于每一个受试者都很重要。受试者的进入对于高度均匀的磁场来说有较大影响,需要进行一阶或二阶匀场来保证磁场的均匀度。如果只是扫描头部,那么需要用球形的水模进行初始的磁场均匀性校正。如果采用一个长方体的水模,则会对头部产生一个 z^2 的梯度,这是一定要避免的。

x、y、z 轴上的梯度可以是多种形式的。共振梯度可以在较高的信噪比的情况下提供正弦波形式的梯度切换率,而非共振梯度可以对梯度波的形式进行较大的控制,并且在一个恒定的梯度情况下使采样简单化。

2. **受试者准备** 受试者在完成任务或接受刺激时的表现很大程度上会对激活模式产生影响,这是 fMRI 技术的核心问题。受试者的表现有很多方面的影响,同时也不是一成不变的。这些表现的变异来源于多方面,包括:受试者对 fMRI 扫描间的新奇感、来自于实验本身的焦虑情绪、训练效应及对任务的关注效应。如果在试验前让受试者进入一个核磁共振仪的模拟装置,熟悉一下将要进行试验的环境,那么无论对于老人还是儿童来说,都是一个比较好的试验前准备。

对于一个设计良好的 fMRI 试验来说,影响脑功能图像质量的最常见原因就是头动,必须把受试者头动控制在一个像素范围内,那么在保证受试者舒适的前提下,头部制动十分必要。如果受试者感到不舒服,那么不仅会直接导致头动,而且会影响到头部认知功能。多种形式的实时运动校正也有报道。当然还有很多后处理方法来实现运动伪影的再校正。尽管这些软件可以很大程度上纠正运动伪影,但最根本的方法还是尽量减少不必要的头动。

已有很多报道中描述了多种减少头动的装置,如热成型面罩或者让受试者咬住一个固定物,但还没有一个普遍适用的方法,而且这些方法在某些情况下并不适用(如安全性是首要问题时)。

我们的经验是：找到一个合作的受试者,对其充分讲解试验过程,使其舒服地躺在核磁共振仪中。这样,大多数情况下,即使不给予任何外界的制动,头动都可以控制在一个可以接受的范围内。

三、脑功能成像任务设计的基本方法与原则

(一) fMRI 任务设计的基本原则

fMRI 的任务设计要遵循两个原则:①一个实验要能够拒绝一个假设,即推翻一个假设;②能够使预期的效应最大化。

我们始终应该牢记的是:BOLD fMRI 数据是由一个近似线性的系统中得到的时间序列数据。

1. BOLD fMRI 信号的绝对值是很难解释的,它不像 PET 可以得到一个定量的物理数据。这是因为我们所得到的特定信号值并不准确地代表脱氧血红蛋白浓度,而是一个与脱氧血红蛋白浓度相关的加权值(T_2^* 加权),而且这个加权值还受到多种因素的影响,这些因素在不同的体素、扫描(scan)及受试者之间也是不同的。因此,BOLD fMRI 实验都是在测量大脑在一次扫描不同状态之间信号强度的差值。例如,一组老年性痴呆病人与正常对照组颞叶 BOLD 信号平均值是没有可比性的。

2. BOLD fMRI 信号可以看作是一个神经活性转换系统的输出值,且这个系统是一个低通滤波系统。所谓低通滤波,简单地说就是让低频波通过,滤掉高频波。而低通滤波的问题在于它降低了时间分辨力。例如,每 2s 内发生的神经元活性变化所产生的 fMRI 信号变化就很难检测到。而且,这种限制是不能用提高成像速度的办法来解决的。即使每隔 100ms 采集 BOLD fMRI 信号,由于血流动力学反应的低通滤波性质导致神经元活性快速转变的过程也是无法检测的。

3. BOLD fMRI 数据在无效假设下是时间自相关的,也就是说,在没有给任何任务或随时间变化刺激的情况下,我们仍然可以在某些频率下找到比其他频率更高的检验效能。由于高频采集会导致较大的实验噪声,使实验的敏感性降低。因此,我们必须把频率降到足够低,来避免太多的噪声产生;同时还需要足够高的采集频率,以保证有足够的时间分辨力来记录实验过程中血流动力学的变化。这样就需要找到一个比较合适的频率,来使实验最佳化。

(二) fMRI 任务概念和基本类型

脑功能成像实验的自变量是我们所操作的任务引起的行为或认知加工过程的变化。相应的应变量是脑的某一区域、某一网络或某一系统由自变量所引起的"激活"(activation)或"失活"(deactivation)。一般认为,BOLD 信号上升为"激活",BOLD 信号下降为"失活"。由于大脑时刻都在活动,如果我们想要测量某一认知加工过程所引起的脑活性变化,最常用的实验设计是采用减法反应方法。也就是说,我们先定义一个基础的认知活动,然后再定义一个以此为基础的附加活动。例如,我们要研究 Stroop 效应所引起的对冲突解决的脑加工过程的变化,可定义一个无冲突的、一致的实验条件,比如用与"红""绿""蓝""黄"字对应的颜色分别显示。我们还可再定义一个有冲突的实验条件,比如用黄色显示的"红"字,用红色显示的"绿"字,用绿色显示的"蓝"字以及用蓝色显示的"黄"字。这两个条件都引

起视觉及相关认知加工(如阅读)的参与。这两个实验条件下所引起的脑活动对比(contrast)通常被称为所谓的"激活"。在这个例子中,我们可用有冲突的实验条件所引起的脑活动减去无冲突的、一致的实验条件引起的脑活动,而得到由于解决冲突所引起的额外脑神经活动。当然,这种减法需建立在满足线性叠加条件的基础上。

由于慢速的血流动力学反应的限制,脑 fMRI 实验的设计和行为实验的设计有所不同。前者主要的实验设计包括三大类:组块设计(block design)、事件相关设计(event relaled design)和混合设计(mixed design)。

(三) 组块设计

组块设计是把相同的条件、事件或实验放到一个组块中,或者参量性地操作每一个组块的特性。组块化实验设计是最经典的 fMRI 实验设计。实验中两种实验状态交替出现。这就要求一次扫描中要有实验组块(experimental block 或 trial block)及基线条件组块。在激活态,可以要求受试者完成某种任务(task),如进行某种思维活动或对某种刺激作出反应。这样,在扫描结束后,用实验组块的信号减去基线条件组块的信号,即可得到两种状态之间的信号差。

1. 组块设计的两个重要假设　两种认知状态可以进行"相减"运算,是基于如下的两个假设:"纯插入假设"(pureinsertion)及"线性假设"(linearity)。

(1)纯插入假设:纯插入假设即我们认为一个认知活动过程可以"加入"到另外一个已经存在的认知过程中,而对其没有影响。这个假设是很难证明的,因为首先我们需要对这个已经存在的状态进行测量,而且还要对新加入的过程进行测量。如果纯插入假设不成立,那么在两种状态之间的差别可以是由插入过程本身造成的,也可以是由两种状态之间的相互作用造成的。尽管我们无法证明纯插入假设的正确性,但我们仍然可以认为它是正确的。例如,在动手指实验中,基线状态就是保持安静,激活状态即令受试者动手指,我们可以简单地认为这两种状态之间就是手指动与不动的差别。从而我们可以简单地认为所得到的兴奋区就是与手指运动有关的功能区。

(2)线性假设:线性假设即神经元活性到 fMRI 信号的这种变换是一种线性变换。由于 BOLD fMRI 系统所表现出的各个方面已经很接近一个线性系统,因此我们可以近似地认为我们所做的变换就是一种线性变换。

2. 组块化设计需要注意以下几个问题

(1)实验组块与基线组块的设计通常有两种方案:①任务 a 对应任务 b,例如动右手对应动左手,这可以检测到两种任务之间的差别,但不能检测两种任务共同激活的区域,可以做到不显示不感兴趣区的激活;②任务 a 对应无任务,例如动右手时左手对应休息,可以显示与任务相关的激活区,但同时会引入不感兴趣的激活区。

组块之间是所谓的休息(rest)或者基线(base line)条件组块,同样也大约持续20s。在组块实验设计中,基线条件不应该省略。基线条件组块有两种功能:定义一个统计分析模型的参照点及校正 fMRI 信号的漂移。

脑功能实验中的基线,并不是指没有任何刺激或不进行任何任务,事实上,绝对的无活动状态是无法实现的。例如,由于磁场的切换,磁共振扫描间内会有很大的噪声,尤其是在进行功能像扫描时,快速切换的磁场可以产生大到130dB 的噪声。尽管有这样的噪声,由于噪声在实验组块和基线组块内都是持续存在的,且强度和频率部是恒定不变的,我们仍然可

161

以认为这种效应可以用两种状态之间相减的方法来去除。

(2) 组块时间长短的问题。组块时间长,则信号的稳定性较好,但并不是越长越好,这是因为血流动力学反应有饱和现象,通常在 10s 后达到最大值,所以一味地延长组块时间会使单位时间的效率很低。更重要的是,受试者在长时间的扫描过程中,会变得烦躁,不能很好地配合实验,而且头部制动也很难保证,组块时间短,可以在相同的扫描时间内,有更多的组块切换,但这样做的问题是随着组块切换频率的增加,任务的相关变异也随之增加。很多情况下,这是由所研究的具体问题来决定的。例如,某一特定认知过程的引发需要有一定的刺激时间,同时刺激的间隔要达到最小化。这可以通过把实验组块的时间最大化,而使对照组块时间最小化。在某些自控(paced)实验中,受试者对每一组刺激作出反应,刺激出现的频率取决于受试者对刺激的反应,从而达到使对照组块时间最小化的要求。一般认为最好的组块时间长度为 14~20s(0.036~0.025Hz),此时间长度可以较好的与血流动力学反应相拟合,当然也可以适当延长至 30s。

(3) 周期性切换的组块会受到数据中其他变异的影响。例如,如果实验组块的时间长度是 10s,而受试者恰好以每 5s 的频率呼吸 1 次,那么结果中很大的一部分信息是来自于呼吸过程。

(4) 同一个组块化设计的实验中有两个以上的激活状态可有多种组块排列组合的方式,如:固定模式(甲 - 乙 - 丙 - 甲 - 乙 - 丙 - 甲 - 乙 - 丙)和随机模式(甲 - 丙 - 丙 - 乙 - 甲 - 乙 - 丙 - 乙 - 甲)。尽管从心理学角度要求我们随机化设计组块的顺序,但是随机化设计降低了检测不同状态之间差别的敏感性。如果一个实验是在多个受试者之间进行,则每个受试者组块出现的顺序应该保持一致。

(5) 组块化设计可以作为一项实验的预实验,后面我们会讨论到多种设计方法交替出现在一次扫描中(混合性实验设计),尽管这样有着较强的推论能力,但是与单纯使用组块设计相比,统计学效能会有所降低。一种可行的方法是在实验中先单纯用组块设计来找到兴奋区,然后利用事件相关设计来对这些兴奋区进行后续分析。这样的好处就是可以检测出比混合性实验设计多的兴奋区。

3. 组块设计的优缺点 组块设计有很多优点,最主要的是组块化设计有着非常好的统计效能。因为我们在组块化设计中可以很容易定位矩形波串(boxcar)的基频,从而可以通过血流动力学反应方程很好地将变异(即矩形波串中的高频部分)滤除,避免了噪声产生。

组块设计存在一些局限性,主要包括:①不允许刺激随机出现,而最好是任何一个刺激都是按顺序的出现。所给刺激或所加任务的出现顺序会在两个水平上对功能性成像数据有影响。首先,刺激或任务出现的顺序会对刺激或任务组块内的认知过程产生影响;其次,刺激或任务同样也会影响静息组块内脑内的活动状态。基于以上说法,组块化设计的推论能力较差,但是在某些情况下,组块化设计还是可以接受的,如所研究的认知过程是一个全或无的现象或激发后会保持一个稳定的状态。②对信号漂移非常敏感,如对头动敏感,特别是组块重复次数较少时。③基线选择不当会导致错误的结论。④实际应用中,很多任务是无法重复的,因此不能采用组块设计。⑤很难估计血流动力学反应函数,也就是说,如果血流动力学反应函数未知时,则无法应用组块设计。

4. 几种特殊的组块设计

(1) 多因素设计:多因素设计实验可以明确的检测出两种不同的认知状态之间的相互作

用。多因素组块设计包括四种状态,其中一种是静息态(X),两种状态(A 和 B)是两个刺激单独出现时大脑的活动状态,另外一种(A+B)就是这两个刺激同时给予时的大脑反应。这种实验设计的好处就是可以检测出 A、B 两种神经状态之间的相互作用。在 B 因素存在时,如果有 A 和没有 A 得到的信号之间存在差别(例如,[A+B+X]-[B+X]与[A+X]-[X]之间是不同的),那么我们可以认为 A 因素与 B 因素之间存在相互作用。尽管多因素组块设计提供了一个更深入的研究认知状态的方法,但是要解释这种结果,则要求 A 和 B 两种状态本身是相互独立的。

(2)关联性设计:在一些具体问题上,纯插入假设有时很难满足实验需求(例如,激活状态与基线状态之间除所感兴趣脑认知过程参与外,还有其他别的认知过程参与),这样我们可以考虑使用关联性设计。例如,"命名物体实验",此实验关心的是与"命名"有关的脑区情况。我们可以把命名物体过程分解,首先,在命名时,既命名了"物体",也命名了"颜色";其次,除了命名过程,还有"看"的过程参与其中。经过排列组合,我们得到四种状态:命名物体、命名颜色、看物体和看颜色。这样,我们可以用两个组块设计来解决这个问题。实际上,我们可以把关联性设计简单理解为将两个简单的组块设计得到的兴奋区域进行数学上的"逻辑与(AND)"操作,从而得到两个组块设计的共同兴奋区域。

(3)参数设计:参数设计就是在实验中给予某一实验参数(感兴趣因素)不同强度的刺激,从而研究所得到的信号与不同强度刺激之间的关系。这种设计可以不考虑纯插入假设,原因在于实验中只有感兴趣因素的强度在改变。需要注意的是,参数设计与两种状态的组块设计相比,在观察数(重复次数)相同的情况下,敏感性是降低的。参数设计实验中的参数值可以是组块化的,当然参数值的变化也可以是连续的。

(四) 事件相关性实验设计

1. **事件相关设计的基本概念** 事件相关性实验设计(event-related design)与组块设计不同,每一个观察点并不是一系列连续的相同刺激,而是一个一个单独刺激,而且这些刺激的呈现也是随机的。在最简单的设计中,每一个刺激在时间上都彼此相隔足够长的时间(如16s)来保证所得到的血流动力学反应信号是来自所给的特定刺激。

事件相关设计可以锁定感觉或认知加工事件与血流动力学反应的关系。例如,在前面的 Stroop 实验中,如果我们按(0.80,0.20)的概率随机进行这种正确线索和错误线索的实验。呈现顺序、线索性质(正确,错误)和呈现的起始及结束时间可以预先确定,或者在线记录下来。在统计分析时,我们可以分析和比较不同线索条件下的血流动力反应。

事件相关设计可以分为三种:等长度实验设计(periodic single trial design)、变化长度设计(jittered single trial design)及交错实验设计(staggered single trial design)。

(1)等长度实验设计:等长度实验设计是事件相关设计的一个特例,也是比较经典的设计。在这种设计中,每一个实验都在呈现一个刺激后间隔相当长的时间,通常在12s或以上,以便测量整个血流动力学反应过程。由于单个事件所诱发的典型 BOLD 信号持续 12~16s,所以在这种实验设计中,可以忽略前后刺激所引发的信号重叠,也不考虑 BOLD 信号饱和与叠加的线性等问题,而可以直接采用时间锁定(time-lock)的方法,分离出单个刺激所导致的信号变化。这样的设计比较直观,也比较容易理解。因而,单独实验设计的事件相关设计对血流动力学反应具有较高的估计效率(estimation efficiency)。但是,由于每一个实验都要持续相当长的时间,在一个固定的时间内(比如 30min),就不能有很多的实验,因而探测效率

（detection power）较低。

（2）变化长度设计：变化长度实验设计中，每个刺激的间隔时间都是变化的。为了提高实验效率，应该尽量缩短刺激的间隔时间，但是由于血流动力学反应整个过程的时间远远长于一个单独的实验，遗留效应（carry-over effect）会影响到对下一个实验的血流动力学反应的测量，因而会降低估计效率。这种解决办法的前提假设是我们对血流动力学反应过程不感兴趣。另外，我们需要用拉丁方设计来平衡整个实验的呈现顺序，以达到所有事件出现在某一种事件前后的概率相同。这样不但可平衡这种遗留效应的影响，还保证我们可使用选择性平均（selective average）的方法来分析数据，使每个实验的平均长度缩短。其前提假设是血流动力学反应尾部相对稳定，因而不需要太多的实验来测量。

（3）交错实验设计：是指等长实验设计与变化长度实验设计交错进行。

2. 事件相关设计的特点

（1）随机化设计：事件相关设计可实现完全的随机化。在认知神经科学实验中，随机化是十分重要的，如对学习效果的测试。组块设计需要同类刺激反复呈现，因此任务刺激是非随机的，且多个同类刺激在一起，受试者不可避免地出现对刺激的期待效应，使注意力与觉醒水平降低。而事件相关是单个刺激的单一任务，每次刺激呈现是随机的，无法预知的，刺激的顺序也可能对受试者造成影响。事件相关设计不但可以实现任务刺激的随机化，也可以进行刺激间隔时间的随机化。有研究表明，血氧反应的重叠可严重影响固定刺激间隔的事件相关设计的刺激呈现数，长的刺激间隔不仅会降低受试者的注意力，而且会使一次扫描中的刺激任务减少，降低了统计效率。Dale 研究了随机刺激间隔设计，发现其效率比固定刺激间隔实验高很多。Burock 等用 16s、3s 和 1s 的刺激间隔做了对照实验，发现在快速随机化刺激时也可获得明显的激活图和血氧反应估计，说明在电生理和行为实验中应用的快速随机化设计在事件相关 fMRI 中同样是可行的，从而大大扩展了 fMRI 在认知神经科学中的应用。Constable 等用随机长度的刺激间隔事件相关实验研究了海马组织，发现海马在从基本的复杂场景中识别新的复杂场景时出现双侧激活，而从新异场景中识别学过的复杂目标场景，得到不同的激活。他们认为，组块设计证实的海马强烈的后部激活，可能更多地与视觉场景加工有关，而采用事件相关设计发现了参与新异场景编码的更多海马前部激活。

（2）基于实验任务和受试者反应的选择性处理：采用事件相关设计可以根据任务类型和受试者反应进行选择性处理。在语言研究中，可以研究真字和假字、同音词和同义词、高频词和低频词或有生命意义的词和无生命意义的词对脑的激活情况。在视觉研究中，可研究脑对颜色和灰度图形的认知加工情况。Clark 等用随机快速呈现不同种类刺激的 fMRI 研究了脸孔识别的记忆情况，三种不同类型的脸孔刺激是：看过的目标脸孔、没看过的新异脸孔、无意义的残缺脸孔。结果发现，腹后部皮质对所有刺激 BOLD 信号均增强；枕叶后部对完好无损的脸孔比残缺脸孔更多的参与反应；对新异脸孔的反应在腹枕叶皮质，也就是对目标脸孔起反应的区域中部。目标脸孔更广泛地激活了额叶和顶叶皮质。事件相关设计不仅可以按照刺激任务类型进行选择性处理，同样可以根据受试者的反应进行选择性处理。在做学习和记忆的实验时，感兴趣的是受试者哪些项目记住了，哪些项目没有记住。刺激时让受试者做按键反应，记住了的按"是"键，没有记住的不按键或按"否"键。按键反应不仅使受试者集中了注意力，增加了心理负荷，有助于 BOLD 信号幅度的增强，而且提供了受试者的反应时和正确率，可以对受试者的反应选择性处理。Brewer 等和 Wagner 等发现前额叶和海马对记住的图片和词的激活程度比没有记住的图片和词高。Buckner 等做了情节记忆的事件相关 fMRI 实验,他们让受试者学习一组单词,然后随机呈现新词和旧词,受试者对新旧词的激活程度相当,但重要的是,当受试者正确的判断出新词时右侧前额叶显著激活。事件相关的这个特点对于临床康复测试也很有意义。在我们所做的一个失读症病人的认知实验中,治疗前病人不能读出和理解大部分书面文字,识字率小于 10%,治疗后识字率为 75%。分析脑对认识和不认识汉字词的反应特征,发现对于认识的汉字词,左下额叶、岛叶和右侧纹外区都被显著激活;而对不认识的汉字词,只有右侧纹外区被激活。通过比较治疗前和治疗后大脑对汉字词刺激的反应,发现治疗后枕叶右侧纹外区的激活范围显著扩大,而左侧纹外区未见激活,意味着失读症康复时对侧纹外区功能的代偿。

(3) 可提供脑局部活动的反应特点:脑是一个生理神经网络系统,各区域既有分工又协调作业,各区域之间的时空特征是什么,相互关系如何,这是脑神经机制的重要部分。对于单个刺激的时间序列曲线,它的一些特征如自相关函数能提供有价值的信息。因为生理噪声如呼吸和心跳是有一定频率的,所以利用时间序列曲线的自相关函数可以有效去除周期性生理噪声。Schacter 等做了两个实验:在组块设计实验中,每个受试者做两次扫描,在每次扫描中,呈现旧词的组块和诱饵词的组块各 2 次,每个组块各包含六个词,刺激时间均为 32s。事件相关设计时,每个受试者做 6 次扫描,随机呈现旧词和诱饵词各 8 个,每个刺激间隔时间 16s。结果发现在两种实验中,前额叶、视觉皮质等都对真假认知表现出显著的激活,但是事件相关设计表明前额叶相比其他激活脑区血氧反应起始晚(late onset)并且持续时间有所延长,这个结论在 Buckner 等的情节记忆实验中也得到了证实。Courtney 等做了脸孔工作记忆的组块设计和事件相关设计的对照实验,做组块设计时发现了具体的脑激活区,事件相关设计不仅检测到了激活区,还发现初级视觉皮质对所有类型的视觉刺激表现出短时的、无选择性的反应,次级视觉皮质则对脸孔做短暂的、选择性反应,而在前额叶的所有功能区,反应一直持续到记忆的延迟阶段结束。在数据分析中,由于刺激时间较短,这时脑的行为近似于线性系统。采用反卷积(deconvolution)分析来估计血氧反应函数(hemodynamic response function, HRF),或者基于泊松分布、高斯分布或伽玛分布建立模型,通过模型参数来表达 HRF 特征,这是基于体素水平上的分析;或者采用聚类分析和感兴趣区(region of interest, ROI)分析,可以比较不同脑区的反应差异或者同一脑区对不同任务的反应差异,进一步可用路径分析、结构方程建模和神经网络来分析各个脑区的关系。

尽管事件相关设计具有很多优点,但有些实验还必须用组块设计,如某些针灸实验;刺激间隔时间较长时,受试者的注意力可能会有所降低;对事件相关设计数据的分析方法还不成熟。不过,人们正在努力研究,这些不足带来的影响将会逐步减小。

3. 事件相关的实验设计需要注意的问题

(1) BOLD 信号的稳定性:事件相关设计的一个基本假设就是要求 BOLD 信号具有较高的稳定性,这种稳定性包括①在同一次扫描过程中同一类型的刺激产生的 BOLD 信号的稳定性;②不同扫描序列和时间内 BOLD 信号是否一致。

(2) BOLD 信号的一致性:BOLD 信号的一致性则体现为①同一刺激在不同脑区诱发的 BOLD 信号是否一致;②不同个体对同一任务的反应是否一致。由于事件相关设计和组块设计一样,所有的统计分析都是基于像素水平的(voxel-based of pixel-based)。因此,从单个受试者单个像素的结果上说,BOLD 信号的一致性对结果的合理性并没有太大影响。但是,如果要对大脑的不同区域进行直接比较,或进行多个受试者结果的平均,必然要考察 BOLD 信号的一致性问题,而这往往是我们经常面对的。综合当前很多的研究我们可以发现,单个刺激在运动区、视觉区和听觉区等产生的 BOLD 信号特征大体一致。但是有研究者发现,对于同一刺激,前额叶的信号变化要比视觉区的信号变化慢 4s。但这种差异可能由不同脑区的血管分布、神经元活动特性以及神经冲动传导等多种因素引起。同时,还有人发现,在大脑不同区域的 BOLD 信号变化和噪声特点可能存在差异,采样率较低时,在有的脑区就不能观察到显著激活。有研究者指出,BOLD 信号的最大差异来源是个体间的差异。对于不同受试者而言,他们对同一刺激反应所产生的 BOLD 信号无论在幅度和持续时间等方面均存在较大的差异。这可能反映了不同个体间的生理特点和认知过程的差异。Miezin 等(2000 年)的研究同时证明了 BOLD 信号在脑区间和个体间的差异。他们的结果表明,一个脑区所产生的 BOLD 信号与同一刺激在其他脑区所产生的信号相关性较低,即使在同一个受试者身上也是如此。同时,不同受试者之间的 BOLD 信号也有较大的差异,同时这种差异不仅仅表现在峰值潜伏期,而且还表现在起始潜伏期上。

(3) BOLD 信号的线性叠加性:BOLD 信号的线性是事件相关设计特别是快速呈现事件相关设计最重要的一个理论前提,因此也得到了很多学者的关注。一般来说,对线性的一个大致的定义是相邻两个刺激产生的 BOLD 信号是否可以线性叠加。BOLD 信号的线性叠加是有条件的,影响这种线性关系的因素包括:① BOLD 信号的饱和性;②神经元活动的抑制。因此,在刺激间隔太短的情况下,可能导致 BOLD 信号的非线性变化。

从本质上来说,组块设计是事件相关设计的特例。在事件相关设计中,把几个任务刺激的刺激间隔减少到零,就成为组块设计。因此,事件相关设计更具一般性和普遍性。事件相关 fMRI 仅有几年的历史,却显示了蓬勃的生机活力。随着技术的发展,可以更大幅度提高成像的时间和空间分辨力,但是还要发展更好的数据分析方法。相信在不久的将来,我们就可以实时地看到脑是如何进行信息加工的。

4. 混合性实验设计　我们还可以采用组块设计与事件相关设计的混合设计以达到折中的相对优化的估计效率和探测效率。在这种实验设计方法中,组块设计和事件相关设计都被使用,其中组块设计可以评估状态依赖的效应,而事件相关设计可以评估事件相关效应。这样设计的好处就是把任何一种单独的设计统计效能最大化。

四、脑功能实验的数据采集

(一) BOLD fMRI 的硬件要求

1. 核磁共振仪　对于脑功能成像,最好是科研专用机。国内仅有少数几个科研院所拥有这样的科研专用机,大多数的研究者使用的是医院内临床 - 科研共用机。使用共用机的好处就是可以最大程度上发挥核磁共振仪的使用效率,但是缺点就是无法保证实验时间,因为医院中的机器首先还是要为临床服务,其次才是科研。

2. 功能刺激—反应系统　我们还需要一套实验控制系统。这套系统主要包括一台或多台计算机、心理实验软件及程序、刺激呈现设备(例如 LCD 投影仪)、受试者反应采集设备(例如光导纤维连接的反应键)。这套系统需要与磁共振成像扫描机同步,即当磁共振成像扫描机开始扫描时,输出一个脉冲或数字信号给这套实验控制系统以触发实验。

对于某些认知功能实验,需要给予某些刺激,受试者根据刺激做出相应的反应(按键)。

这些刺激通常情况下是视觉刺激或是听觉刺激。如果实验要求不高,可以通过简单的反射镜或麦克来给予刺激。但严格一点的实验,对时间的同步要求较高,这样就需要专门的软硬件来实现。软件代表的有 Presentation 和 Eprime 等。硬件则需要专门购买核磁适用的耳机及视觉投影设备。

(二) fMRI 的安全准则

至今还没有证据表明强磁场及符合安全指标的磁共振扫描会伤害人体。但是,由于磁共振成像系统有强磁场,任何顺磁的金属都能以极快的速度和极大的冲量被吸进这个强磁场;严重的情况下被吸进的金属物体会击中受试者而引起伤亡事故。因此,系统操作人员和实验主试应明确所有与安全有关的规定,确保所有参加实验的人员和受试者的安全,在进入扫描室之前要严格检查所有实验人员及受试者是否携带任何金属物体(即使不打算进入扫描室,也应该将所携带的金属及磁卡之类的物品存放起来),以便在紧急情况下进入扫描室时慌乱之中将这些东西带入。在受试者参加实验之前,应对其进行审查以发现受试者身上是否有不可移除的金属物体;如果有的话,一般情况下应拒绝接纳这位受试者。适合参加实验的受试者应在知情同意书上签字。

(三) fMRI 的图像扫描

由于受试者的头动会对扫描图像产生空间像素的移动及模糊图像,使得这些扫描的图像不能使用而造成人力物力的浪费。所以操作人员和实验主试应该提醒受试者本人在整个实验中尽可能地避免头动,还可采用其他办法来控制头动,如用海绵垫填充头与头线圈之间的空间。在正式开始扫描之前,应确认反应采集系统无误以及对受试者进行短暂的任务训练。

图像采集的过程包括:①定位图像扫描。其目的是为精确神经解剖定位提供图像。通常定位图像只扫描几个切面。参照这组图像,可以确定下一步扫描的位置。扫描的方向主要有三种:轴向切面、矢状切面及冠状切面。②结构图像的扫描。根据定位图像可以找到参照点来确定扫描的每一个二维平面层面在三维空间的位置。如果采用轴向切面,多数会以脑的前联合点及后联合点(AC-PC)所定义的平面为参照。根据这个参照平面,可以确定其他与之平行的几十个切面的位置以覆盖全脑。每个层面的厚度通常在 3~5mm。结构图像采用的是脑灰白质对比较好的脉冲序列,如 SE 或 GRE T_1WI 或 FSE T_2WI 序列。层面内采集矩阵一般为 256×256。③功能图像扫描。功能图像扫描通常采用单次激发 GRE-EPI T_2WI 序列,功能图像的位置及层数通常和上述的结构图像相同。结构图像通常只扫描一组,只需要几分钟,而功能图像扫描的总时间则要与实验任务的时间长度相同,我们通常扫描几百组功能图像。每一组图像之间需要有一定的时间间隔(即设备上需要设置的 TR),一般为 1~3s,其长短取决于扫描的空间分辨力及扫描的层面数量。每个层面采集矩阵可为 64×64。④高分辨力结构图像扫描。通常采用三维扰相 GRE T_1WI 序列来扫描上百个层面,每个层面的采集矩阵一般为 256×256,厚度一般为 1mn。高分辨力结构图像的扫描需要 5~10min。

(四) fMRI 的常用术语

如果你阅读 fMRI 相关文献,就会发现有一些专用术语。我们已经介绍了组块设计、事件相关设计以及其他与设计和数据采集的术语。在数据采集中,还常提到"段"(session)。被测者每进一次扫描机就是一段。在 fMRI 实验中,每一"段"通常包括结构图像和功能图像的扫描。在每一段的功能图像扫描中通常包括几个更小的时间段,例如每个时间段持续 4~10min,在每个时间段内同步启动扫描机和实验任务,这样的小时间段称为一个"运转"(run),在每个运转中,扫描几十或几百组全脑图像,每一组全脑的图像也被称为"卷"(volume)。这几十或几百卷图像有时间顺序关系全脑图像称为一个时间序列,由于在一个时间序列中的前几卷图像还没有达到稳定状态,在数据分析中应丢弃。

五、脑功能成像的数据分析基本方法

(一) BOLD fMRI 数据分析的硬件要求

普通 PC 机安装了相应的软件可以完成 fMRI 的数据后处理,并不一定需要购买专门的工作站来完成此项任务。数据处理与 CPU 主频的高低和内存的大小密切相关。我们认为 CPU 主频在 1G 以上,内存在 256MB 以上就可以进行数据处理。

(二) 数据处理软件介绍

现在,脑功能成像的数据处理软件有很多,其中免费的有 SPM、AFNI、FSL、FMRIab 等。较常用的有 SPM 和 AFNI。

SPM(statistical parametric mapping)是基于 Matlab 软件平台的,它相当于 Matlab 的一个工具包。优点:①由于 Matlab 分别有 Windows 版本和 Unix 版本,所以 SPM 在 Windows 系统和 Uinx 系统下都可以运行;②简单易用,容易上手,不需要了解软件内部具体的工作原理和程序。缺点:①因为是基于 Matlab 的,所以从这个意义上讲,使用它并不算是一个真正的免费软件,因为就 Matlab 而言,每年的注册费用是很昂贵的;②很难知道 SPM 在运行时究竟在做什么,在运行过程中,不可以人为干预,除非对其程序的源代码有较透彻的了解。

AFNI 的优点:①真正的免费软件;②可以清楚地知道每一步在做什么,并可以加以控制。缺点:①不易上手,我们通常使用的都是 Windows 操作系统,改为使用 Unix 操作系统会有些不适应;② AFNI 本身的使用较 SPM 也要难一些。

除了上述主要处理软件以外,我们还需要一些辅助软件,如 MRIcro 及 ACDSEE 等。MRIcro 的主要作用是文件格式的转换,因为我们从 MR 设备上得到的图像是 DICOM 格式,而像 SPM 等软件要求的是 ANALYZE 格式的文件。我们使用 ACDSEE(3.0 版本以上)除了可以浏览图像外,还可以对图像进行批量改名。因为有些 MR 设备每个序列最多采集 1 000 个图像,超过 1 000 个,则自动放到下一个序列,这样我们导出的数据就是分别放在多个不同的文件夹下的文件,而且这些文件夹下的文件名序号都是从 0001 开始,所以必须对这些文件进行改名,才能够放到同一个目录里进行数据处理。如果单纯使用手工更改,费时又费力,ACDSEE 可以帮助我们轻松完成这项枯燥的工作。

(三) 数据处理的基本过程

我们可以使用一些软件系统来对图像进行预处理及对一个实验进行统计分析。最常用的免费软件是 SPM(statistical parametric mapping)。在 fMRI 的数据分析中,尽管 SPM 需要有对数据矩阵进行操作的 MATLAB 来支持,但它就像我们所用的微软 windows 操作系统一样受欢迎。其实,所有的分析软件都包括我们下面介绍的这些步骤。使用什么软件取决于我们的个人喜好以及软件的功能。

1. 图像预处理 图像的预处理包括层面采集时间校正(slice acquisition timing correclion)、头动校正(head motion correction)、结构 - 功能图像对齐(coregistration)、空间位置标准化(spatial normalization)以及空间过滤(spatial filtering)。

(1)时间校正:由于每采集一卷图像需要几秒,所有的层面并不是在同一时间采集到的。例如重复时间是 2s 以及每一卷图像包括 20 个层面,那么采集每一个层面需要 0.1s。第 1 个层面的采集是 0~0.1s,第二个层面的采集是 0.1~0.2s。以此类推,第 20 个层面的采集是 1.9~2.0s。因此,每一个层面采集的时间对应于加工任务的不同时点。我们需要用 Sinc 数据内插算法来对整个时间序列的图像进行时间校正。校正之后,每一卷内的所有的层面都对应同一个时间点,使得我们更容易进行统计模拟。

(2)头动校正:尽管采取多种可能的措施并且提醒受试者不要移动,但轻微的(比如小于 2mm)头动是很难避免的。如果不对一个运转的时间序列图像进行头动校正,那么某一图像点所对应的脑解剖位置就会不同。头动校正通常先把除了第一卷图像之外的一个时间序列的所有图像都通过匹配算法刚性旋转到第一卷图像的位置,然后用内插算法来重新对每个像素取样。

(3)结构 - 功能图像对齐:这一步是把整个序列的功能图像与结构图像对应到相同的位置。其目的是为了下一步用相对高分辨力的结构图像所提供的信息对功能像的空间位置进行标准化。

(4)空间位置标准化:每一位受试者的大脑形态都不尽相同。如果要对一组受试者进行组分析,需要把这组受试者通过线性或非线性的方法匹配到一个标准的模板上(例如最常用的 MNI 模板,这个模板是把 305 个人脑 MR 图像进行平均而得到的)。通常先对高分辨力的结构图像进行标准化。然后以此为参数冉对功能图像进行标准化。在空间位置标准化之后,还可对功能图像重新取样以使像素变小,如 2mm × 2mm × 2mm。

(5)空间滤波:对空间位置标准化并不能十分完美,因为受试者之间有脑结构差异,例如白质错位到灰质。这个错位所引起的信号变化远大于由于认知任务引起的 BOLD 信号的变化。为增加信噪比,可对功能像进行空间滤波,例如可使用半高全宽(FWHM)为 8mm × 8mm × 8mm 的高斯函数来进行二维空间滤波。FWHM 一般是用两倍的原始功能像的分辨力。滤波后的图像会变得更模糊。在一般线性模型(general linear modeling,GLM)估算之前,通常我们还会对时间序列进行滤波,以排除扫描系统的慢速信号漂移以及高频的尖峰信号所造成的影响。

2. 统计分析 统计分析通常包括两个步骤:对单个受试者的一般线性模型分析及根据整个实验样本对总体进行统计推论。

(1)统计模拟:在完成了预处理之后,可对观察到的单一受试者的 BOLD 信号与事件相关的 BOLD 信号建立一个一般线性模型。在这个模型中,把所采集到的一个时间序列图像(BOLD 信号)作为应变量。自变量,也就是一般线性模型的回归参数,是我们假设的由于实验操作所引起的 BOLD 信号变化。为了构造这些自变量,首先需要根据实验记录找到每一种条件所有实验的起始时间点和持续时间;通常把一段几百毫秒以内的持续时间忽略为零。在一个事件相关的 Stroop 实验中,有两种实验条件:一致或冲突,随机呈现。例如,在一个时间序列(运转)中,对受试者呈现了多个一致色词和多个冲突色词。所有的一致色词呈现的时间点就构成了这个一致条件的矢量;而所有的冲突色词所呈现的时间点就构成了这个冲突条件的矢晕。把这两个矢量分别与血流动力学反应函数进行卷积,可得到两个假设的由于两种实验条件变化所引起的脑 BOLD 信号变化。这就是一般线性模型中的自变量。在这里,我们假定血流动力学反应函数已知,而且在所有的脑区都一样(当然这种假设不一定成立,可用选择平均的方法避免这种假设)。有时还会把头动校正的 6 个参数作为协变量放入这个模型,以排除由于头动引起的假"激活"。

在构造了一般线性模型之后。可对其进行估算。一般线性模型是三维图像中的所有像素模型。如果在三维某一点或某一群点上,回归系数统计上显著区别于零,就表明在这一点或一群点上的实验操作与脑 BOLD 信号变化显著相关,也就是我们所谓的"激活"(相关系数大于零)或"失活"(相关系数小于零)。此外,还可以把两个系数进行对比,如用冲突的系数减去一致的系数,得到新的参数估计值,构成一个新的三维参数估计图像。把从每一个受试者得到的参数估计值作为组分析(或称第二水平组分析)的输入值。

(2)群体分析:前面我们所讨论的都是基于每个单独的个体。然而我们在实际研究中常常会遇到涉及一个群体对某个刺激的反应及两个不同的群体对某个刺激的反应的异同。在研究这样的问题时,常常会伴随着如下几个方面的问题:

首先,最重要的问题就是不同的人有着不同外形的头颅,或者说是大脑。如果想要观察某个特定区域内的功能区情况,则首先把不同受试者的这一相同脑区定义出来。尽管有很多方法可以将不同的脑区定位对准到一个标准的空间,但是理论上这种空间对准能达到何种程度还是有一定的限制。①在受试者之间大脑的解剖结构存在着一定的变异,并不能通过将不同人的脑表面简单的平铺到标准空间的方法来解决。比如,脑内很多的沟回结构在不同人之间存在着很大的不同。这样,尽管两个人可能在同一细胞类型的区域内有反应,可是由于这种解剖标志位置的变异,可能使两个人的反应区并不相同。②尽管把不同受试者的解剖结构完全配准,不同的受试者也会有不同的结构 / 功能关系。例如,两个受试者可能有着明确的面部选择性神经区,但是两个人各自的功能区可能位于神经区内不同的亚区。这样,当我们进行空间标准化(normali-zation)时,两个兴奋区可能还是不一样。

对于解剖定位的替代方法就是功能定位。这种方法就是首先在所有受试者中确定一个刺激的反应区。例如,我们可以找到一个区域对面孔图片的识别较其他普通物体图片的识别更强的区域。然后,对这个区域进行分析,比较在看面孔和看其他物体(如手)时,这个区域的反应性的不同。

接下来的问题就是统计方面的问题了。实际上至今所有的 PET 和 fMRI 的群组分析中,我们从每一个受试者上得到的重复观察值,应用固定效应统计模型(fixed-effect statistical model)对其进行分析。这样我们是假设对这组受试者进行组分析后得到的观察值与对每个个体分析后得到的观察值是相同的。如果想要把从样本得到的结果推广到这个样本的母体,那么我们所需要做的就是采用一种随机效应模型(random effect model)。我们所要做的就是在每个个体上得到一个观察值,这个值反映了这个刺激在每个个体上的效应。那么在通用线性模型中,这个值应该是参数估计值(如相应的 t 值)。然后,对这个值进行简单的 t 检验,这个检验的无效性假设就是这个值的均值为零。由于所有的这些值都是独立的,因此不需要对任何的自相关进行校正。这里,自由度为受试者个数减 1。这样的话,组分析的统计学效能要比个体分析的效能低很多。尽管如此,我们仍然认为这不失为一个比较好的办法。

如果要从一个样本(一组受试者)来推论一个总体,需要采用随机效应模型(random effect model)对由一阶分析(first level analysis)得到的受试者个体的参数进行二阶(或高阶)分析(second-level/higher level analysis)。例如,我们对 16 个受试者的冲突减一致条件的参数估计图像进行了 F 检验。在这里,检验的是所有的立体像素。如果一群相连的像素都超过阈限值,就表明这群像素所对应的脑区与某一任务操作或认知加工过程(如冲突的解决)有关。对三维图像的统计检验需要高度(t 值的大小)与广度(相连像素群的像素数量)两种阈限,如 $t(15)>2.60$ 或 $p<0.005$ 及相连像素群的像素数量多于 85(重新取样后,每一个像素为 2mm×2mm×2mm)。关于阈限的计算方法(如随机域和蒙特卡罗模拟方法)以及对重复比较的校正,可参考有关文献,最后,我们把所有超过阈限值的像素群的最高点的 t 值、所含像素数量及坐标值列入表中;可把激活的区域坐标值从 MNI 空间转换到 Talairach 空间;再对每一个激活的脑区命名及定义 Brodmann 区,采用上面所提到的阈限组合,这个 t 值图像中超过阈限值的像素可被用来投射到一个高分辨力的结构图像上,这就是我们常看到的"激活"。

(3)其他的分析方法:其他更进一步的分析方法包括对功能性连接及功效连接的分析。功能性连接(functional connectivity)操作定义为脑区之间的简单相关。功效连接(effective connectivity)定义为一个脑区或神经系统对另一个脑区或神经系统产生影响。动态因果模型(dynamic causal model, DCM)可用于功效连接分析。

(四) BOLD fMRI 的数据处理

1. 利用 MRIcro 软件进行数据的预处理 首先应该应用 MRIcro 软件对数据进行预处理,具体步骤可以在中国医学影像技术研究会网站获得。

2. 利用 SPM 或 AFNI 软件进行数据处理 SPM(statistical parametric mapping)是由英国 Hammersmith 医院的 K.J.Friston 等在通用数学软件包 Matlab 上开发的软件系统。其统计功能非常强大。现在已有 SPM96、SPM99、SPM2 和 SPM5 多种版本。SPM 具体的操作说明可以在 Statistical Parametric Mapping(SPM)网站获得。

AFNI 的全称是"Analyses of Functional Neurolmages",它是一系列 C 语言程序的集合,用来处理、分析和显示功能磁共振图像数据。它主要运行于 Unix+X11+Motif 平台上,包括 SGI IRIX, Sun Solairs,各种版本的 Linux、FreeBSD 和 Mac OS X,通过 Unix 仿真软件 Cygwin 也可以在 Microsoft Windows 2000/XP 上运行。AFNI 具体的操作说明可以在网站获得(http://afni.nimh.nih gov)。

(胡鹏志　廖云杰　李利丰　王　雄　陈　晶　张　武)

第八章　周围神经系统 MR 成像技术及临床应用

随着磁共振硬件系统和新的成像技术不断进步和发展,磁共振周围神经成像在诊断和评估周围神经系统疾病得到了越来越广泛的应用,本章节将从以下四个部分阐述周围神经系统 MR 成像技术及临床应用。

第一节　周围神经系统概述

周围神经系统又叫外周神经系统,主要包括 12 对颅神经、31 对脊神经、颈丛神经、臂丛神经、腰丛神经、骶丛神经及四肢神经等。从解剖上来看,周围神经是由多条神经纤维束(图8-1)组成,每条纤维束又由多条神经纤维(nerve fibers,NF)构成。神经纤维外有髓鞘(myelin sheath,MS)包绕,神经纤维之间有神经内膜(endoneurium,EN)细胞填充,这些神经纤维、髓鞘、神经内膜细胞及毛细血管(capillaries,Cap)被外层的神经束膜(perineurium,Pe)包绕,最后形成一根神经纤维束。目前磁共振周围神经成像主要基于两点原理成像:①以 T_2 加权为基础的神经显像,其主要利用神经内膜内的低蛋白水分子与周围组织水分子之间横向弛豫的差别成像;②以弥散加权成像(DWI)为基础的神经显像,其主要是利用水分子受神经髓鞘、束膜的限制弥散受限呈高信号成像。为了做好周围神经的磁共振成像,我们先来了解其在成像时的结构特点及临床意义。

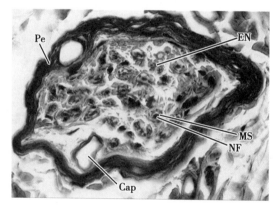

图 8-1　神经纤维束(见文末彩插)

神经纤维(nerve fibers,NF);髓鞘(myelin sheath,MS);神经内膜(endoneurium,EN);毛细血管(capillaries,Cap);神经束膜(perineurium,Pe)

周围神经磁共振成像时的结构特点:①周围神经分布范围广,遍布人体全身,走行迂曲,彼此互相交错渗入到各个组织间隙,很难在同一层面中显示周围神经的全程,同时周围神经比较细小,平均直径约 1mm,一些细小的如面神经直径才 2~3mm,所以在磁共振周围神经成像时首先要考虑 3D 高分辨率成像技术,再通过曲面重建才能显示周围神经的全程;②神经与周围肌肉组织间缺乏良好的对比,在选用 T_2 加权成像序列时,通常要用 T_2 权重,有效回波时间(TE)保持在 120ms 左右,这样神经信号会增高、肌肉信号会减低;③外周神经周围通常有高信号的脂肪填充,这会严重影响周围神经的观察,所以必须要用到脂肪抑制技术(如 STIR、SPAIR、mDIXON_TSE 等);④外周神经周围组织结构繁多如血管、淋巴结等,在成像时也会干扰周围神经的观察。

周围神经磁共振成像的临床意义:①神经丛成像,当某些疾病临床表现无特异性,而怀疑臂丛或腰骶丛神经病变时,可以做神经丛成像,了解神经解剖结构是否完整;②神经松解术的术前计划,当临床某些病症出现神经卡压综合征等症状时,可以应用 MR 进行解剖评估及确认神经形态等的异常,进而制订手术方案;③神经损伤的分级,一些确诊为神经损伤的病人,但不知其损伤程度,可以通过 MR 来评估及区分神经损伤的级别;④制订治疗计划,对于一些占位性病变,需要对其定性及范围评估时,可以应用 MR 去了解如血肿、肿瘤对神经的压迫情况;⑤术后评估,对于一些手术失败病例,如神经再次卡压或持续卡压,可以通过 MR 去评估分析手术失败的原因及指导后续治疗的方案制订;⑥MR 引导注射,有些疾病需要进行神经周围注射治疗方案时,可以用 MR 来指导该方案的具体实施,如梨状肌、斜角肌的药物注射等。

第二节　周围神经系统 MR 成像方法

一、3D-STIR-TSE

3D-STIR-TSE 是目前显示周围神经首先推荐的方法,它的原理是利用神经内膜内含低蛋白的水分子与周围组织横向弛豫时间差别成像。它可利用 STIR 抑制脂肪信号,T_2 加权可以真正反映神经自身的病理状态,3D 成像可以任意方向 MPR 及曲面重建,经 MIP 处理显示周围神经的全程(图 8-2)。其难点在于 3.0T 磁共振颈部脂肪抑制困难,及有些部位的区域组织密度跨度过大导致局部主磁场不均匀,容易产生磁化率伪影,影响临床观察,如臂丛神经的肺尖段(图 8-3)。

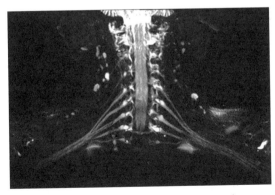

图 8-2　臂丛神经(3D-STIR-TSE)

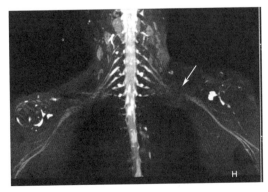

图 8-3　臂丛神经(3D-STIR-TSE)

二、DWIBS

DWIBS 是一种经典的周围神经成像方法,是 DWI 技术与 STIR 技术的结合,其基本原理是水分子在垂直神经纤维方向上的弥散运动受神经细胞膜和髓鞘的限制,呈高信号,并且 STIR 技术背景彻底抑制(图 8-4)。它的缺点是分辨率有限,因为弥散的分辨率和变形是相互制约的,分辨率越高变形越重,所以弥散的分辨率不宜做得过高,因此对显示细小神经,如颅神经等是很困难的。

三、DTI

DTI 是功能成像,可以获得 FA 值、ADC 值,定量研究周围神经的功能,还可以利用纤维追踪技术显示周围神经(图 8-5)。其缺点为扫描时间长,后处理过程比较复杂、耗时。

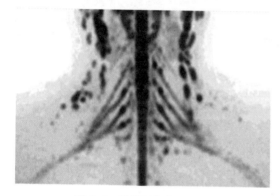

图 8-4 臂丛神经(DWIBS)

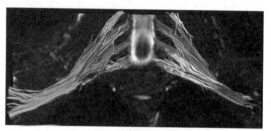

图 8-5 DTI(见文末彩插)

四、3D-T$_2$-FFE

3D-T$_2$-FFE 为 T$_2$ 加权结合 3D 成像技术的序列,可以任意方向 MPR、CPR 重建,经 MIP 处理显示神经的全程,并容易实现高分辨率成像如面神经(图 8-6)直径还不到 3mm 也能清晰显示,同时在显示腰骶丛神经的时候,能清楚显示神经根与椎间盘的关系,如图 8-7 为正常志愿者,图 8-8 病例为一老年女性病人,椎间盘退变,箭头所指的地方就是突出的椎间盘,在该图上就很直观地显示神经根被突出的椎间盘所挤压。图 8-9 为腰$_4$神经鞘瘤的病例,可以清楚显示鞘瘤与神经的关系。该序列的缺点为肌肉的信号比较高,当神经与肌肉信号相似时,难以显示出神经信号,所以不适合做坐骨神经、臂丛神经等。

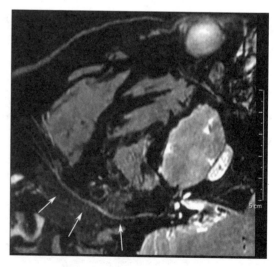

图 8-6 面神经(3D-T$_2$-FFE)

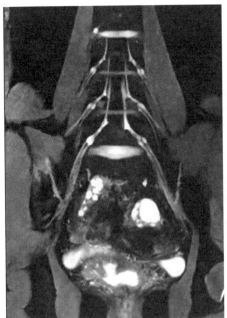
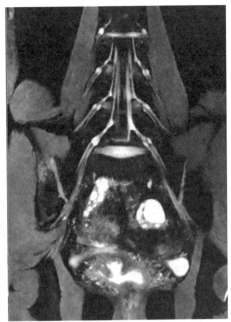

图 8-7　腰骶丛神经(3D-T$_2$-FFE)

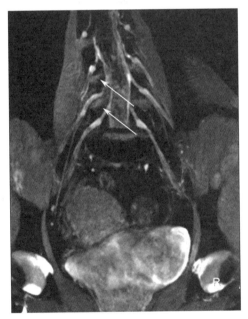
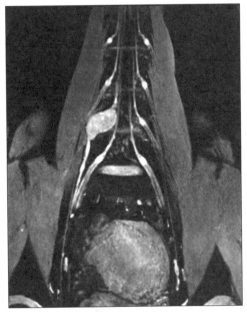

图 8-8　腰骶丛神经(3D-T$_2$-FFE)　　　　图 8-9　腰骶丛神经(3D-T$_2$-FFE)

五、PROSET

PROSET 技术为 3D 选择性水激发脂肪抑制技术,偏向于 T$_1$ 加权(图 8-10)。其缺点为肌肉的信号高,显示神经的对比不如 3D-T$_2$-FFE。

六、T$_2$WI-mDIXON-TSE

mDIXON 是目前最先进的脂肪抑制技术,如图 8-11 所示,用 T$_2$WI-mDIXON-TSE 序列薄层扫描所得的图像,脂肪抑制效果好,臂丛神经显示也不差,但目前还不能用于 3D 成像,因此其缺点为 2D 成像,同时没有加血管抑制技术,存在静脉血管污染。

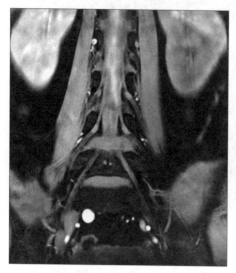

图 8-10　腰骶丛神经(PROSET)

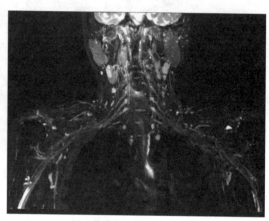

图 8-11　臂丛神经(T$_2$WI-mDIXON-TSE)

七、3D-BTFE/3D-T$_2$WI-DRIVE

这种技术在临床上很常用,经常会用在颅底、内听道等部位的神经显示,可突出脑脊液和神经对比,缺点是软组织对比差。所以通常只能显示通过脑池段的神经,如图 8-12 所示左图可清楚显示面神经、蜗神经、前庭上神经和前庭下神经,右图则可明显显示蜗神经缺如,临床考虑为蜗神经发育不全。

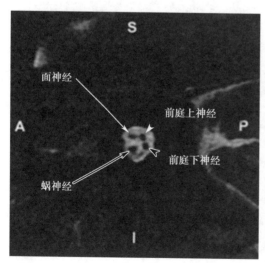
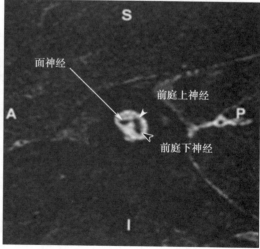

图 8-12　内听道(3D-BTFE)

八、3D-FLAIR

3D-FLAIR 序列显示颅底一些细小的神经效果也比较好,如图 8-13~ 图 8-15,我们可以选择其实图,背景为灰色,能清楚显示三叉神经、动眼神经、蜗神经、前庭神经、展神经等。

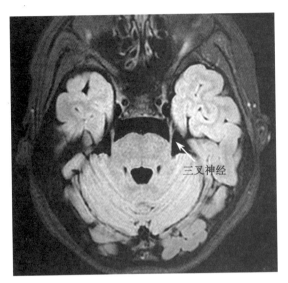

图 8-13　三叉神经

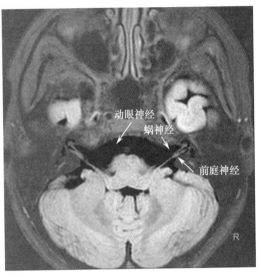

图 8-14　动眼神经、蜗神经和前庭神经

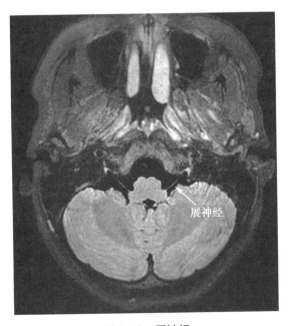

图 8-15　展神经

第三节　周围神经 MR 成像技术难点及解决方案

一、周围神经 MR 成像的技术要点

这是由周围神经的结构特点来决定的,对于周围神经 MR 成像的条件有:①需要重 T_2 加权成像,提升神经和周围组织之间的对比,回波时间(TE)在 120ms 左右;②稳定的脂肪抑制;③抑制血管信号(锁骨下静脉等);④ 3D 大视野成像,能任意方向 MPR、MIP 重建,显示神经的全程;⑤要有足够大的 FOV 成像。利用 3D-STIR-TSE 序列在显示臂丛神经上受到的挑战:对 3.0T 而言,脂肪抑制不够彻底,对 1.5T 而言,血流信号抑制不够彻底。

二、3.0T 磁共振脂肪抑制不稳定的原因

对于用 3D-STIR-TSE 序列成像而言,STIR 脉冲带宽太小(700Hz),3.0T 磁共振上水和脂肪进动频率差别 440Hz,受到颈部组织结构特点的影响,肺、肌肉、骨、神经、周围空气等这些不同磁化率组织之间的转变会干扰 B0 场,导致 B0 场不均匀。400Hz 轻度的漂移不能被带宽 700Hz 的 STIR 脉冲翻转,导致脂肪抑制信号不彻底,另外肺尖部受到磁化率的影响,部分臂丛神经信号显示中断(图 8-3)。

三、3.0T 磁共振脂肪抑制及磁化率伪影的解决办法

1. STIR+SPIR 联合抑制脂肪可更好地抑制脂肪信号,两种脂肪抑制技术的联合使用是目前各大厂家的解决方案。由于 3D-STIR 带宽较窄,部分脂肪信号没有被翻转下来,图像上脂肪表现为高信号,可用频率选择法,将未翻转下来的部分脂肪信号抑制,得到均匀的脂肪抑制。当主磁场明显不均匀,颈根部神经根显示欠连续,联合应用这两种脂肪抑制技术,基本上可成功抑制脂肪信号。

2. 提升 B0 场的均匀性,可通过局部放置米袋或电解质袋,减少空气和组织之间磁化率的影响。脂肪抑制失败主要是受到磁化率的影响,使磁场偏移。放置米袋,减少空气与组织之间的磁化率差异的影响,可以提升主磁场的均匀性。STIR 脉冲可完全将水及脂肪翻转,彻底抑制脂肪信号,也不会使水信号偏移,导致神经根信号中断。特别是肺尖部臂丛神经显示欠连续时,如在颈根部将大米填充于线圈和颈、肩部间隙,减小空气与人体组织接触面积,改善磁场均匀性,减小磁化率差异,纠正因磁场不均造成的脂肪饱和预脉冲中心频率与脂肪中质子进动频率的差异,达到提高压脂的效果,获得高信噪比图像。关于为什么选用大米,是因为大米的磁化率(-8.2×10^{-7}emu)与人体细胞及水的磁化率(-7.2×10^{-7}emu)较接近,且米袋柔软、可塑性强,最重要的是在磁共振成像时大米本身不显影,如果使用别的电解质袋,在 MR 成像时电解质本身也会显影,这样最后的图像上就会多出一个异物影,所以笔者认为大米是目前改善磁场均匀性、减少磁化率伪影的最为理想选择,当然如果有与人体磁化率接近,在 MR 成像时不显影又不易发霉变质,物理性质与大米相似的材料,那将是最佳选择。笔者在做材料筛选时做了两组实验,第一组如图 8-16,选择同一个志愿者,注射常规量钆造影剂后用同一组 3D-STIR-TSE 序列连续扫两次,左侧为不放置米袋组,右侧为放置米袋组,经对比,在臂丛神经肺尖段的显示米袋组具有绝对优势。第二组如图 8-17,也是选择同一个

志愿者,药量和扫描序列与第一组一致,只是左侧组在单侧放置一个米袋,右侧组双侧都放置米袋,从图像效果看,可以证明米袋在臂丛神经 MR 成像中是非常有用的。

3. 选用 3D NerveVIEW 可专门显示周围神经,3D NerveVIEW 是针对 3D-STIR-TSE 做了以下改进:导致脂肪抑制不均匀主要是 STIR 脉冲太窄(700Hz),3D NerveVIEW 使用高带宽(2 500Hz) STIR 反转脉冲,可以大范围成像,稳定、均匀抑制脂肪,同时还加了运动敏感驱动平衡(MSDE),可以对血管信号有效抑制,并且无需使用对比剂。不过该项技术目前在大部分机器上没有配置,各大厂家的叫法也不一致。如图 8-18,即为没有使用对比剂的 3D

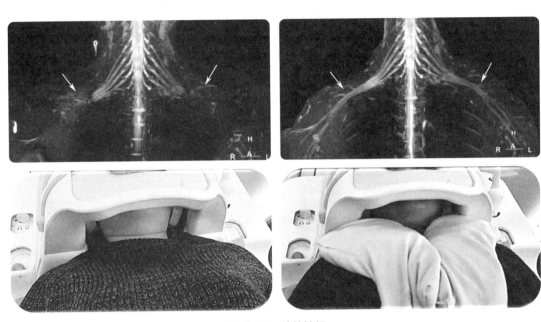

图 8-16 臂丛神经

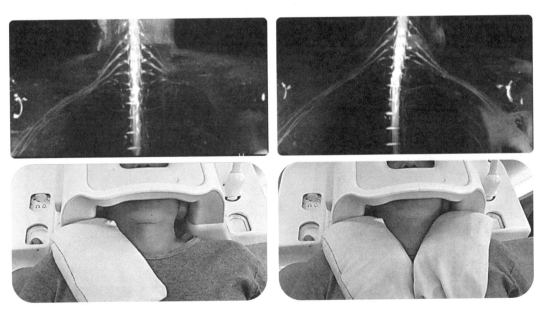

图 8-17 臂丛神经

NerveVIEW 图像。

4. 1.5T 血管信号抑制的挑战。1.5T 磁共振扫描 3D-STIR-TSE,锁骨下静脉干扰臂丛神经显示,运动敏感驱动(MSDE)技术可明显抑制血流信号,使臂丛神经显示清晰。MSDE 抑制血流信号的原理是射频脉冲的两侧施加两个方向相反、强度相同的梯度,前一个梯度造成失相位,后一个梯度使相位重聚。对于臂丛神经等组织,前面的失相位会完全重聚而呈高信号。对于运动的血流,前面造成的失相位到后面的重聚过程,由于存在运动,后面的梯度不能使所有的失相位重聚,造成信号减低,从而抑制血流信号。1.5T 未配

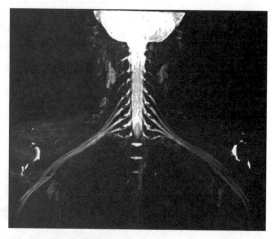

图 8-18 臂丛神经(3D-nerveVIEW)

置 3D NerveVIEW 的情况下,也可通过注射对比剂使背景信号抑制更加彻底。平扫未注射对比剂的图像中,静脉背景会干扰到臂丛神经的显示,注射单倍剂量对比剂,背景抑制比较彻底,用到双倍对比剂,背景抑制会更好。注射对比剂可抑制背景信号的原理为:顺磁性对比剂有缩短 T_1 的效果,同时也可缩短 T_2,在 T_2 加权图像上,图像信号减低,可使血管、淋巴及肌肉等背景信号变暗,而臂丛神经蛛网膜腔无对比剂进入,液体信号不受影响,从而突出神经显示。

为了得到更好的周围神经显像,扫描过程中需注意以下细节:首先是定位(图 8-19),臂丛神经扫描一般平行于颈椎后缘,往前呈 15° 角,定位中心位于颈根部,这样 B1 匀场及 Reference 中心位于颈根部。其次是手动选择水峰,磁共振以水的频率为中心,当水峰选择准确时,脂肪抑制也会更好。在飞利浦机器上参数 Post processing 栏的 Interactive F0 选择为 Select,当开始序列扫描时,出现对话框,左边最高的峰即为水峰,将黄色竖线置于水峰中心,脂肪抑制效果更好、更稳定,最后进行预扫描,一般颈椎扫描中心为颈 $_{3-4}$ 水平,臂丛神经扫描中心位于颈根部、肱骨头水平,扫完颈椎后,重新进行预扫描,稳定率及成功性更高。

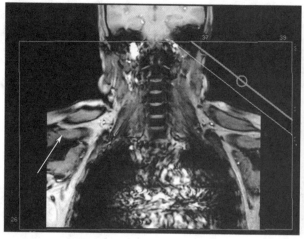
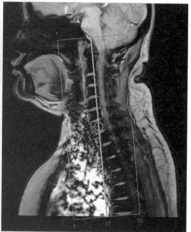

图 8-19 臂丛神经定位

第四节　周围神经 MR 成像临床应用

随着周围神经 MR 成像在临床中的广泛应用,笔者在临床中也收集了一些常见的典型病例图像一起分享。

1. 三叉神经颅外段(图 8-20)　使用 3D-STIR-TSE 采集,显示三叉神经下颌支 CNV₃ 自三叉神经结发出,沿下颌部走行延伸为舌神经和下牙槽神经。冠状面 MIP 重建可见三叉神经,自三叉神经结发出沿下颌部走行延伸为舌神经和下牙槽神经,耳颞神经是下颌支发出的第一主要分支。

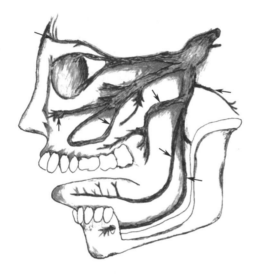

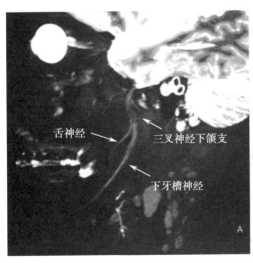
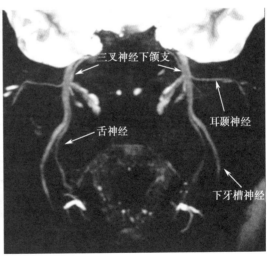

图 8-20　三叉神经分叉(3D-STIR-TSE)(见文末彩插)

2. 舌下神经(图 8-21)　3D-STIR-TSE 还可用于舌下神经的显示,解剖图像与扫描 MR 图像十分吻合。舌下神经 CN Ⅻ 出颅后在颈内动、静脉之间走行,并深入到二腹肌后腹呈环状向前,在舌骨舌肌侧表面走行。冠状面上显示舌下神经从第四脑室底的舌下神经核发出,冠状面清晰显示神经核团发出后出颅的走行。

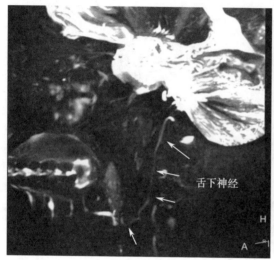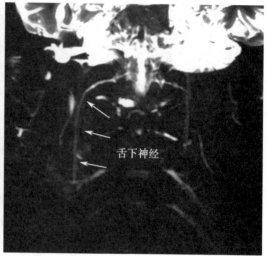

图 8-21　舌下神经(3D-STIR-TSE)

3. **面神经**　一般来说,面神经的显示比较难,主要是由于面神经很细,需要很高的分辨率,传统 3D-STIR-TSE 扫描时间非常长,因此建议使用 3D-T_2-FFE 采集。图 8-22 为使用 3D-T_2-FFE 采集经曲面重建得到的面神经全程,包括出颅后的分叉都显示的十分清楚。

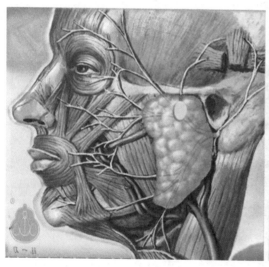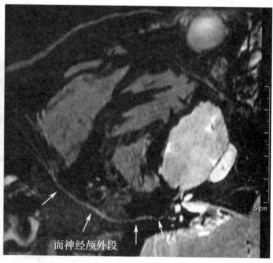

图 8-22　面神经(3D-T_2-FFE)(见文末彩插)

4. **臂丛神经**　使用 3D-STIR-TSE,常规需要注射对比剂,可清楚显示神经根全程,如图 8-23,左图为臂丛神经鞘瘤病例,可清楚显示臂丛神经纤维瘤及其与神经的关系,右图为外伤所致的臂丛神经损伤病例,可显示其走行中断,断端回缩,非常直观地对臂丛神经进行分级。图 8-24 左图是正常志愿者,右图是 CIPD 病人,CIPD 指慢性炎性多神经根脱髓鞘神经病变,MR 表现为神经水肿、增粗,MIP 可显示高信号增粗的神经形态。

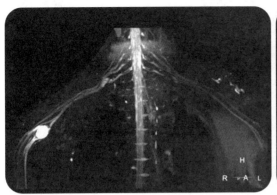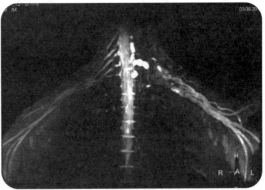

图 8-23 臂丛神经
左图为神经鞘瘤病人,右图为外伤所致臂丛神经损伤病人

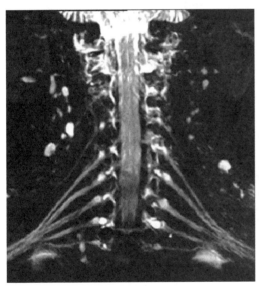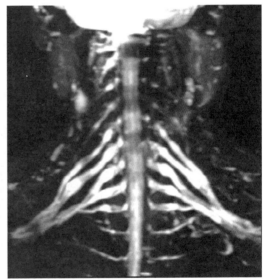

图 8-24 臂丛神经
左图为正常志愿者,右图为 CIPD 病人

5. **腰骶丛神经** 3D-STIR-TSE、PROSET、DWIBS、DTI 等大多数成像方法都可用于腰骶丛神经成像。3D-T_2-FFE 可清晰显示腰骶丛神经纤维全程以及鞘瘤与神经之间的关系。3D-T_2W-FFE 扫描时间短,临床价值大,可清晰显示椎间盘与神经根的关系,如图 8-25 左图为健康志愿者,右图为 L_4 神经源性肿瘤,可清晰显示瘤体与腰骶丛神经的关系,诊断更加直观。

6. **肋间神经** 肋间神经属于脊神经的一部分,其形态细小,与肋骨伴行,且局部组织密度跨度大,还容易受呼吸运动影响,常规的周围神经成像序列很难显示,如使用 3D NerveVIEW 显示,如图 8-26 为蔓状血管瘤病例,可清晰直观的显示病灶的侵犯情况及其与肋间神经的关系。

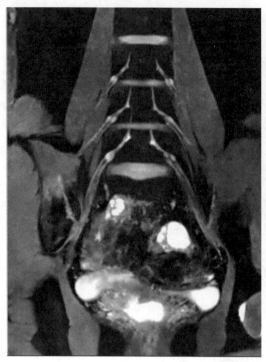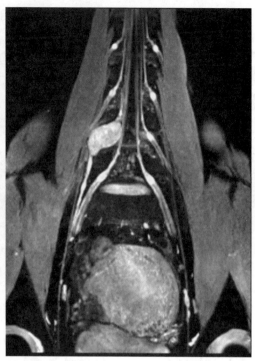

图 8-25 腰骶丛神经

左图为正常志愿者,右图为 L_4 神经根神经源性肿瘤

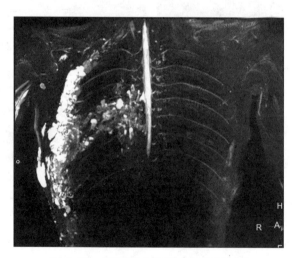

图 8-26 肋间神经(3D nerveVIEW)

7. 坐骨神经(图 8-27) 3D-STIR-TSE 显示坐骨神经,坐骨神经由腰骶干和 S_1、S_2、S_3 构成。通过曲面重建将坐骨神经拉直,直观显示坐骨神经形态。

8. 正中神经、尺桡神经等四肢神经 显示比较困难,磁共振成像方法通常选用 DWIBS 如图 8-28 所示,A 为 DWIBS 横断位原始图,B 为通过 MIP 重建后的图,C 为常规 PDWI 图像,可以显示正中、尺、桡神经。

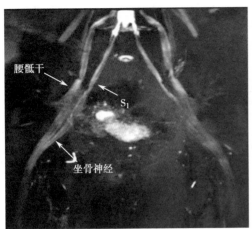
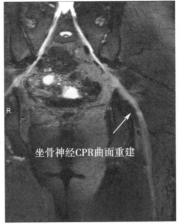
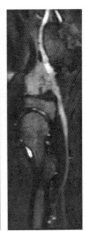

图 8-27　坐骨神经

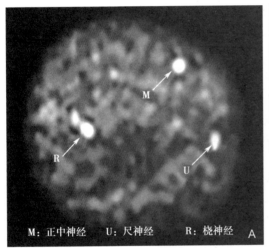

M：正中神经　　U：尺神经　　　R：桡神经　　A

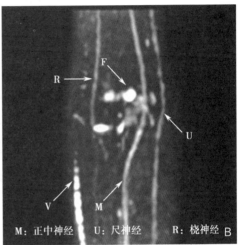

M：正中神经　　U：尺神经　　　R：桡神经　　B

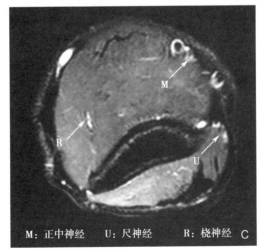

M：正中神经　　U：尺神经　　　R：桡神经　　C

图 8-28　正中神经、尺神经和桡神经

（廖云杰　胡鹏志　陈　晶　张　武）

第九章　胎儿 MR 成像

磁共振成像是继 CT 出现之后的一种新技术,因具有无辐射、较高的组织分辨能力、较高的病变显示特异性、多参数成像及功能成像等优势,在临床上得到了广泛重视与应用,是目前发展最为迅速的检查技术之一。近二十年来,胎儿磁共振成像取得了显著进步。快速成像技术允许在 1s 内获得图像。有了这个能力,我们开始以不同的方式观察胎儿。虽然胎儿解剖在超声上的表现已被证实,但很少有资料能说明胎儿正常和异常的 MR 表现。虽然超声是妊娠中的首选标准成像技术,但很多情况下超声诊断尚不清楚。在这些情况下,磁共振成像可以帮助澄清诊断,从而帮助病人咨询和管理。这对胎儿中枢神经系统的评估尤为重要。本文的插图取自接受 MR 检查、具有适应证母亲和胎儿。

第一节　胎儿成像的适应证及注意事项

一、适应证

1. 如果 MR 成像是在第一孕期有诊断的需要,则应进行成像,如:异常妊娠囊的位置需要更多的信息。常规检查以第二孕期起为好。

2. B 超反复检查后仍然无法确诊胎儿有无明显异常时,则在主管医生和孕妇讨论签订相关协议书后进行磁共振成像。

3. 评估胎盘危险性时需要进行磁共振成像。

4. 孕期之间,孕妇有任何不适而 B 超又无法确诊并排除病变时,则应进行磁共振成像,如阑尾炎、胰腺病变及腹腔相关出血性病变等。

二、注意事项

1. 扫描前应告知受检者关于胎儿磁共振检查时可能存在的风险,并填写《胎儿、孕妇 MR 检查知情同意书》。

2. 有 MR 绝对禁忌证的怀孕病人(例如,脑动脉瘤夹、心脏起搏器),不能进行成像。幽闭恐惧症的病人可以在检查前 1h 用药含服阿普唑仑 0.5~3mg。此外,对于那些有幽闭恐惧症而不想服药的病人,可以在进入磁体前遮住眼睛。扫描孕妇病人的另一个问题是她们可能难以平躺,特别是在第三孕期。在这些情况下,病人可在侧卧位或侧斜位扫描成像,当然有时需要对病人进行必要的呼吸训练。

3. 扫描前应告知受检者胎儿磁共振成像的相关安全性。目前静磁场强度在 3.0T 及以下的都可以进行成像检查,如今国内外仍然没有一致的和令人信服的证据表明,短期暴露于电磁场,例如在磁共振成像时,对胚胎发育过程中染色体结构存在有害影响,或对胎儿发育有延后影响。一些研究预计任何延迟后遗症的潜在风险非常小或不存在。

4. 给受检者安全报警装置,并嘱咐其若身体不适或不能承受继续检查时,可按压报警装置并停止扫描。

第二节　胎儿 MR 成像方法及序列

一、成像方法

1. 体位　舒适、安全体位、三个中心(线圈中心、被检查部位中心和磁体中心)同性。

2. 线圈　相控阵表面线圈或体部线圈。

3. 门控　呼吸门控或周围脉搏门控用来监测孕妇生理状况。

4. 脉冲序列　FSE、GRE。

5. 加权图像　T_1WI、T_2WI 和 DWI。

6. 层厚　1~10mm。

7. FOV　250~500mm。

8. 方位　孕妇和胎儿各自的轴位、冠状位、矢状位及相关斜位。

9. 呼吸训练要求　所有序列以自由呼吸为主,必要时要求闭气时间 3~16s 不等。

二、成像序列

脉冲序列(pulse sequence)是指具有一定带宽、一定幅度的射频脉冲与梯度脉冲组成的脉冲程序。不同的脉冲序列及序列参数决定了图像的加权特性、图像质量以及对病变显示的敏感性。胎儿成像常用序列如下:

1. T_2 加权成像　是目前用于胎儿成像的主要序列,最常见的序列是半傅立叶快速(rapid acceleration with relaxation enhancement,RARE)序列。这个序列有不同的名称,其取决于磁共振的制造商。例如,单激发快速自旋回波(single-shot fast spin echo,SSFSE)和半傅里叶采集快速自旋回波(half-Fourier acquisition turbo spin echo,HASTE)。这个序列的流行是因为对胎儿成像有非常理想的性能,包括优良的 T_2WI 对比、高信噪比和对运动伪影相对不敏感。有了这个序列,每一层都是按顺序单独获得的,当胎儿发生运动时,只影响在成像时所获得的某一层成像信号。另外水成像序列可以较好地显示胎儿的外观。

2. 平面回波成像(echo planar imaging,EPI)　是另一种用于胎儿成像的成像序列。与 RARE 序列一样,重建单个图像所需的所有数据都是在单一的回波序列中获得的。

3. T_1 加权图像　主要用来区分脂肪、出血、胎粪和囊性占位,T_1 加权图像一般采用梯度回波成像序列,如梯度重聚稳态(gradient refocused acquisition in the steady state,GRASS)序列或快速小角度激发(fast low angle shot,FLASH)序列。为了产生 T_1 加权图像,这些序列通常以短 TR(100~200ms)、短 TE(2~10ms)和大的翻转角度(60°)获得。3D 的 T₁ 加权序列可以用于结肠和直肠成像。

4. 自由稳态进动(steady-state free precession,SSFP)序列 已经被广泛应用到胎儿成像中,不同的厂商序列名称亦有所不同。例如真稳态进动快速成像(true fast imaging with steady-state precession,TrueFISP)、稳态进动快速成像(fast imaging employing steady-state acquisition,FIESTA)以及平衡快速场回波(balanced fast field echo,BFFE)已经广泛应用到临床检查中。其中 3D 序列可以应用于胎儿颅神经、耳蜗、眼球及小脑蚓部的显示。

5. 实时成像(real-time imaging) 早期主要应用于心脏成像,除此之外还广泛应用于胎儿神经系统的正中矢状面、胎儿消化道发育畸形、胎儿软腭轮廓的勾画、胎儿膈疝、腹壁疝、胎儿外生殖器的显示等。

6. 弥散成像(diffusion weighted imaging,DWI) 是检测宫内出血性病变的良好序列。血液分解产物引起的磁敏感效应可用弥散加权序列准确地显示出来。同时也可以根据弥散系数值的降低来评估胎盘功能的失调程度。

第三节 胎儿 MR 成像的应用

一、宫内情况评估(胎盘植入、前置胎盘及羊水显示)检查体位

1. 线圈 体线圈或包绕式体部表面线圈、相控阵线圈。

2. 检查前准备和体位 检查前让孕妇膀胱适当充盈,仰卧,身体长轴与床面长轴一致,足或头先进,双臂上举过头或置于身体两侧,双膝后方垫坡垫。手轻握报警球。矢状位定位光标应正对孕妇身体中线,横断面定位光标正对肚脐附近。训练孕妇屏气。

3. 扫描

(1)定位像:快速三维平面定位像序列。

(2)扫描范围:包括整个子宫及产道。

(3)检查方位和扫描基线:

1)孕妇冠状面:参考矢状面和横轴位进行定位。在横断面上平行于两侧髂嵴连线,在矢状面上平行于子宫长轴,包括整个盆腔。该序列也可作为后续序列的定位像(图 9-1)。

2)孕妇矢状面:参考三平面定位像的冠状面和横断面,平行于孕妇正中矢状面,包括整个盆腔。该序列也可作为后续序列的定位像(图 9-2)。

3)孕妇横轴面:参考矢状面及冠状面,垂直于人体正中矢状面,包括整个盆腔。该序列也可作为后续序列的定位像(图 9-3)。

4. 结果 胎盘负责胎儿的营养和排泄功能。胎盘通常在正常妊娠的评估中被忽视,只有在发生异常时才受到重视。虽然罕见,但认识胎盘异常非常重要,例如:胎盘早剥、前置胎盘、胎盘植入、胎盘血管畸形等与孕产妇和胎儿的发病率和死亡率有潜在的关系(图 9-4)。另外,磁共振也可以很直观地显示羊水,但是不能像超声那样定量(图 9-5)。

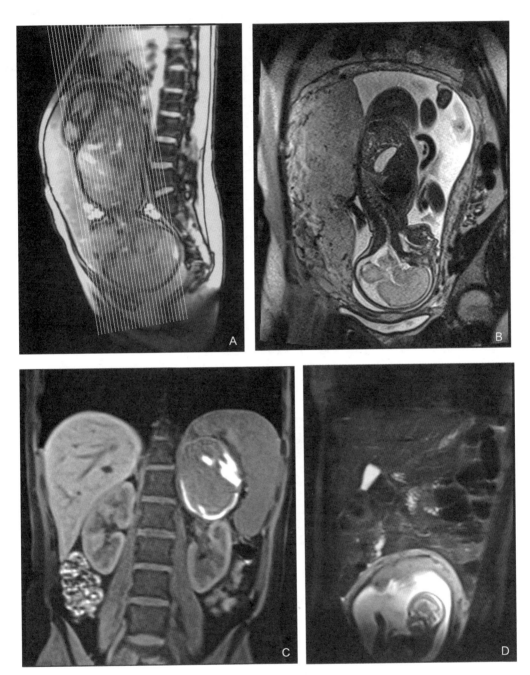

图 9-1　孕妇冠状面图像
A. 冠状定位；B. T₂WI 冠状；C. T₁WI 压脂孕妇左上腹占位；D. T₂WI 孕妇左上腹占位

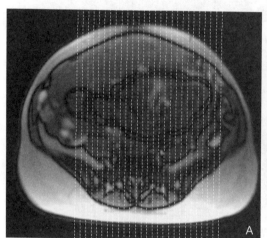
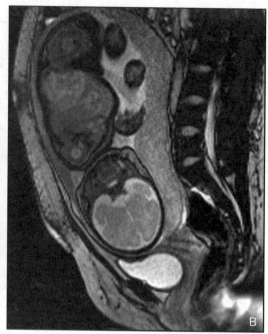

图9-2　孕妇矢状面图像

A. 矢状定位；B. T$_2$WI 矢状

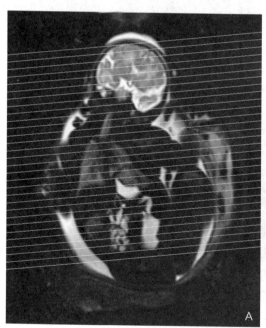
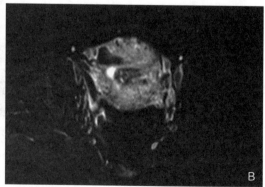

图9-3　孕妇横轴面图像

A. 轴位定位；B. T$_2$WI 轴位

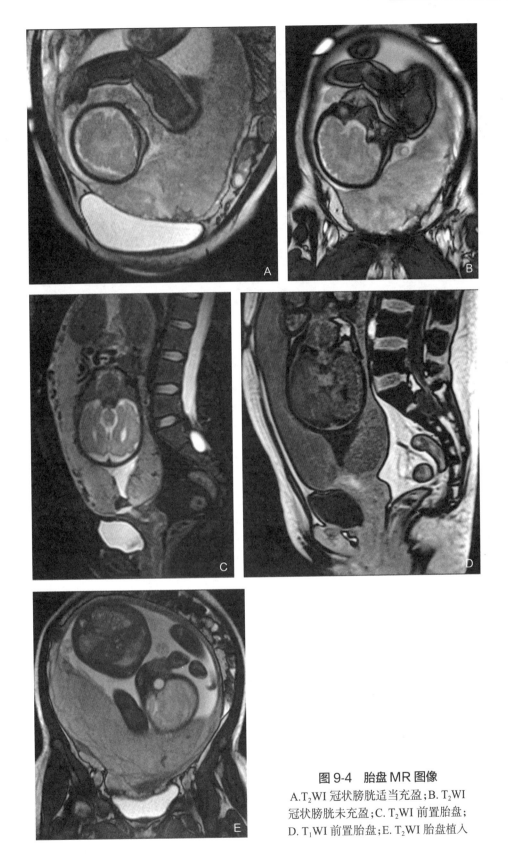

图 9-4　胎盘 MR 图像

A.T$_2$WI 冠状膀胱适当充盈；B. T$_2$WI 冠状膀胱未充盈；C. T$_2$WI 前置胎盘；D. T$_1$WI 前置胎盘；E. T$_2$WI 胎盘植入

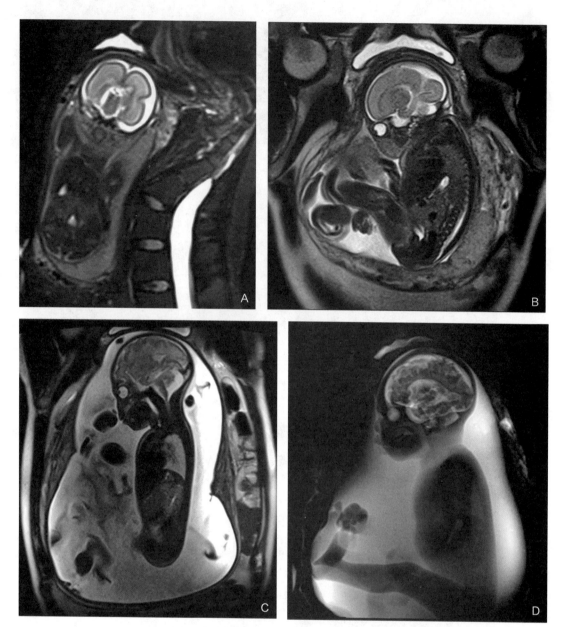

图 9-5　羊水 MR 图像

A. T$_2$WI 羊水过少；B. T$_2$WI 羊水过少；C. T$_2$WI 羊水过多；D. 水成像羊水过多

二、胎儿先天性畸形（神经系统、心脏、肺等脏器畸形）的检查技术

　　针对胎儿各局部解剖结构的轴、冠、矢状位的扫描定位技巧。由于不同胎儿在子宫内所处的体位不同，且会随着时间不停改变，因此，针对胎儿局部解剖结构进行扫描定位时，应当根据当时胎儿的体位，进行个性化定位。原则上是：获取目标部位的轴、冠、矢状图像，不用考虑孕妇体位及其他部位体位。一般来讲应按照各部位的冠状、矢状和轴位来依次扫描定位，其中多数情况下开始扫的冠、矢状位都是斜的，但可以参照之前的冠、矢状来定位从而扫

出标准的轴位,这时再分别垂直轴位的相应方位就可以扫出正中冠矢状位或斜位了。

　　1. 胎儿头部横断位 T₂ haste 平扫　在孕妇的矢状和冠状位上分别找到胎儿头部的冠状和矢状图像,定位方法同普通头颅轴位定位(图 9-6)。

　　2. 胎儿头部矢状位 T₂ haste 平扫　在孕妇的冠状位和胎儿头部横断位上分别找到胎儿头部冠状及轴位,定位方法同普通头颅矢状位定位(图 9-7)。

　　3. 胎儿头部冠状位 T₂ haste 平扫　在胎儿的矢状位和胎儿头部横断位上分别找到胎儿头部矢状及轴位,定位方法同普通头颅冠状位定位(图 9-8)。

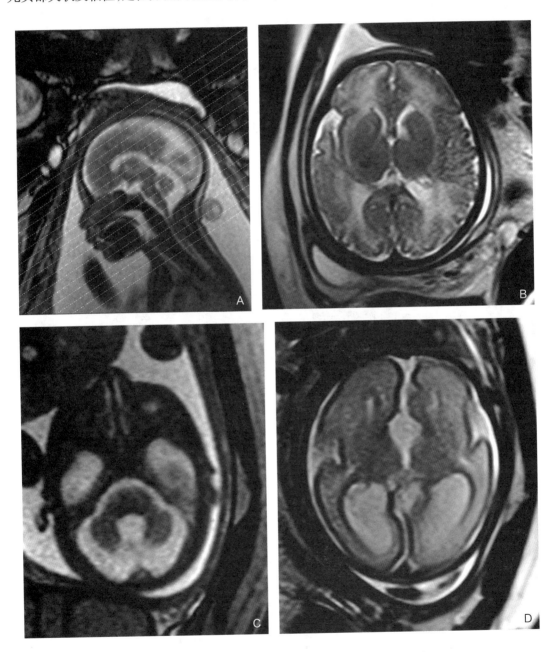

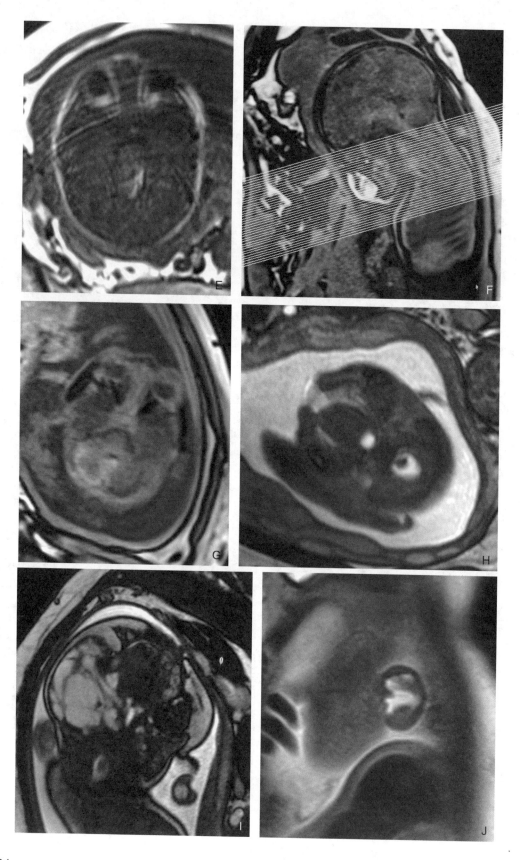

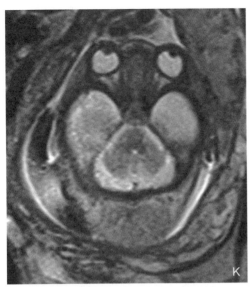

图 9-6 胎儿头颈颌面部横断位图像

A. 轴位定位;B. T$_2$WI 正常头部轴位;C. T$_2$WI 小脑蚓部发育异常;D. T$_2$WI 头部发育异常;E. T$_1$WI 颅内脂肪瘤;F. 颌面部轴位定位;G. T$_1$WI 小脑出血;H. T$_2$WI 唇裂;I. T$_2$WI 颌面部颈部占位;J. T$_2$WI 正常耳廓;K. T$_2$WI 枕部占位

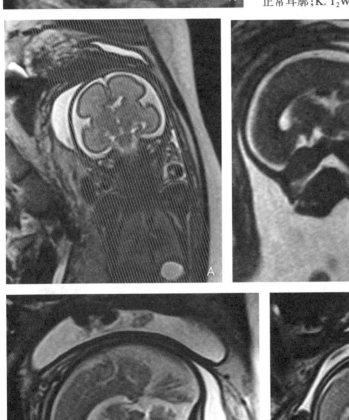

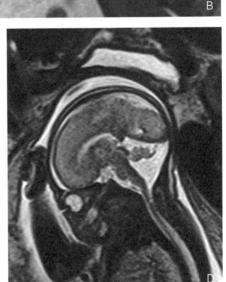

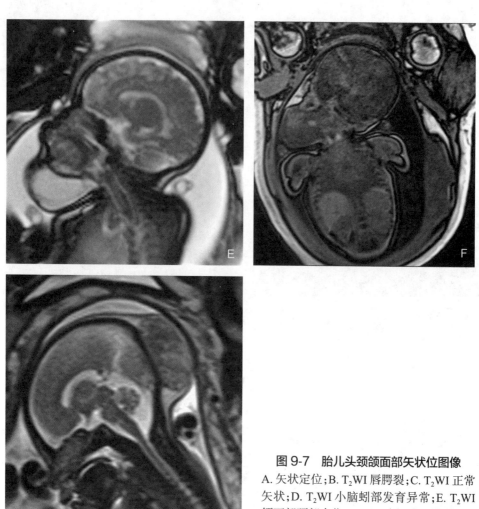

图 9-7　胎儿头颈颌面部矢状位图像

A. 矢状定位；B. T$_2$WI 唇腭裂；C. T$_2$WI 正常
矢状；D. T$_2$WI 小脑蚓部发育异常；E. T$_2$WI
颌面部颈部占位；F. T$_1$WI 颌面部颈部占位；
G. T$_2$WI 枕部占位

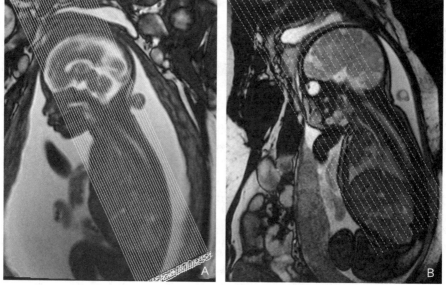

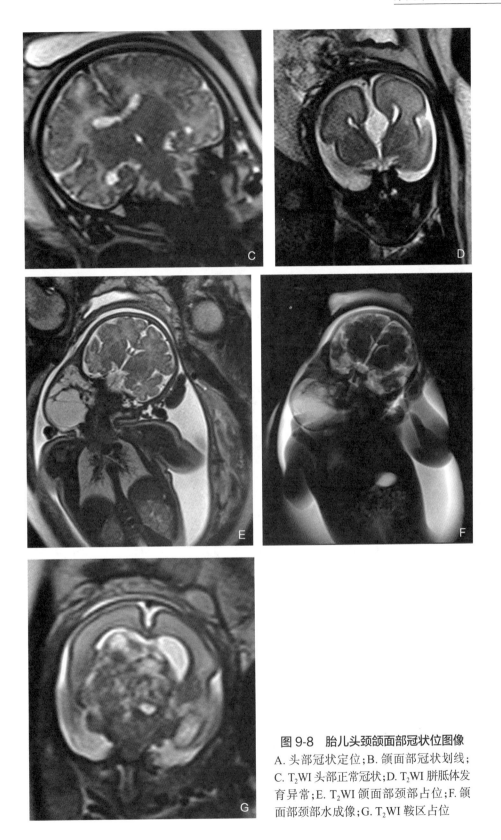

图 9-8　胎儿头颈颌面部冠状位图像
A. 头部冠状定位；B. 颌面部冠状划线；
C. T$_2$WI 头部正常冠状；D. T$_2$WI 胼胝体发
育异常；E. T$_2$WI 颌面部颈部占位；F. 颌
面部颈部水成像；G. T$_2$WI 鞍区占位

4. 胎儿体部横断位 T$_2$ haste 或 tru-FISP 平扫　在孕妇的矢状和冠状位上进行定位。定位方法同普通体部定位(图 9-9)。

5. 胎儿体部冠状位 T$_2$ haste 或 tru-FISP 平扫　在胎儿体部横断位上平行于胎儿轴位椎体,在孕妇矢状位上平行于双肾长轴(图 9-10)。

6. 胎儿体部矢状位 T$_2$ haste 或 tru-FISP 平扫　在胎儿体部横断位上垂直于胎儿横断位椎体,母亲冠状位辅助定位(图 9-11)。

7. 胎儿四肢、脊柱和脊髓的磁共振成像　实时超声评价是四肢和脊柱的首选方法。由于 T$_2$ 加权成像是胎儿诊断的主要依据,它通常是四肢常规检查的序列。然而,由于小钙化很难在 T$_2$ 加权像上看到,骨异常可能会错过。此外,胎儿运动和离轴成像通常限制了四肢磁共振成像的实用性。然而,有许多异常仍然可以进行 MR 检查,其中包括脊柱侧凸、椎管狭窄和脊髓栓系等(图 9-12)。

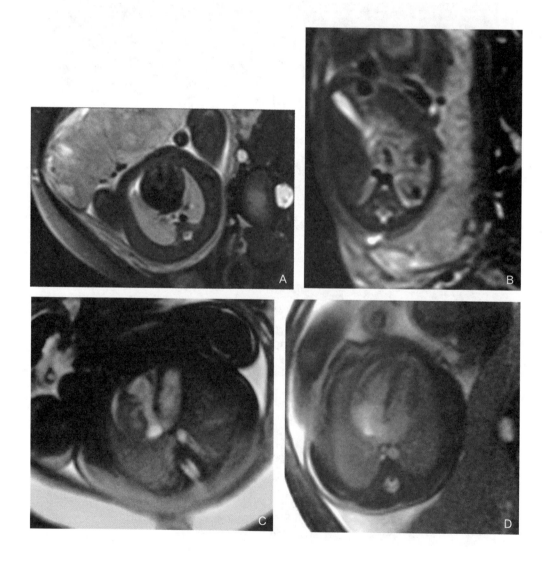

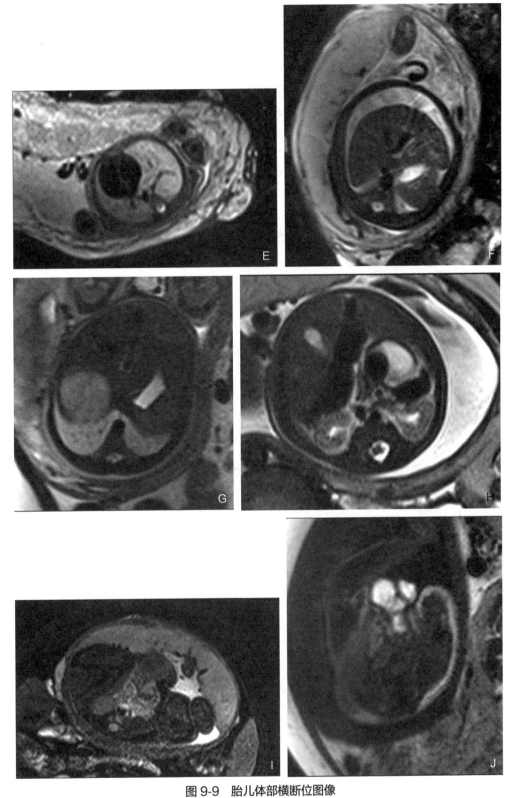

图 9-9 胎儿体部横断位图像

A. T$_2$WI 胸腔积液;B. T$_2$WI 正常胆囊;C. T$_2$WI 心脏占位;D. T$_2$WI 正常心脏;E. T$_2$WI 肺发育异常;
F. T$_2$WI 腹水;G. T$_2$WI 肝脏占位;H. T$_2$WI 正常肾脏;I. T$_2$WI 腹壁疝;J. T$_1$WI 腹壁疝

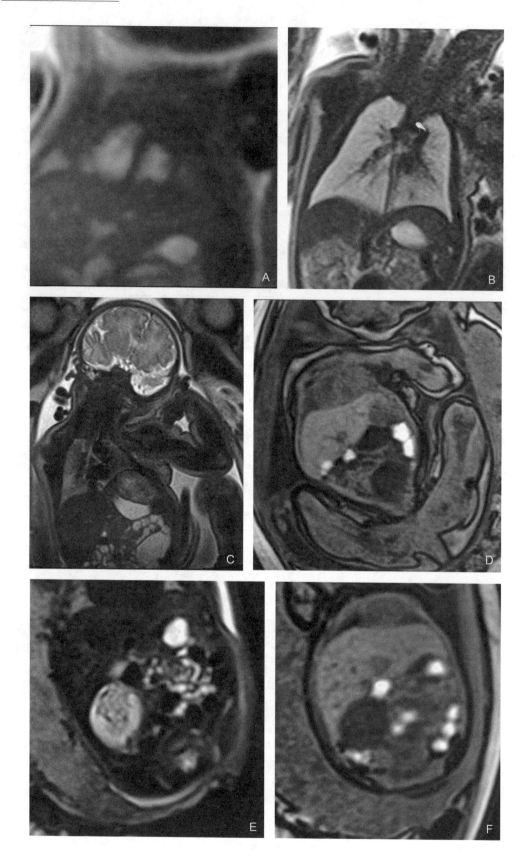

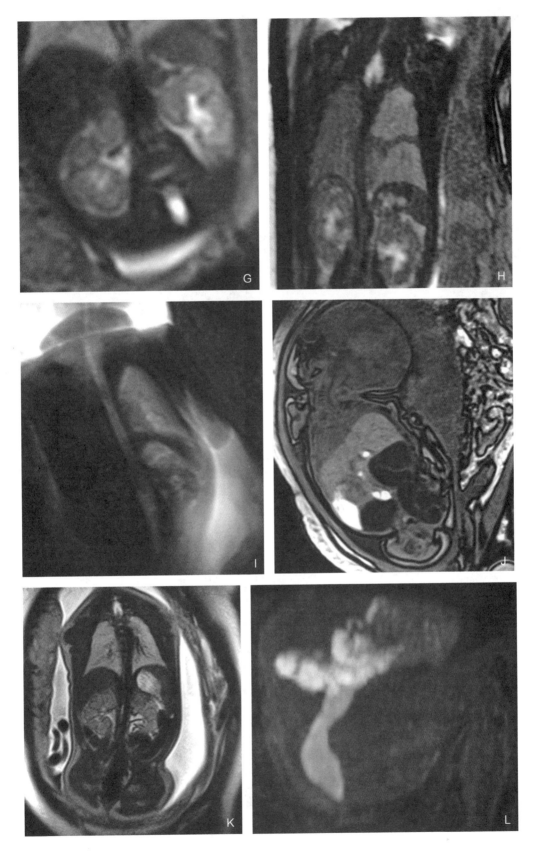

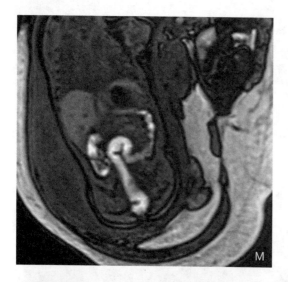

图9-10 胎儿体部冠状位图像

A. T$_2$WI 正常心脏；B. T$_2$WI 正常肺部；C. T$_2$WI 腹部占位；D. T$_1$WI 腹部占位；E. T$_2$WI 正常肝脏；F. T$_1$WI 正常肝脏；G. T$_2$WI 正常肾脏；H. T$_2$WI 肺发育异常；I. 水成像肺发育异常；J. T$_1$WI 双胎共用肝脏；K. T$_2$WI 正常体部冠状；L. T$_1$WI 胎儿结肠直肠成像；M. T$_1$WI 胎儿结肠直肠成像

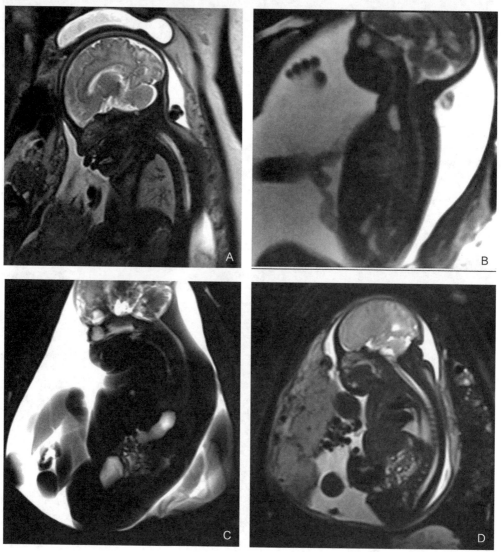

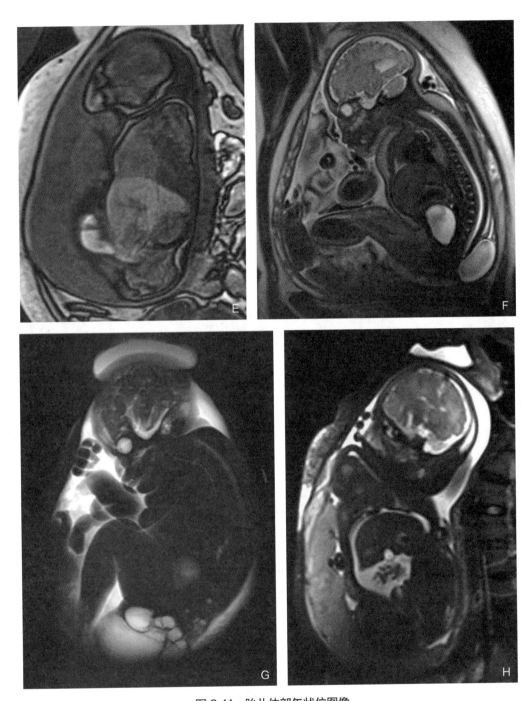

图 9-11 胎儿体部矢状位图像
A. T_2WI 正常肺部；B. T_2WI 食管发育异常；C. 水成像对液体管腔的显示；D. T_2WI 腹壁疝；
E. T_1WI 腹壁疝；F. T_2WI 骶尾部占位；G. 水成像骶尾部占位；H. T_2WI 腹水

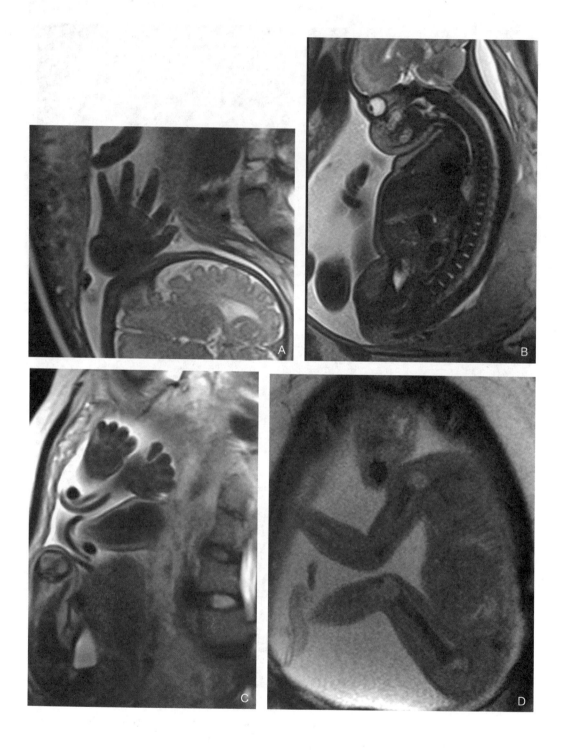

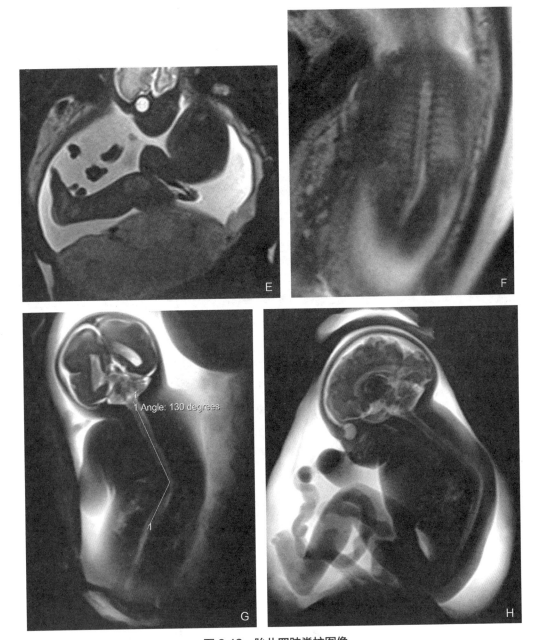

图 9-12 胎儿四肢脊柱图像

A. T$_2$WI 正常手指;B. T$_2$WI 正常脊柱;C. T$_2$WI 足的显示;D. T$_2$WI 四肢的显示;E. T$_2$WI 下肢的显示;
F. 轻度脊柱侧凸;G. 水成像显示脊柱侧凸;H. 水成像对脊柱后凸的显示

　　8. 孕妇静脉增强对比剂的使用　妊娠时使用磁共振成像静脉注射对比剂是相对禁忌证。钆是妊娠 C 类药物,这意味着没有足够的研究来确定可能对怀孕妇女产生有害影响。但是对胎儿而言,目前鲜有增强资料图像呈现,所以到目前为止,还没有胎儿影像学接受静脉造影的适应证,主要原因是在注射造影剂后胎儿各器官肉眼观未见明显增强显影,使增强失去了应有的临床意义,其原因是胎盘内有母体和胎儿两套血液循环,两者的血液在各自的封闭管道内循环,互不混合,但可进行物质交换,同时与胎盘具有比血 - 脑屏障功能更强大的屏障功能有关(图 9-13)。为了评估母体病情状况,风险收益比必须以病人个人为基础来进行评估(图 9-14)。

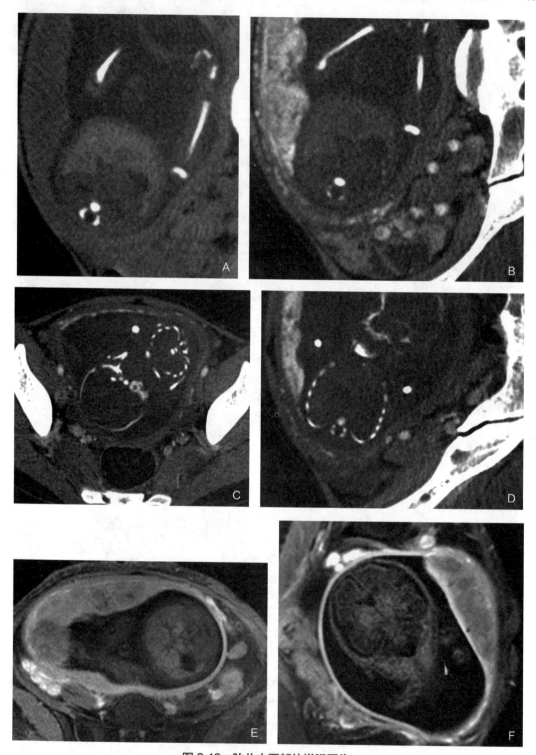

图 9-13　胎儿主要部位增强图像

A. CT 胎儿腹部平扫;B. CT 胎儿腹部增强;C. CT 胎儿肺部和头部增强;D. CT 胎儿肺增强;
E. T$_1$WI 胎儿腹部增强;F. T$_1$WI 胎儿头部增强

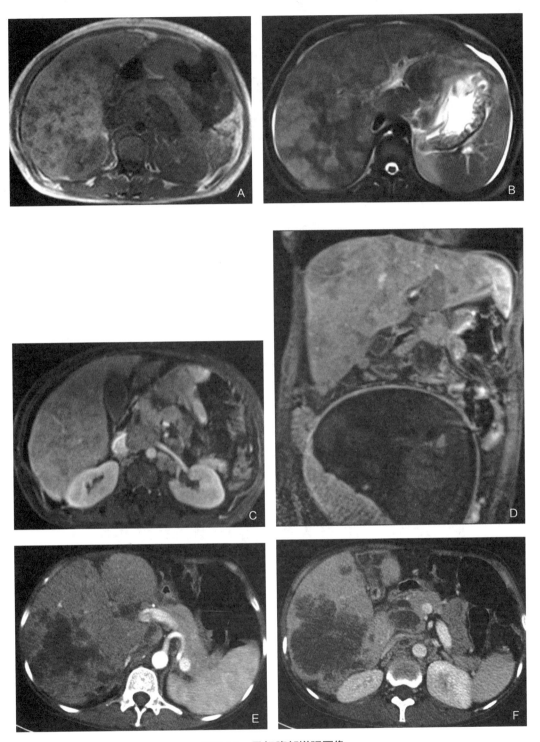

图 9-14 孕妇腹部增强图像

A. T₁WI 孕妇上腹部平扫；B. T₂WI 孕妇上腹部平扫；C. T₁WI 孕妇上腹部增强扫描；
D. T₁WI 上腹部增强扫描；E. 孕妇 CT 上腹部增强；F. 孕妇 CT 上腹部增强

（李昌宪 陈晶 陈红 张武）

第十章 女性盆底功能障碍疾病的动态 MR 检查

女性盆底功能障碍性疾病(pelvic floor dysfunctional disease,PFD)是中老年女性常见病,发病率约为40%,主要包括盆腔器官脱垂(pelvic organ prolapse,POP)及压力性尿失禁(stress urinaryincontinence,SUI)。目前有关该类疾病的研究,形成了一门新学科:妇科泌尿学和女性盆底重建外科。国外关于POP和SUI的研究较多,不断有新的理论、新的观念和新的术式提出,国际上成立有国际尿控学会(ICS)和国际妇科泌尿学会(IUGS)。国内关于PFD的研究刚刚起步,但发展迅速。2005年中华医学会妇产科分会成立了全国女性盆底学组,定期召开学术交流会,宣传新的理论和观念,推行新的诊断和治疗方法,受到广泛关注。盆腔脏器众多,结构复杂,MR检查具有无辐射、较高的组织分辨能力、较高的病变显示特异性、多参数成像及功能成像等优势,在女性盆底功能障碍疾病的诊断中价值重大。

第一节 女性盆底成像的适应证及注意事项

一、适应证

压力性尿失禁、子宫或阴道穹窿下垂、直肠疝及盆底痉挛综合征等。

二、注意事项

1. MR检查前4h禁食,病人应更换病号服,携带一次性尿片等防护用品。
2. 肠道清洁。
3. 检查前1h适量饮水,保持膀胱中度充盈。
4. 与病人沟通,介绍检查过程,使病人积极配合检查。

第二节　女性盆底 MR 成像方法及序列

一、成像方法

1. **体位**　仰卧位,足先进。嘱病人听从检查人员指令。

2. 经肛门推注耦合剂 300~500ml。

3. **场强**　1.5 和 3.0T 场强皆可。

4. **线圈**　使用腹部线圈。

5. **定位**　耻骨联合上 3cm 对准线圈中心。

6. **扫描方法及参数**　静息下做常规 MR 常规序列检查,后行动态 MR 正中矢状位单层多期相(15 期)扫描(图 10-1),涵盖从静息、应力到排泄全程(图 10-2)。具体扫描参数以 GE

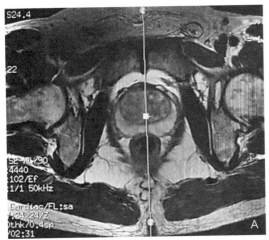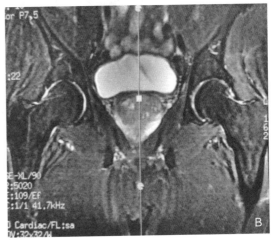

图 10-1　女性盆底 MR 扫描定位像

A. 横断位;B. 冠状位

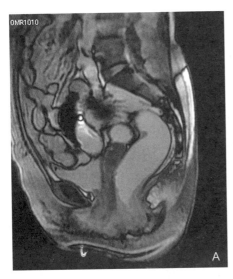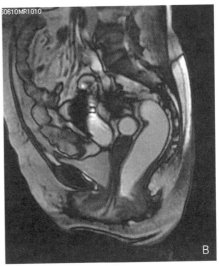

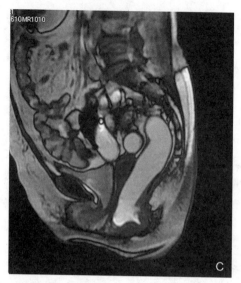

图 10-2　女性盆底 MR 扫描三期图像
A. 静息；B. 应力；C. 排泄

3T MR 为例：FOV=300~350mm，层厚 =6mm，层距 =0mm，层数 =1，多期相（15 期），采用最短 TR 及 TE 时间，矩阵 =160×224，平均采集次数 1 次，全程扫描时间 10~12s。启动扫描时嘱病人开始腹部加压至排泄全过程，如未达到预期效果可重复此项扫描。

7. **图像分析与测量**　测量相关径线（图 10-3），保存并照相，刻盘存储，做好相关记录。

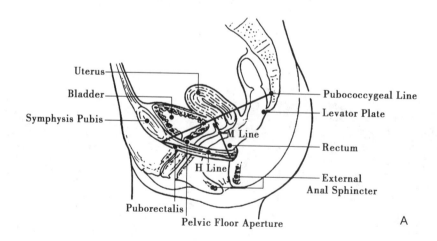

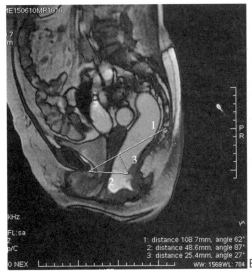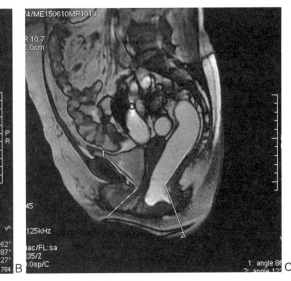

图 10-3　女性盆底 MR 图像经线测量方法

A. 盆底径线测量模式图 [Pubococcygeal line（PCL 线）：耻骨尾骨线。由耻骨联合下缘到最后一个尾关节之间的连线；H line（H线）：耻骨联合下缘到直肠后壁肛门直肠联合水平间连线。最大值 5cm；M line（M线）：垂直于 PCL 到 H 线最后部之间连线。垂直下降至肛提肌的距离最大径（2cm）]；B. 女性盆底 MR 图像径线测量（1. PCL 线；2. H 线；3. M 线）；C. 肛门直肠角测量（2. 肛门直肠角：静息 108°~127°；压迫，关；排便，开）

二、成像序列

不同厂家设备成像序列不同，GE 使用序列 FIESTA；SIEMENS 使用序列 TRUE FISP；PHILIPS 使用序列 B-FFE。

（杨 光　陈 晶　张 武）

参考文献

1. 杨正汉，冯逢，王霄英．磁共振成像技术指南 [M]．北京：人民军医出版社．
2. Deborah Levine. Atlas of Fetal MRI [M]. Boca Raton: Taylor & Francis Group, 2005.
3. 于兹喜．医学影像检查技术学 [M]．北京：人民卫生出版社，2010.
4. 陈荟竹，李昌宪，宁刚．MRI 在胎儿医学中的应用 [J]．实用妇产科杂志，2013, 5 (29): 326-328.
5. 朱莉萍，李锐，华兴，等．诊断性超声造影对胎盘屏障通透性影响的实验研究 [J]．中国超声医学杂志，2007, 23 (10): 734-736.

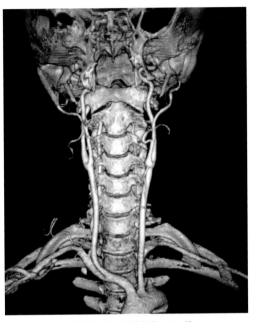

彩图 3-3　颈动脉 VR 像

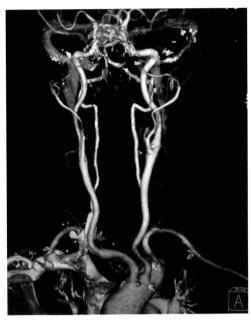

彩图 3-5　颈动脉 VR+CPR 像

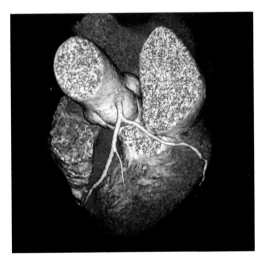

彩图 3-6　冠脉 VR1

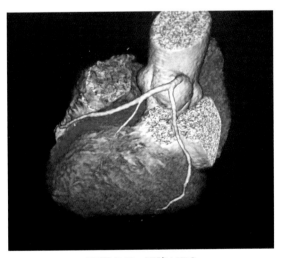

彩图 3-7　冠脉 VR2

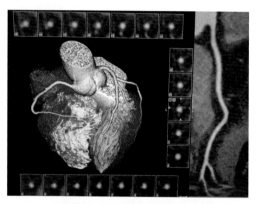

彩图 3-8　冠脉 VR+CPR

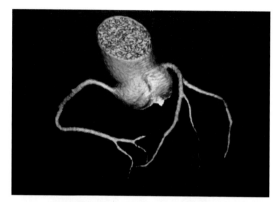

彩图 3-10　冠脉 VR 血管树

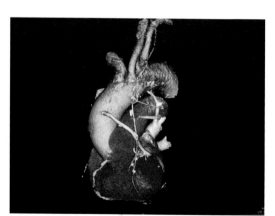

彩图 3-13　心脏桥血管 VR 像

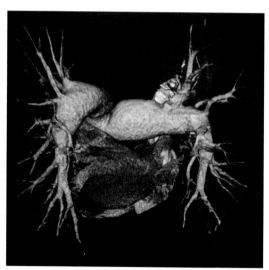

彩图 3-15　肺动脉 VR 像

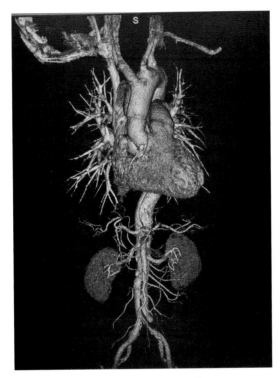

彩图 3-18　主动脉 VR 像 1

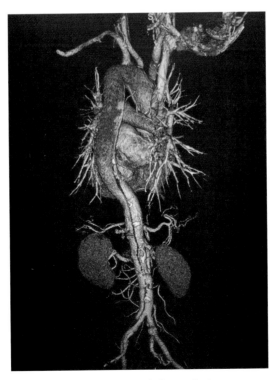

彩图 3-19　主动脉 VR 像 2

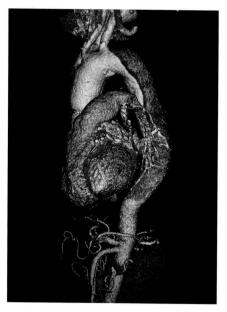

彩图 3-20　主动脉 VR 像 3

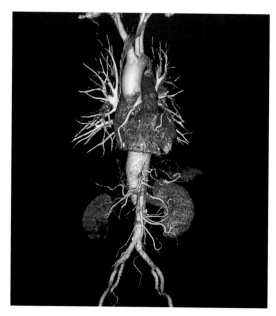

彩图 3-23　胸痛三联 VR1

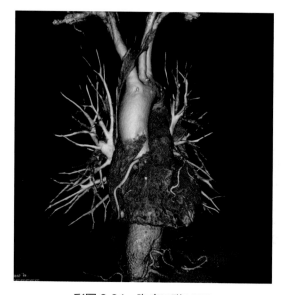

彩图 3-24　胸痛三联 VR2

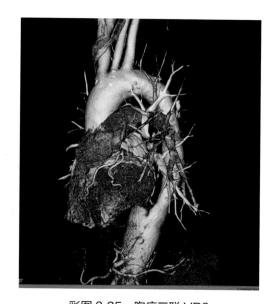

彩图 3-25　胸痛三联 VR3

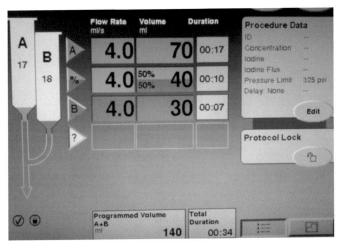

彩图 3-26　多期打药方案示例

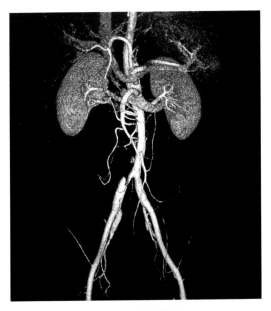

彩图 3-27　腹主动脉 VR

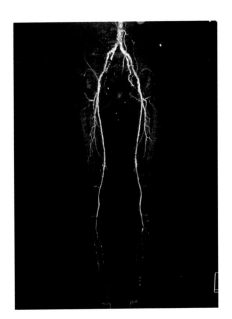

彩图 3-31　下肢动脉 VR

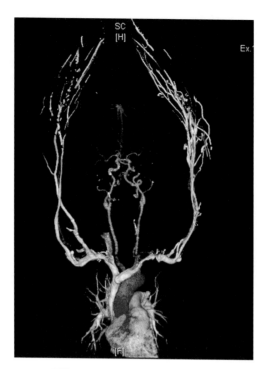

彩图 3-36　上肢静脉成像 VR 图
（左侧腋静脉及肱静脉段血栓形成）

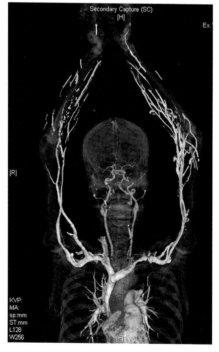

彩图 3-37　上肢静脉成像 VR 图
（左侧腋静脉及肱静脉段血栓形成）

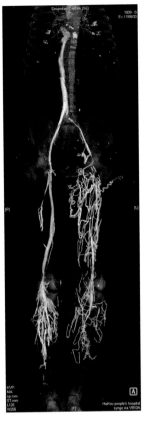

彩图 3-42　下肢深静脉
至肺动脉成像 VR 图
左侧髂静脉、股静脉血栓
形成及侧支循环建立

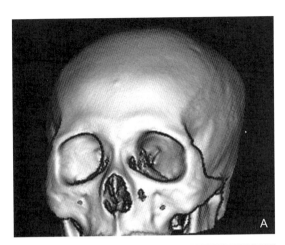

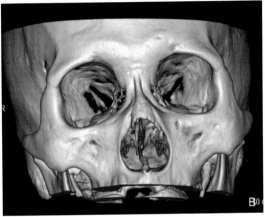

彩图 3-46　SSD 显示和 VR 显示
A. SSD；B. VR

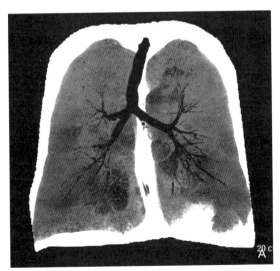

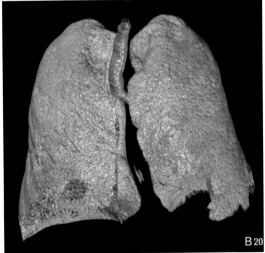

彩图 3-49　最小密度投影和 VR 显示
A. 最小密度投影；B. VR

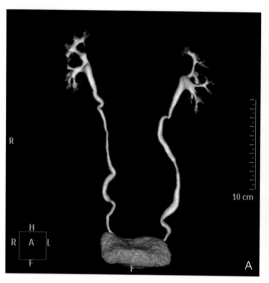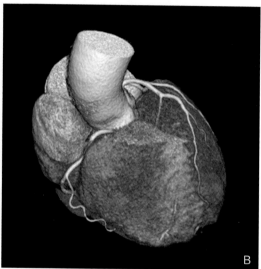

彩图 3-50　三维重建应用

A. 输尿管三维重建；B. 冠脉三维重建

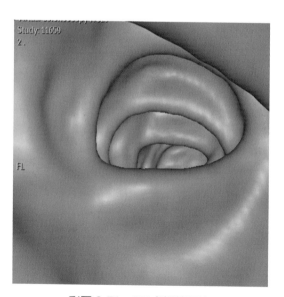

彩图 3-51　CT 虚拟结肠镜

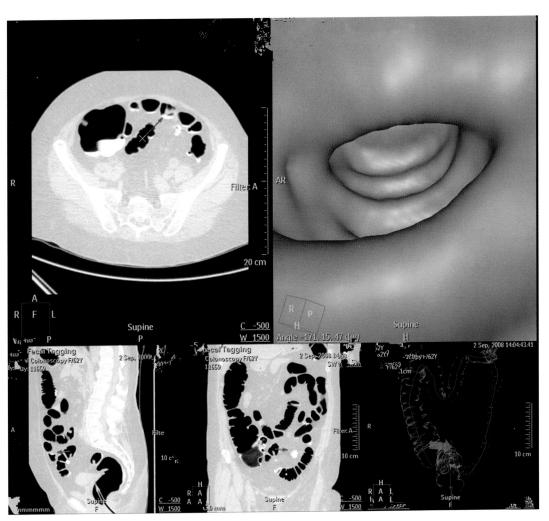

彩图 3-52　CT 虚拟结肠镜处理界面

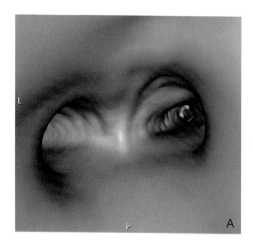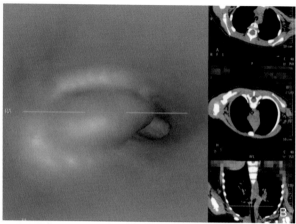

彩图 3-53　气管虚拟内镜图像
A. 正常气管虚拟内镜图像;B. 主气管异物(黄豆)虚拟内镜观察

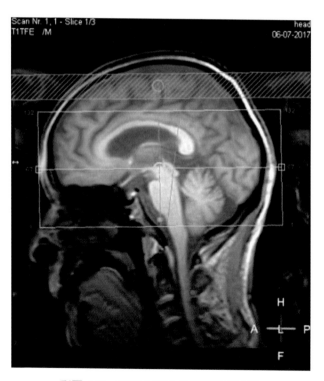

彩图 4-7　TOF MRA 合理利用饱和带

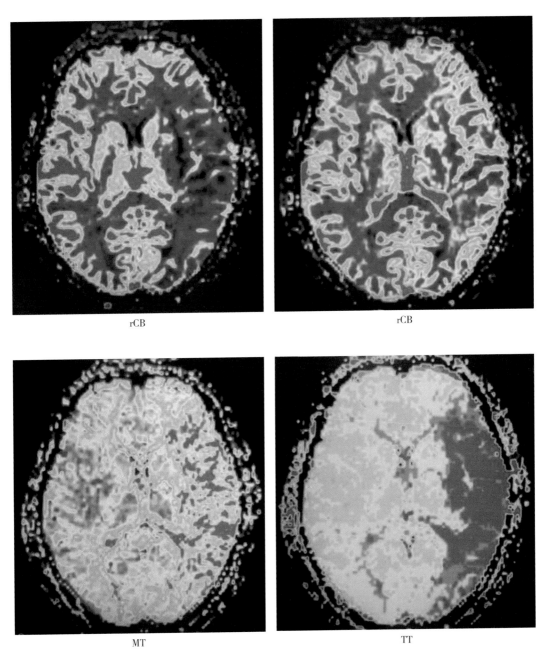

rCB

rCB

MT

TT

彩图 7-1　首过法 PWI 得到的参数图

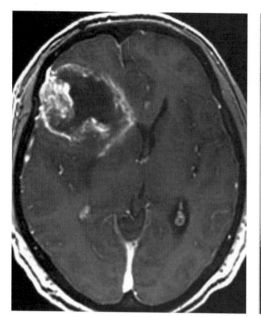 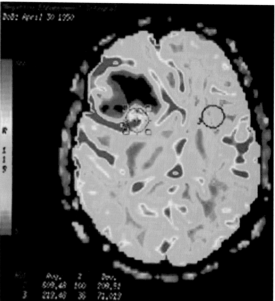

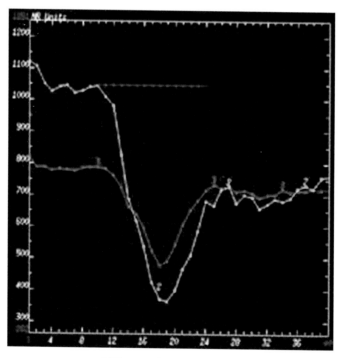

彩图 7-2　颅脑胶质瘤 PWI

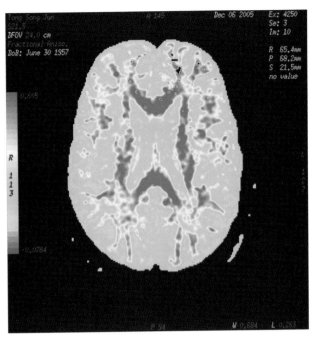

彩图 7-9　FA 图

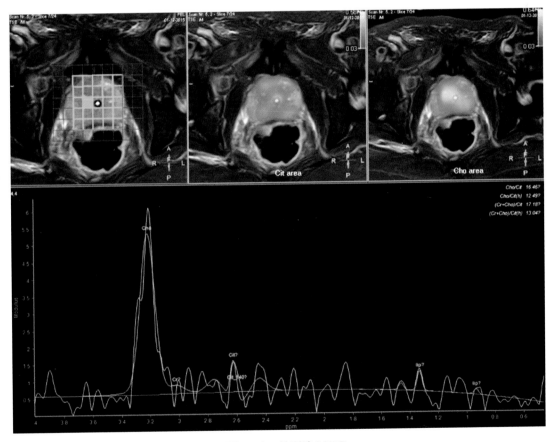

彩图 7-16　前列腺 MRS

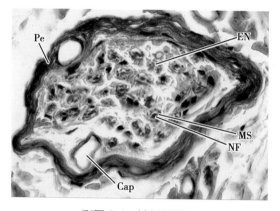

彩图 8-1 神经纤维束

神经纤维(nerve fibers,NF);髓鞘(myelin sheath,
MS);神经内膜(endoneurium,EN);毛细血管
(capillaries,Cap);神经束膜(perineurium,Pe)

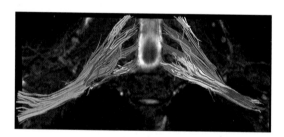

彩图 8-5 DTI

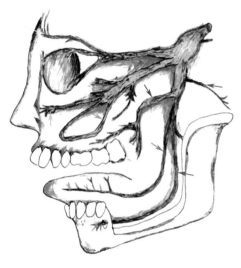

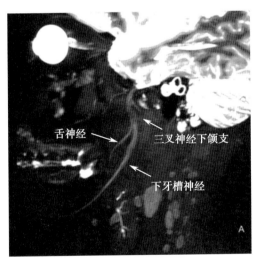

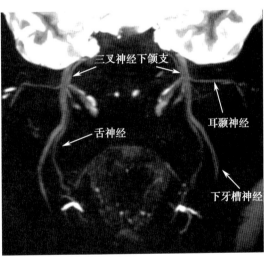

彩图 8-20　三叉神经分叉（3D-STIR-TSE）

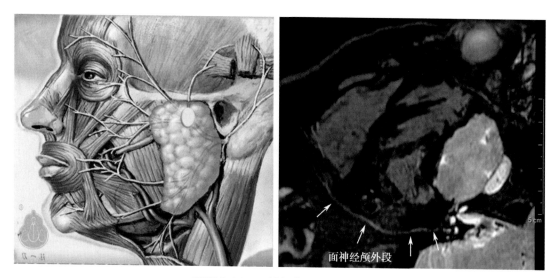

彩图 8-22　面神经(3D-T$_2$-FFE)